口腔临床实践指导

王　慧　编著

天津出版传媒集团
天津科技翻译出版有限公司

图书在版编目(CIP)数据

口腔临床实践指导 / 王慧编著. —天津 : 天津科技翻译出版有限公司, 2022.10（2024.4重印）

ISBN 978-7-5433-4174-6

Ⅰ.①口… Ⅱ.①王… Ⅲ.①口腔疾病 - 诊疗 Ⅳ.①R78

中国版本图书馆 CIP 数据核字(2021)第 231125 号

口腔临床实践指导
KOUQIANG LINCHUANG SHIJIAN ZHIDAO

出　　版：天津科技翻译出版有限公司
出 版 人：刘子媛
地　　址：天津市南开区白堤路 244 号
邮政编码：300192
电　　话：022-87894896
传　　真：022-87893237
网　　址：www.tsttpc.com
印　　刷：三河市华东印刷有限公司
发　　行：全国新华书店
版本记录：787mm×1092mm　16 开　13.75 印张　250 千字
　　　　　2022 年 10 月第 1 版　2024 年 4 月第 2 次印刷
定　　价：85.00 元

前　言

随着现代医学科学技术的飞速发展与社会经济文化的进步，口腔科学的研究也得到了极大的发展，口腔疾病诊疗的新思路、新方法与新技术层出不穷，新设备的临床应用也取得了较好的效果。为了提高广大临床口腔科医师的诊疗水平，更好地为患者服务，特编写了本书。

本书主要介绍了常见口腔疾病的诊断与治疗方法，包括口腔检查技术与设备、牙髓疾病、牙周组织疾病、根尖周围组织疾病、龋病、牙体硬组织非龋性疾病、口腔黏膜疾病、口腔颌面部感染、口腔颌面部损伤以及口腔颌面部肿瘤等。本书从临床角度出发，详细阐述了口腔常见疾病的病因、病理、诊断以及治疗等，条理清晰，重点突出，具有较强的实用性，可供广大临床口腔科医务人员参考阅读。

由于编者时间和精力有限，书中可能会存在疏漏及错误之处，希望广大读者及同仁批评指正。

目　录

第一章　口腔常规检查与诊疗设备

第一节　口腔常规检查

一、口腔检查前的准备

（一）医生准备

1. 询问病史时，医生应和蔼可亲，耐心倾听患者的叙述，这有利于减轻患者的紧张情绪，增强患者对医生的信任，使检查和治疗过程能够较顺利地进行。

2. 医生必须穿工作服，戴工作帽及口罩，洗手消毒，并戴好手套。

（二）患者准备

检查前先漱口，若有义齿，要先取下，放在漱口杯里。

（三）检查室环境

1. 环境

清洁、安静、优美的环境布置，有利于患者放松心情，若有条件可配置背景音乐，使患者在极为温馨的环境下接受检查。检查时，除医护人员和患者外，不应有其他人在场围观。儿童可以由一名家长陪同。

2. 照明

检查室应具备充足的自然光线，并使光线能聚集在口腔及其周围。若自然光线不足，必须采用冷光源灯光辅助照明。

（四）基本器械

口腔检查最基本的器械是口镜、探针与镊子。作为牙体牙髓科的检查，因有些龋洞中有腐质和食物碎片，因此一般还需要配备挖匙，以除去洞中腐质，便于直接观察。

1. 口镜

为圆形，柄与干部为螺纹相接，镜面有平、凹两种。用途如下。

（1）可牵拉唇颊，推压舌体，便于检查治疗。

（2）可反射聚焦光线至较暗区域。

（3）使检查者通过口镜能看到不能直视的部位。

（4）操作中可保护舌体及口腔黏膜等软组织。

（5）金属柄端可做叩诊检查用。

（6）操作时，注意勿将口镜边缘压迫牙龈，令患者产生疼痛或不适感。

2. 镊子

呈反角形，口腔科专用。用途如下。

（1）尖端闭合严密，夹持敷料、药物、材料、异物等。

（2）测定牙齿松动度。

（3）柄端可做叩诊检查用。

3. 探针

为双头探针，双向呈不同形状的弯曲，尖端锐利。用途如下。

（1）检查牙面龋洞及其他缺损。

（2）检查牙齿患部的感觉、硬度、龋洞深浅及发现敏感区。

（3）检查口腔黏膜及皮肤的感觉等。

（4）钝头探针可检查牙周袋深度、瘘管的走向，三弯探针用于检查邻面龋坏情况。

（五）患者体位

1. 坐式体位

（1）手术椅靠背上缘与患者肩胛持平，头枕支持在枕骨部位，使头、颈、背呈一条直线，椅位高低与医师高度相适应。

（2）检查上颌时，使上颌牙列与水平面呈 45°。

（3）检查下颌时，使头颈长轴与躯干一致，开口时下牙列与地面接近平行。

（4）上下颌检查，患者体位高度均与医生肘部平齐。

2. 仰卧式体位

（1）患者半卧或平卧于椅上，下颌殆平面与医师面部相对，上颌殆平面与医师身体平行。

（2）患者头部和腿部在同一水平位置，患者头部与医师心脏平位。

（3）治疗检查中宜适当调整患者头部位置及灯光方向。

（六）医生术式

1. 医师一般位于患者的右后方，可因检查部位不同，从患者的右后方至右前方调整移动。

2. 医师坐位，双脚平放于地面，大腿和双肩与地面平行，双手保持与心脏水平，背部直立靠于椅背。

二、牙体牙髓病及根尖周病的检查

牙体牙髓病及根尖周病的检查方法与其他口腔疾病检查方法相同，但也有些特殊检查方法。

（一）问诊

问诊是诊断疾病的第一步。问诊要简明扼要，尽可能不要使用医学术语。问诊包括主诉、现病史、既往史和家族史。

由于牙体牙髓病和根尖周病一般都具有疼痛症状，所以问诊主要抓主诉、现病史中疼痛这一关键问题。

（二）视诊

视诊要诊查患部的颜色、形状、质地、比例、活动度有无改变，同时也要观察患者本身的表情、意识是否正常，有无痛苦和恐惧。视诊应先检查主诉部位，然后再按一定顺序检查其他部位。

1. 颌面部

注意两侧是否对称及有无肿胀、皮瘘等。特别是对颊部、下颌角区、鼻唇沟的观察，这些区域常是最早肿胀的部位。

2. 牙齿

要注意牙齿色、形、质上有无改变，有无龋齿、畸形中央尖、畸形舌侧窝、楔状缺损、牙隐裂及有无创伤。

同时还要检查牙周情况，有无红肿、窦道、牙周袋等。

（三）探诊

借助探针进行检查的方法叫作探诊。探针可用于检查龋洞的部位、深浅及牙髓显露情况，也用于检查充填体边缘的合理密度、有无悬突及继发龋。刻度探针可用于检查牙周袋的深度；圆钝头质软的探针可用于检查窦道的方向和深度。要注意的是，窦道的位置不一定和患牙一致。

探诊时要有支点，动作要轻巧，以免给患者带来不必要的痛苦。

（四）叩诊

对牙齿叩诊时，可用金属口镜柄或镊子柄的末端叩击牙冠。叩诊分为垂直叩诊和侧方叩诊，前者主要检查根尖区的炎症，后者主要用以检查牙周膜某一侧的炎症及可能存在的隐裂。

叩诊时，用力不能过猛，宜从健康牙开始轻轻叩击，任何时候都不能首先叩击可疑牙。

叩诊对确定根尖周病的位置是一个可靠的方法。叩诊有剧痛者，说明根尖周有急性炎症；叩诊有轻痛者，多半是根尖周有慢性炎症，也可能是晚期由牙髓波及根尖。总之，叩痛是根尖周炎的主要体征之一。

（五）触诊

用手指或镊子夹棉球按压覆盖唇、颊和舌侧牙槽骨板的软组织，检查相当于根尖区的部位有无压痛。若有窦道口，应检查有无溢脓及窦道所引起的小结节。窦道、压痛、窦道溢脓及小结节是根尖周炎的常见体征。

对肿胀位置的触诊，可以了解肿胀的范围、部位、活动度、硬度、弹性、界线以及淋巴结的情况。触诊时，动作要轻柔。

（六）嗅诊

坏疽的牙髓组织有特殊的腐败气味，借助嗅觉，有助于诊断。

（七）咬诊

咬诊可以发现咬合创伤及根尖周组织病变。

（八）牙齿松动度检查法

检查时，用镊子夹持患者前牙的切缘或将镊子尖置于磨牙𬌗面的沟窝，做唇（颊）舌（腭）及近、远中方向的摇动，判断牙齿的松动度。

常用的松动度记录方法如下。

1. 以毫米（mm）为单位计算松动幅度

Ⅰ度松动：松动幅度＜1 mm。

Ⅱ度松动：松动幅度为 1～2 mm。

Ⅲ度松动：松动幅度＞2 mm。

2. 以牙冠松动方向计算松动度

Ⅰ度松动：唇（颊）舌（腭）方向松动，伴有近、远中方向松动。

Ⅱ度松动：唇（颊）舌（腭）方向松动，伴有近、远中方向松动与垂直方向松动。

（九）牙髓活力检查

1. 电诊法

电诊法是用不同强度的电流刺激牙齿，以了解和检测牙髓的活力情况。使用的电牙髓检测器种类很多，有单极的，也有双极的。

（1）一般测试方法

1）测试前告诉患者测试目的和注意事项，以期得到患者的密切配合。

2）隔开被测的牙齿，并拭干牙面。

3）探头上涂上牙膏，再将探头置于被测试的牙齿颊面上，上颌后牙也可以将探头置于牙齿腭侧牙面。测试时，探头决不可触及黏膜，以免引起灼伤。

4）检测器先调至零点，然后慢慢加大电流，一旦患者举手示意有麻刺感时，立即去除电极，记下电流表上的读数。一般重复 2～3 次，取平均值。

5）电测时，应先测正常邻牙或对侧同名牙，然后再测患牙，将两个测试结果比较，便可推断出患牙牙髓的活力情况。

（2）检测结果的判断

1）和对照牙读数相同，表示牙髓感受性正常，病变可能不在牙髓。记录为“电检测反应正常”。

2）反应读数低于正常读数，表示牙髓感受性增强。可能系牙本质暴露、可复性牙髓炎、有症状不可复性牙髓炎。记录为“电检测反应敏感”。

3）反应读数高于正常读数，表示牙髓反应迟钝，可能为无症状不可复性牙髓炎、牙髓变性等。记录为“电检测反应迟钝”。

4）无反应，表示牙髓无感觉，牙髓坏死，也有可能发生在牙髓处于休克状态，如近期的外伤牙。记录为“电检测无反应”。

（3）注意事项

1）电牙髓检测不能作为唯一的诊断牙髓状态的方法。

2）不适宜检测年轻恒牙。

3）因为磨牙是多根牙，故检测数值不一定代表牙髓的全部真实情况。

4）不能用于带有心脏起搏器的患者。

2. 冷诊法和热诊法

牙髓的感觉神经末梢受到冷热刺激时，可引起牙髓内容物的胀缩，从而出现不同程度的感觉反应。

常用的冷诊法是将氯乙烷喷在小棉球上，然后接触干燥牙面的颈 1/3 处来进行，也可用小冰棒、二氧化碳雪替代。无条件者也可用冷水测试，但一定要先下牙、后上牙，先后牙、后前牙，这样可以避免水的流动而产生的干扰。

常用的热诊法是在被测牙面上涂一薄层凡士林，将烤热的牙胶棒（变弯，但不冒烟）立即置于牙面颈 1/3 处。此外，还可用加热的蜡刀，慢速旋转的橡皮轮。后两者适用于已做冠修复的牙。

检测时，一般都要在对侧牙上做对比。如果冷热诊均有感觉，并与对照牙相似，表示牙髓反应正常，记录为“冷热诊反应正常”；如果反应过强产生疼痛，表示牙髓呈炎症状态，记录为“冷热诊反应敏感”；如果冷热诊无反应或迟钝，表示牙髓坏死或牙髓变性，也可见牙外伤时牙髓处于休克状态，记录为“冷热诊无反应”或“冷热诊反应迟钝”。

当然，冷诊、热诊的反应也有不一致的时候，如化脓性牙髓炎。这时，冷诊、热诊的反应要分别记录。

（十）选择性麻醉

对于放射性疼痛，在无法确定疼痛部位时，可采用局部麻醉的方法协助定位。如不能区别痛牙为上颌或是下颌时，可行下齿槽神经阻滞麻醉；若痛止，则肯定为下颌牙痛，反之亦然。如欲给某个牙定位，还可采用牙周韧带麻醉。

（十一）透照

透照法已有多年的历史，但由于需要特殊环境，所以临床很少采用。随着光导纤维的临床应用，透照法又重新启用，并有了飞速发展。

应用光导纤维透照技术，有助于死髓牙、牙隐裂的诊断以及根管口位置的判断。

检查前牙，应将光源置于牙齿舌侧；检查后牙，可从颊侧或舌侧透照。正常活髓牙呈明亮微粉红，死髓牙色暗且不透明。有隐裂时，光线不能通过隐裂区，隐裂区两侧的牙体组织就呈现两种不同的光泽。

对已去髓室顶及髓室内容物，并经冲洗拭干的死髓磨牙，若从水平方向透照髓室底，明亮髓底上呈暗黑色的点即为根管口。

（十二）X 线检查

X 线检查是牙髓病、根尖周病检查中不可缺少的项目之一，它能提供一般检查法所不能获得的诊断依据，但它也不能替代一般检查法。单靠 X 线检查所见来诊断，常会引起误诊。

1. 常用 X 线检查法

X 线检查常用的是合理翼片和根尖片。

（1）合理翼片可以提供牙冠部及牙根上部的修复体或龋坏的二维影像，以及有无继发龋和有无修复性牙本质形成，同时还可观察髓腔形态和内吸收情况等。

（2）根尖片显示出根尖区骨质的变化，可用于诊断各种根尖病变、根折、内吸收、根管形态以及牙槽骨的破坏程度等。

X 线检查不仅应用于疾病的发现和病变部位、范围的确定，而且治疗过程中的检查在疗效的判定上也是必不可少的。如根管治疗过程中，确定牙根及根管数目、形态、弯曲度、钙化情况、髓腔大小、根管长度、有无侧穿、检查根管充填的效果以及疗效的远期观察。

（3）颊侧物体投影法：在确定多根牙的根管数目、形态、位置时，有时用一张标准片（根尖片）是困难的，这时我们可采用颊侧物体投影规则来协助诊断。

颊侧物体投影规则（BOR）是 Clark 于 1909 年首先提出的。1953 年和 1980 年 Richards 做了进一步阐述，并称之为 Clark 规则，即不变的舌侧，相反的颊侧（又称 SLOB 规则）。也就是说，当 X 线投照角度由水平变为斜行方向时，由于颊侧牙体距胶片远，舌侧牙体距胶片近，就产生了舌侧牙体因距胶片近而影像基本不动，颊侧牙体因距胶片远而影像移动度大的颊舌侧物体投影分开现象。

在根管治疗中，掌握 BOR 知识有助于：①区别正常解剖标志和牙根周病变的 X 线透射影；②确定根折、穿孔以及牙根病变发生于颊侧还是舌侧；③外伤病例中的异物位置；④在根管外科手术中，确定下颌神经管、上颌窦等正常解剖关系；⑤确定各种牙根和根管的数目、位置、形态、大小和方向；⑥使颧突移动避免和牙根重叠，使根尖显示清晰。

2. 根尖片投照技术

（1）适应证

1）牙体疾病：龋病、牙髓病、根尖周病、牙齿发育异常等的检查。

2）牙周病以及系统性疾病累及牙周骨等的检查。

3）牙外伤、牙根纵折、种植体等的检查。

（2）操作方法（以根尖片分角线投照技术为例）

1）体位：牙椅椅座呈水平位，靠背呈垂直位，调节牙椅高度，使患者口角与医生腋部相平，患者坐位呈直立姿势，头部靠在头枕上，矢状面与地面垂直。投照上颌后牙时，外耳道口上缘至鼻翼之连线（听鼻线）与地面平行。投照上颌前牙时，头稍低，使前牙的唇侧面与地面垂直，投照下颌后牙时，外耳道口上缘至口角之连线（听口线）与地面平行。投照下颌前牙时，头稍后仰，使前牙的唇侧面与地面垂直。

2）胶片的位置：放入口内胶片时，要使胶片的感光面紧靠被检查牙的舌腭面。投照前牙时，胶片竖放，胶片边缘高出牙齿切缘 7 mm 左右，如是投照侧切牙，应以中切牙切缘投照后牙时，胶片横放，胶片边缘高出牙齿𬌗面 10 mm 左右。这样做的目的是使照片形成明显的对比度，以及避免牙冠影像超出胶片。放好口内胶片后，嘱咐患者用手指固定或用持片夹固定。

（3）X 线中心线

1）X 线中心线角度：使 X 线中心线与被检查牙的长轴和胶片之间的分角线垂直。每个牙根有不同的 X 线中心线投照角度。

X 线中心线与被检查牙长轴和胶片之间的夹角分角线的角度称为垂直角度，应尽量呈直角投照。X 线中心线向牙近、远中方向所倾斜的角度称为 X 线水平角度。由于个体之间牙弓形态可以有比较大的差异，X 线水平角必须随患者牙弓形态进行调整。

2）X 线中心线位置：投照根尖片时，X 线中心线需要通过被检查牙根的中部。投照上颌牙时，外耳道口上缘至鼻尖连线为假象连线，X 线中心线通过部位分别为：①投照上中切牙通过鼻尖；②投照上单侧中切牙及侧切牙时，通过鼻尖与投照侧鼻翼之连线的中点；③投照上单尖牙时，通过投照侧鼻翼；④投照上前磨牙及第 1 磨牙时，通过投照侧自瞳孔向下的垂直线与外耳道口上缘和鼻尖连线的交点，即颧骨前方；⑤投照上第 2、3 磨牙时，通过投照侧自外眦向下的垂线与外耳道口上缘和鼻尖连线的交点，即颧骨下缘。投照下颌牙时，X 线中心线均在下颌骨下缘上 10 mm 的假想线上，然后对准被检查牙的部位射入。

3. 合理翼片

（1）投照技术：合理翼片投照技术所用胶片是由 3 cm×4 cm 的根尖片改制而成，其方法是在根尖片的长轴中线（投照后牙时用）或短轴中线（投照前牙时用）外套一胶皮圈，在胶片感光面胶皮圈内穿一较硬的纸片，并折叠成与胶片垂直的翼片，以利胶片固位时用。

1）切牙位：患者坐于牙科椅上，使听鼻线与地面平行，头矢状面与地面垂直。请患者张口，将胶片长轴与切牙长轴平行，放于上下颌切牙舌侧，胶片长轴位于两中切牙之间，短轴在上颌切牙下缘。请患者用上下切牙缘咬住𬌗翼片。X 线中心线以+8°角对准两中切牙之间，通过上颌切牙缘上方 0.5 cm 射入，并使 X 线水平方向与被照牙邻面平行。

2）磨牙位：患者坐于牙科椅上，使头的矢状面与地面垂直，听口线与地面平行。请患者张口，将胶片短轴与磨牙长轴平行，放于下颌磨牙舌侧，将殆翼片放于被照牙殆面上，然后请患者轻轻用正中颌位咬住翼片。X 线中心线以+8°角对准胶片中心，通过上颌磨牙面上方 0.5 cm 射入，并使 X 线水平方向与被照牙邻面平行。

（2）正常图像：此片主要显示上下牙的牙冠部，常用于检查邻面龋、髓石、牙髓腔的大小、邻面龋与髓室是否穿通和穿通程度，以及充填物边缘密合情况等，主要用于前磨牙和磨牙区检查。此外尚可清晰地显示牙槽嵴顶，可用于确定是否有牙槽嵴顶的破坏性改变。对儿童尚可用于观察滞留乳牙根的部位及位置、恒牙胚的部位及其与乳牙根的关系以及乳牙根的吸收类型等。

（十三）制洞试验

制洞试验是判断牙髓活力最可靠的诊断试验。制洞时，如牙本质敏感，则表明牙髓是活髓，但不一定是健康的，因为牙髓可能有炎症。制洞试验不能作为常规牙髓活力检查方法，只能在其他所有检查方法仍不能做出诊断时才可采用。

三、牙周病的检查

（一）采集病史

对就诊者全面地询问牙周病的病史，进行仔细的临床检查并寻找易感因素，将所获得的资料进行综合分析是牙周病诊断的基础。在检查和诊断过程中，应包括患者的全身情况、牙周状况和口腔其他部位的改变。

1. 系统病史

牙周病与全身健康有着密切的联系，某些全身疾病可能影响或加快牙周病的发生和发展，或成为牙周病的诱发因素。因此在询问病史时，不可忽视系统病史，特别是与牙周病有关的系统性疾病，如血液病、心血管疾病、糖尿病或其他内分泌疾病、神经系统疾病、免疫功能缺陷以及某些遗传性疾病等。白血病的早期症状常表现为牙龈出血，牙龈肿胀等；有的牙周病损与长期服用某些药物有关，如药物性牙龈增生；也有的是正常生理过程的内分泌变化加重了牙龈的炎性反应，如青春期龈炎、妊娠期龈炎等。

2. 牙周病病史

详细询问并记载牙周病方面的主诉，现病史中应记录可能的诱因及疾病的发展过程、治疗经过和疗效。同时，还应了解患者自己所采取的口腔卫生措施，如刷牙的方法和习惯、牙膏和漱口剂的应用情况等，使临床医生对疾病的发展过程及对治疗的反应有所了解，从而制订必要的治疗措施，并进一步指导菌斑控制方法。

（二）牙周组织检查

牙周组织的检查器械除常规使用的口镜、镊子和探针外，还须备有牙周探针、牙线、咬合纸和蜡片等。通过视诊、探诊、扪诊、叩诊、取研究模型和 X 线牙片等进行检查。

1. 口腔卫生状况

口腔卫生状况与牙周组织的健康关系是十分密切的，其内容包括检查菌斑、软垢、牙石和色渍沉积情况，以及有无食物嵌塞和口臭等。

对菌斑的检查，可用目测或用菌斑显示剂辅助检查，一般用 2% 中性品红溶液。以有菌斑的牙面不超过总牙面数的 20% 为口腔卫生较好的指标。若菌斑作为临床研究的观察指标，则应按菌斑指数分级记录。

（1）菌斑指数（PLI）：菌斑指数主要体现口腔卫生状况，检查患者自我菌斑控制的措施是否有效，以及临床观察某些抗菌斑剂的效果，患者自己也能对镜检查，所以应用比较方便。

从牙周病的角度来说，应特别重视龈缘附近的菌斑和软垢的量及其成分的变化，因其直接刺激并损害牙周组织，并使病变向深层组织发展。

（2）简化口腔卫生指数：本指数包括软垢指数（DI）和牙石指数（CI）两部分，将牙面自龈缘至切（合理）缘三等分，用菌斑显示剂着色，目测菌斑、软垢、色素或牙石占据牙面的面积，只检查 6 个牙（16、11、26、31 的唇颊面和 36、46 的舌面）以代表全口。

（3）V–M 牙石评估法：是通过标有刻度的探针，从每个牙的 3 个方向来测量下前牙舌侧牙石的覆盖面以评估牙石的量，在一般临床检查中，仅以+、++、+++表示牙石的量即可。

2. 牙龈状况

（1）牙龈炎症状况：正常牙龈呈粉红色，边缘菲薄，紧贴在牙颈部，牙龈质地坚韧而富有弹性，用探针探测龈沟时不会出血。若牙龈发炎，颜色变暗红或鲜红色，质地松软而失去弹性，牙龈肿胀，边缘厚钝，甚至肥大增生，在做探诊检查时，牙龈易出血。

应用指数记分法可以比较准确而客观地判断牙龈炎症的程度，临床上可作为观察疗效和科学研究的指标。

1）牙龈指数（GI）：按牙龈病变的程度分级，检查时仅将牙周探针放到牙龈边缘龈沟开口处，并沿龈缘轻轻滑动，牙龈组织只被轻微触及。共记为 4 级，0 为正常牙龈，1 为牙龈略有水肿，探针探之不出血，若探之出血则记为 2，若有自发出血倾向或溃疡形成则记为 3。

2）龈沟出血指数（SBI）：将牙周探针轻探至龈缘以下约 1 mm 处轻轻滑动，观察有无出血及出血程度。

3）探诊出血（BOP）：探诊后有无出血，记为 BOP 阳性或阴性，这已作为指示牙龈有无炎症的较客观指标。

（2）牙龈缘的位置：牙龈缘的位置受生理和病理改变的影响。在病理情况下，如牙龈的炎症、肿胀、增生等，使牙龈缘向冠方延伸，甚至可位于牙冠的中 1/3 或更多，此时如果结合上皮的位置不变，则没有附着丧失（AL）；而在牙周炎的情况下，结合上皮移向根方，实际上已有附着丧失发生，但牙龈缘仍可位于牙冠上，这就需要进行牙周探诊来探明有无附着丧失。

（3）牙龈色泽的变化：除了局部炎症或全身因素可引起牙龈的充血发红或苍白色外，还有其他一些原因可使牙龈有色泽的改变。

1）吸烟：吸烟者牙龈或口腔黏膜上出现深灰或棕黑色的色素沉着，牙面上也会沉积棕褐色的斑渍。

2）重金属着色：某些重金属如铋和铅等，进入体内后可能被吸收或出现中毒，可在牙龈缘出现颜色改变。

3）牙龈黑色素沉着：有一些肤色较黑的人，其牙龈常出现黑色或褐色的沉着斑。还有某些系统病患者，如 Addison 病患者的口腔黏膜可出现蓝黑色或暗棕色斑块或斑点，也可出现于牙龈。

4）白色病损：一些出现白色病损的口腔黏膜病也可发生于牙龈组织，如白斑和扁平苔藓。

（4）牙龈的剥脱性病损：牙龈的剥脱性病损主要表现为牙龈乳头、龈缘和附着龈的上皮剥脱并出现炎症。

3. 牙周探诊

牙周探诊是牙周炎诊断中最重要的检查方法，其主要目的是了解有无牙周袋或附着丧失，并探测其深度和附着水平。牙周袋是指龈缘至袋底的距离，附着水平是指釉牙骨质界至袋底的距离，可用普通牙周探针或电子探针进行探测。

牙周探针应沿着牙齿长轴在各个面进行探查，通常分别在牙的颊（唇）、舌面远中、中央、近中测量，每个牙要记录 6 个位点的探诊深度。

牙周探诊除了测量袋的深度外，还应观察探诊后是否出血，探测龈下牙石的量及分布，根分叉是否受累。同时还应检查龈缘的位置，即有无牙龈退缩或增生、肿胀等，因为这些因素可使牙周袋变浅，或者形成假性牙周袋，临床医生就应根据具体情况来判断牙周组织的破坏程度。

牙周附着水平能较客观地反映出牙周组织的破坏程度，即附着丧失的程度。在探测牙周袋深度后，当探针尖沿牙根面退出时，探查釉牙骨质界位置，测得釉牙骨质界到龈缘的距离，将袋深度减去该距离即为附着丧失的程度。若两数相减为零，或不能探到釉牙骨质界，说明无附着丧失；若牙龈退缩使龈缘位于釉牙骨质界的根方，则应将两个读数相加，得出附着丧失程度。

4. 牙的松动度

正常情况下牙有轻微的生理松动度。患牙周炎时，由于牙槽骨吸收、咬合创伤、急性炎症及其他牙周支持结构的破坏而使牙的动度超过了生理性动度的范围，出现了病理性的牙松动。

（三）X 线片检查

X 线片对牙周炎的诊断和疗效评价有重要意义。观察牙周病损以平行投照的根尖片为主，或者拍摄曲面断层片。

1. 正常牙周组织的 X 线片

（1）牙槽骨：在牙根周围的固有牙槽骨表现为连续阻射的白线状致密影，称为硬骨板。松质骨的骨髓腔呈透射，骨小梁呈阻射，互相交织成网状。正常情况下，牙槽嵴顶到釉牙骨质界的距离约 1～1.5 mm，不超过 2 mm，这是确定有无骨吸收的重要参照标志。

(2)牙周膜：牙周膜在X线片上占据一定的空隙称为牙周膜间隙，为宽 0.18～0.25 mm 的连续而均匀的线状黑色透射带，其宽度的变化对牙周病的诊断有重要意义。

2. 牙周炎时的 X 线片

患牙周炎时，由于牙槽骨的破坏，硬骨板常不完整或消失，而牙周膜间隙也相应显示增宽或明显增宽。在 X 线片上主要显示牙齿近、远、中的骨质情况，而颊舌侧牙槽骨因与牙齿重叠而显示不清晰。在标准根尖片上，当牙槽嵴顶到釉牙骨质界的距离超过 2 mm 时，则可认为有牙槽骨吸收。

在 X 线片上牙槽骨吸收的类型表现为水平型吸收或垂直型吸收。

水平型吸收：牙槽骨高度呈水平状降低，骨吸收面呈水平状或杯状凹陷。前牙因牙槽嵴窄，多呈水平型吸收。

垂直型吸收：X 线片显示骨的吸收面与牙根间有一锐角形成，也称角形吸收，多发生于牙槽间隔较宽的后牙。

骨吸收的程度一般按吸收区占牙根长度的比例来描述，通常分为三度。

Ⅰ度：牙槽骨吸收在根长 1/3 以内。

Ⅱ度：牙槽骨吸收超过根长 1/3，但在根长 2/3 以内。

Ⅲ度：牙槽骨吸收占根长 2/3 以上。

X 线片观察结果必须结合临床检查，综合分析判断，方能做出准确的诊断。

（四）牙周炎的辅助检查方法

牙周炎的常规检查方法，是牙周炎诊断的基础，随着相关学科的迅速发展，牙周病的一些新的辅助诊断方法对于揭示疾病的本质、优化治疗计划、评价疗效和在维护期的监测具有重要意义，医生可以根据科学研究的需要和自己的工作条件酌情选用。

（1）微生物学检查。

（2）压力敏感探针。

（3）X 线片数字减影技术。

（4）牙动度仪。

（5）测力计。

（6）龈沟液检查。

（7）基因检测。

牙周炎因涉及多个牙，且检查指标又多，可设计按牙位记录探诊深度、附着丧失、出血情况，根分叉病变、牙动度等数据的牙周炎专用表或图。

四、口腔黏膜病的检查

（一）收集病史

口腔黏膜病的病史收集要更加详尽，因为口腔黏膜病病因复杂，种类众多，有些与全身疾病或皮肤病有紧密的联系。

1. 现病史

主要的发病情况及发生发展过程，包括：①主诉症状的特征、程度、性质，发病的时间及病情的演变，发病有无诱因，是突然发生还是逐渐发生，病情的变化，病变的部位及伴随症状；②治疗的方法和使用的药物，治疗后的疗效等；③与现病史有直接关系的病史。

2. 既往史及身体健康状况

主要包括：①有无系统性疾病；②有无疾病治疗史、手术史；③有无过敏性疾病与药物过敏史。

3. 个人史生活习惯与嗜好

如吸烟、饮酒、嚼槟榔等，以及职业和个性方面的特点。

4. 家族史

父母、子女及有血缘关系亲属的健康状况和特殊疾病。

（二）体格检查

1. 口腔检查

（1）口腔黏膜的检查主要是视诊及触诊。视诊可观察口腔黏膜色、形、质的情况，应利用自然光线，但要避免日光直接照射，不用有色灯光。用手指触诊病变基底情况，黏膜下的肿块、结节损害。

（2）检查病变的要求

1）确定病变是哪种病损，如溃疡、糜烂、疱疹、斑块等。

2）病损的特征、程度、性质，如为溃疡要注意溃疡的深度，外形是否规则，边缘是否整齐，有无倒凹，基底有无浸润，组织有无坏死，有无组织增生，表面渗出物情况等，这有助于初步鉴别是良性还是恶性溃疡，是一般炎症还是特殊炎症。如为疱疹要注意其分布情况，有无成簇性，疱壁松弛度或紧张感等。

3）有无病损愈合后的瘢痕，以及色素沉着、色素脱失等。

4）对黏膜下方的结节、肿块或其他增殖性病变，应检查其与骨组织的关系，以及硬度、活动度及触痛感等。

5）病损是否易出血，唾液量有无变化，口腔有无臭味。

6）病损相应部位淋巴结有否压痛、增大。

（3）检查口腔内有无对黏膜的不良刺激因素，如残根、残冠，过度磨耗牙齿的尖锐边缘或牙尖。另外，充填物的悬突，不良修复体的牙托、卡环，均可刺激黏膜。

（4）检查口腔内有无病灶，如牙髓炎、根尖周炎、牙龈炎、牙周炎及三叉神经痛，除对黏膜病的发生和愈合有一定影响外，对鉴别诊断亦很重要。

2. 皮肤检查

某些黏膜-皮肤病同时伴有皮肤病损，所以在体检时也要注意皮肤有无病损。特别是口周、面部、四肢手足及躯干的胸、背部皮肤。例如，检查皮肤有无疱疹、丘疹、结节、斑块、色素沉着、色素脱失等，以及病损的范围、分布情况等。

3. 其他

有些口腔黏膜病也可能伴发其他腔孔黏膜（如外阴、鼻腔）的病损。必要时应做眼、耳、鼻、喉、皮肤、外阴部的检查，或请相关专家会诊。

4. 体检时的注意点

（1）体检时要认真负责，仔细观察病损情况。

（2）检查要全面，注意观察患者的全身情况，如发育、营养情况及精神状态，皮肤、外阴及其他部位的病损等。

（三）辅助检查

1. 活体组织检查

活体组织检查是诊断口腔黏膜病的重要手段之一。活检的目的一是确定诊断，二是排除恶变，三是判断预后。临床不能确定诊断时，可以根据组织学的表现再结合临床表现综合分析可得出确切的诊断。根据组织病理检查可以提出符合某种疾病或否定某种疾病的意见，以协助临床诊断和治疗。

（1）活检适应证

1）有高度病理诊断价值的病种，如黏膜上出现不明原因的肿块、慢性肉芽肿性疾病或其他组织增生性疾病。

2）有重要病理诊断价值的疾病，如一些大疱性疾病、结缔组织疾病。

3）癌前病变出现癌变的迹象，如溃疡表面有颗粒样增生或基底有硬结浸润；白斑表面形成溃疡或出现颗粒样增生；扁平苔藓糜烂长期不愈合或表面不平整；原因不明的溃疡、红斑等病损，经抗感染治疗后 2 周以上仍不愈。

4）作为某些特殊性疾病的辅助诊断，如干燥综合征的唇腺活检等。

5）疑难病例根据病史、临床表现及化验检查均不能做出诊断时。

6）将临床表现相似的疾病进行鉴别诊断。

（2）下列情况可以不进行活检

1）一般急性感染性口炎。

2）根据临床表现及病史能确诊的疾病。

（3）活检取材注意事项

1）活检取材前要先仔细询问病史，检查患者出、凝血时间及血小板有无异常。病变有感染和炎症时要基本控制后才能进行活检。

2）用快刀进行手术，以免组织残缺不全。用镊子轻夹起组织，然后从基底切掉（千万不能挤压标本，以免妨碍病理诊断），然后缝合。如在牙龈上取标本则不必缝合，可于创面上保护剂。

3）切取部位为典型的病损。取损害与正常黏膜交界处，切取时做梭形切口，组织块一般大小约 0.6 cm×0.2 cm。标本应包括黏膜上皮、固有层及黏膜下层，以便于诊断。

4）如为小块可疑癌肿，应全部切除，且切除范围要从病变边缘处扩大约 0.4 cm。

2. 微生物检查

（1）细菌检查：口腔黏膜常见的细菌感染为革兰阳性及阴性球菌，梭形杆菌及奋森螺旋体。可于病损处涂片用革兰染色或做培养证实。特殊染色如结核杆菌，可涂片用抗酸染色找结核菌，必要时做培养或送血培养证实。

（2）真菌检查：真菌感染的口腔黏膜病或合并感染的病例逐渐增多，必要时应做真菌检查。可于局部、病损部位或义齿的组织面取材涂片，滴加 10% 氢氧化钾显示清晰后，在微火焰上固定，可在光镜下见到菌丝及孢子。用过碘酸希夫染色或革兰染色检查白色念珠菌丝及孢子，将病变组织或患者唾液进行培养亦可得到证实。

3. 脱落细胞学检查

脱落细胞学检查是一种简便易行的诊断方法。可用于以下情况。

（1）天疱疮：在局部消毒、表面麻醉下，将早期新鲜的大疱，剪去疱顶，刮取疱底组织，涂于玻片上，干燥后用吉姆萨或苏木精-伊红染色，镜下可见典型的棘层松解的解体，该细胞大而圆，染色深，疱浆较少，又名天疱疮细胞，即可诊断天疱疮，这类细胞量的多少与病情轻重有关。

（2）疱疹性口炎：于病变底部刮取脱落的上皮细胞做涂片，用瑞式-吉姆萨染色检查可见多核的巨细胞和核内嗜酸性病毒包涵体。

（3）早期癌变病变：对一切临床可疑癌变的病变可于病变底部刮取脱落细胞，可能观察到癌变细胞，可作为初步的辅助诊断。

4. 免疫学检查

免疫功能的变化与口腔黏膜病发病有着密切的关系，目前国内外对口腔黏膜病的免疫学研究进行亦较多，但大部分处于研究探索阶段。除了免疫荧光检查对诊断疱性疾病、红斑狼疮较成熟外，其他疾病患者的免疫功能变化还只能作为参考，尚没有明确的诊断指标。

对天疱疮患者做直接免疫荧光检查，可在上皮细胞间质内发现荧光抗体，而类天疱疮则在上皮基底膜处有荧光抗体。对部分盘状红斑狼疮患者，在上皮和结缔组织交界处有荧光抗体存在。

5. 周围血检查

在口腔黏膜病的诊断和治疗用药时往往需要了解患者血液情况。

（1）查白细胞总数及其分类情况：目的是了解感染情况，如感染性口炎或其他口腔黏膜病有继发感染时，或用对血液中白细胞有影响的药物（如氯喹）前及用药期间需要检查白细胞。怀疑过敏性疾病时，查白细胞分类及嗜酸性粒细胞直接计数。

（2）查红细胞、血红蛋白及血清铁、维生素 B_{12}、叶酸，必要时在舌痛、舌乳头萎缩、口腔白色念珠菌感染等疾病时检查，以排除贫血及微量元素缺乏。

（3）查血沉：白塞病活动期，其他口腔炎症或怀疑恶性病变时有助于诊断。

（4）怀疑出血性疾病或其他血液病时，应做血常规、分类及出凝血时间、血小板等检查，必要时做全面的血常规检查。

总之，要仔细检查，综合资料，实验室检查和病理学检查结果应紧密结合临床症状及体征进行分析、诊断，对罕见、疑难疾病还需进一步动态观察，以便验证和修正诊断。

第二节　口腔诊疗常用设备

口腔内科是操作为主的学科，这和一般大内科有着明显的不同。治疗的成败固然和医技人员的知识、经验和技术有关，但不可否认的是设备、器械也是举足轻重的，“工欲善其事，必先利其器”。

一、口腔诊疗基本设备

（一）牙科钻机

从 17 世纪使用的弓形牙钻开始，到 18 世纪中的发条式“森马伊”牙钻机，19 世纪中期脚踏式牙钻机问世，中间经历了 300 多年的历史。手机的雏形是在脚踏式牙钻机产生后，临床应用了直车头和弯车头才开始的。

此后，由于电的使用明显提高了钻头的转速和转矩。20 世纪初期，出现了壁挂式三弯臂牙科电钻机，其转速达 4000 r/min，有的甚至可达 10 000 r/min 的速度，现在仍然在使用的绳轮传动的三弯臂牙钻机就是其衍生物。高速手机出现于 20 世纪 50 年代，几经发展，高速涡轮手机的转速已达到 400 000～500 000 r/min 甚至更高，其良好的安全性和舒适性很快被牙医和患者共同接受。

1. 电动牙钻机

电动牙钻机可分为台式、立式、机载式等。一般由电动机、三弯机臂、车绳、手机、机座、脚控开关等组成。其电机转子上有电枢绕组和换向器，定子由两组激磁绕组构成一对磁极，激磁绕组和电枢绕组经炭刷与换向器串联，接在单相交流电源或直流电源上，电枢电流与磁通几乎在同相位上变化大小和方向，故转子受瞬时转矩的驱动转动。电机的转动通过机臂、车绳的传导带动手机转动，从而带动车针、牙钻、磨头转动。

电动牙钻机使用的单相串激式结构，电机转速可达 4000～10 000 r/min，启动转矩大，能实现频繁的无级调速、启动、制动、反转，并具有软转速特性（钻削量增加、负载增大时转矩增大，转速降低不使电机过载）。串激式结构电机的这些特性非常适合口腔操作的需要，至今仍有应用，但在临床已基本被低速马达取代。

2. 高速涡轮牙钻机

20世纪中叶出现了以压缩空气、水压、油压驱动的涡轮牙钻。很快水压、油压驱动的涡轮牙钻被淘汰，气动涡轮机以其超高的转速、极强的切削力成为医生最主要的工具。气动涡轮机有单机独立工作和配套在综合治疗机上使用这两种类型。

（1）单机独立气动涡轮机：主要由空气压缩机、供气系统、供水系统、控制开关、箱体、手机组成。其中供气系统主要由分水滤清器、调压阀、油雾器、压力表、电磁阀、组合阀等组成，供水系统包括组合阀中的一部分气水控制通路和储水桶、压水器。

（2）配套在综合治疗机上气动涡轮机：与独立的气动涡轮机组成基本一致，不同之处在于综合治疗机一般采用外部供气，没有空气压缩机；其中一部分结构与综合治疗机上其他设备共用，如分水滤清器等；由于综合治疗机上有多路手机单元，其组合阀部分经浓缩和微型化并增加了多路交叉控制部分，以保证一个工作单元工作时其他工作单元不会误工作；另一个重要的不同是现代综合治疗机上的气动涡轮机已不再有油雾器，早期气动涡轮机上的油雾器主要是为了保证手机的润滑，但实际工作中它成为一个污染源且对机内的管道有一定的腐蚀破坏作用，加之现在技术已能保证手机在每次消毒前加油润滑就能正常工作而不影响使用寿命。

3. 低速牙钻机

（1）气动低速牙钻机：气动低速牙钻机由水汽管道、缸体、转子轴承、正反转切换环及消音过滤部分组成。高压气流沿切线方向进入缸体形成旋转气流推动转子上的滑片运动从而带动转子转动。调节正反转切换环可切换马达正反转，正反转切换环位于中间位置时马达停止转动。转速一般为5000～20 000 r/min。

（2）微型电动牙钻机：传统的微型电动牙钻机采用直流马达是微型化的台式电动牙钻，其工作原理、特性与电动牙钻机类似，只是工作电压不同。缺点在于其转子的励磁线圈电流须由正、负电极石墨（炭刷）经整流子导入，因而，马达在运转中炭刷整流片处于摩擦状态，时间久了炭刷和整流子被磨损，会影响速度及力矩。

直流无刷马达结合直流马达高效率及易控制性，并舍弃炭刷与整流子传统做法，采用先进的磁感应组件（HALL-SENSOR）与场效晶体管（MOSFET）来代替炭刷与整流器，因而具备高电源利用率、低噪声、高转速、扭力及使用年限和交流马达一样具有半永久性年限的优点，得到越来越多的应用。

目前，一般综合治疗台都是采用气动牙钻机，电动马达与气动马达相比有许多优势，不但转速范围扩展了，同时扭矩也相应地增大。原先气动马达一般在5000～20 000 r/min，而电动马达则可以达到 1000～40 000 r/min；电动马达即使是在低转速时，它的力矩也很大；同时，电动马达的噪声要比气动马达小得多。

4. 牙科手机

（1）高速涡轮手机：高速涡轮手机是牙椅设备中最为基本和最重要的配置，其转速可达 300 000/min 以上，一般可耐常规 120℃及快速 135℃高温、高压消毒。

1）结构：高速涡轮手机主要由壳体、手机接头、水汽管路、涡轮转子组成。光纤手机还有灯泡、光导纤维等。其中涡轮转子为核心部分，它由两个轴承、风轮、夹轴组合而成，有些厂家的涡轮转子是封闭在筒夹内再装入壳体的。手机接头有螺旋式和快装式。常用接口分国际标准二孔型（大孔为进气孔，小孔为进水孔）、四孔型（大孔为回气孔，次大孔为进气孔，两个小孔分别为气雾进气进水孔），光纤手机还有两金属插头为灯泡供电。车针装卸方式分扳手换针和按钮换针两种。

2）回吸现象：当手机停止转动时，由于惯性，会产生一股回吸气流，造成碎屑和污染物吸入手机，这是口腔医疗中交叉感染的重要途径。因此，防回吸手机装置成为高档产品的重要配置，目前的防回吸手机主要采用的是日本和德国的专利技术。

3）高速手机的使用要点：①高速涡轮手机的工作气压一般为 0.2～0.25 MPa，应严格按照厂家给出的推荐气压使用，压力过高或过低都会缩短手机的使用寿命；②车针没有插到底、手机未夹持车针时通气运转和使用非标准的车针是损坏夹紧装置的主要原因；③手机应绝对避免遭到磕碰；④严格按照清洗、注油、消毒的步骤进行保养。

（2）低速手机：低速手机一般分直、弯头两种，与气动马达为 1∶1 等速转动。

1）直机头：直机头由壳体、主轴、轴承、三瓣夹簧、锁紧装置组成。三瓣夹簧在主轴前端，通过锁紧装置可调节其在主轴的前后位置从而夹紧车针，主轴后端与气动低速马达联结。

2）弯机头：弯机头由壳体、前齿轮（齿轮和夹轴一体）、夹簧、中齿轮杆、后齿轮杆组成。后齿轮杆后端与气动低速马达联结，前端与中齿轮杆后端啮合，中齿轮杆前端与前齿轮啮合，三段式的设计使得弯机头有一个更适合治疗的角度。

（3）减速手机（变速手机）：减速手机在普通弯机头的结构基础上增加了一组或多组减速齿轮，由于要在低转速下承受更大力矩，内部结构强度比一般弯机头要大。其减速比在 4∶1～1024∶1 不等。还有的可做 90°往复转动、上下往复运动则专用于根管治疗的减速手机。减速手机最重要的作用在于它可以在降低转速的同时增大力矩。

无碳刷电动马达与变速手机组合可覆盖 100～200 000 r/min 的转速范围，当今牙科技术比较领先的欧美地区牙科医生已经逐渐减少甚至放弃使用高速涡轮手机，电动手机正受到越来越多人的青睐，逐渐成为发展方向。但由于价格和特殊的使用要求，高速涡轮手机和电动手机还将在一段时间内并存。

（二）口腔综合治疗机

口腔综合治疗机是口腔诊疗工作的基本设备，包括机、椅分离式和连体式两种，一般也称连体式口腔综合治疗机为口腔综合治疗台，近年来随着制造技术的发展及临床需求的不断提高，机、椅分离式口腔综合治疗机已逐渐淡出市场，新型的口腔综合治疗台更加符合人机工程学原理，更加适应手动操作的要求。

1. 结构与工作原理

（1）结构：口腔综合治疗台主要由治疗单元和牙科椅组成。治疗单元主要包括冷光手术灯、器械盘、观片灯、三用枪、痰盂、漱口水系统、手机单元等，还可选配超声波洁牙机、光固化机、口腔内镜等。牙科椅常见类型有3种，即脚踏油泵式、电动油泵式、电动机械式。第一种只用于机、椅分离式口腔综合治疗机，现已较少使用。电动油泵式、电动机械式目前使用较广。牙科椅主要由底座、椅身、电动机（或液压泵系统）、控制电路、升降和靠背传动装置等组成。

（2）工作原理：治疗单元部分分为气控型和电控型，气控牙椅是指用气动开关控制手机动作，电控是指用电磁阀控制手机动作。在接通水、电、气后，压缩空气和水分别经过气路系统和水路系统的各控制阀到达机头，压缩空气驱动涡轮旋转从而带动车针转动切削，同时水从机头喷出给车针降温。牙科椅有主电路和控制电路两部分。接通电源后，按动相应动作的控制开关，控制电动机或液压系统工作，通过传动装置带动椅位向所需方向运动，至松开开关或到达限位停止。

2. 日常使用维护

口腔综合治疗台是口腔医生日常使用最为频繁的设备，其运行状态的好坏直接影响的每一个患者的治疗，做好日常的维护工作极其重要。

（1）保证口腔综合治疗台有稳定的水、电、气的供应。一般要求：供气压力0.5 MPa，供水压力0.2～0.3 MPa，电源220 V、50 Hz。

（2）每天检查空气过滤器，通过排气阀排气几分钟以排除压缩空气中的冷凝水。

（3）吸唾器每次使用后应吸一定量的水，以清洁管路。

（4）每日清洁痰盂，定期清洗排水系统的污物收集器。

（5）严格按照手机相关技术资料的使用要求使用手机。

（6）器械盘不可放置过重的物品，以免损坏固位装置。

（7）冷光手术灯由于其灯泡的工作寿命是一定的，不用时应随时关闭，冷光手术灯的反光镜应定期清洁，以免灰尘影响光照效果。

（8）保持设备表面的清洁。

二、牙科综合诊疗设备

（一）光固化机

口腔光固化机按照光源的不同基本上可划分为两大类：第一类是产生白光，经过滤色片得到400～500 nm的蓝光，如传统的卤素灯固化机和电弧固化机，卤素灯固化机光源是卤素灯泡，电弧固化机光源是弧光灯；第二类是光源本身即产生蓝光，如激光固化机、蓝光LED固化机，激光固化机光源是固体或气体激光器，LED光固化机光源是俗称的“发光二极管”。电弧固化机和激光固化机价格相对较高，应用较少，故重点介绍卤素灯固化机和 LED 固化机。

1. 卤素灯固化机

（1）结构原理：卤素灯固化机主要由主机和集合光源的手机两大部分组成。主机包括电源供给部分、电子开关电路、指示信号电路及固定手机的机座等；手机包括卤素灯泡、光导纤维管、干涉滤波器、散热风扇、触发开关等。打开电源，主机进入工作准备状态，散热系统开始工作；按动手机上的触发开关，光照信号触发，卤素灯泡发光；光波通过干涉滤波器滤除红外和紫外光后经光导纤维管输出，使光固化树脂固化。定时结束卤素灯熄灭同时发出提示信号，完成一次工作。

（2）特性：卤素灯固化机的灯泡有一定的使用寿命，其发光强度会随着使用时间的增加而不断递减，即便灯泡还能发光也可能因为光强减低而影响固化效果，为此一些厂家的光固化机配备了光强检测装置。

2. LED 光固化机

近年来由于发光二极管（LED）技术的迅猛发展，原本在电子行业被广泛应用的 LED 技术，在口腔光固化机上也得到了显著的发展，大有取代传统卤素光固化机的趋势。

LED 光固化机由电源供给部分、电子开关电路、指示信号电路、LED、集光部件、光导棒等组成。接通电源按动触发开关，LED 发光，经集光后由光导棒输出，使树脂固化。由于 LED 光固化机的功率消耗很小，使光固化机使用电池供电成为可能，经常采用可充电电池供电。目前常用两种 LED 光源，超高亮度 LED 和大功率 LED。

（二）超声波治疗机

1. 超声波洁牙机

超声波洁牙机包括电子振荡电路、控制电路、超声换能器、水流控制等，并配有手柄和可替换的工作头，以及脚踏开关，它的作用原理是由电子振荡电路产生高频电脉冲，经手柄中的超声换能器将电能转换为高频机械能，使工作头产生相同频率的振动。经工作头流出的水受超声波振动，水分子破裂产生空穴，空穴闭合时产生巨大的瞬时压力，从而形成兼具机械作用、化学作用、热作用的空化现象使牙石破裂，从牙面脱落。其工作频率一般在 25～32 kHz，有的能高达 40 kHz 以上。

2. 超声波治疗机

在口腔内科治疗中的其他应用除了洁牙以外，超声波治疗机在其他牙周病治疗方面和根管清洗、根管钙化物的去除、根管折断器械或异物的取出等治疗项目中也有广泛应用。很多机型只要换用合适的工作尖或根管锉就能做到，尤其是采用压电陶瓷技术的超声波治疗机，由于其工作尖的种类多、更换方便，在这些方面应用更多一些。不过在洁牙以外的领域应用时对频率、功率等的要求更高一些，不是每一台洁牙机都可以做到，反之可以做其他治疗的机器洁牙是没有问题的。

超声技术现已成为口腔治疗技术中的一种重要手段和方法。随着新型超声设备和器械的出现，超声技术在牙周病、牙髓病和根尖病的治疗中将发挥更大的作用。

（三）其他常用设备

1. 牙髓活力测试仪

牙髓活力测试仪是通过测试牙髓神经成分对电刺激的反应，来判断牙髓的状态。有手动调节式和数字显示式两种。手动调节式是将探头置于被测牙面，调节旋钮逐渐增大电流，直到患者牙体对电流产生反应，放开探头，读取旋钮读数。数字显示式按下开关后无须调节，电流强度自动逐渐加大，同时显示数值也同步变化，至患者牙体对电流产生反应读数。

2. 根管工作长度测定仪

电子根管工作长度测量仪被用于探测根管预备和根管充填应达到的长度有 30 年了，这种装置能确定根管锉超出根尖孔到达牙周膜的位置，它和传统的影像学测长相比形成鲜明对照，后者是将三维图像变为二维图像的简单方法。影像学测量根管工作长度的方法有它内在的缺陷，电子根管测量仪消除了这些问题，因为电子根管测量仪的读数和根尖组织无关，而仅和根尖缩窄区有关。

早期电子根管工作长度测量仪是由 Suzuki 和 Sunacla 进行基础研究后提出的，原理是无论患者的年龄、牙齿的形状和类型如何，口腔黏膜和牙周组织之间的电阻值总恒定在 6.5 kΩ。第二代电子根管测量仪测量的是阻抗，它是任何不同电流中感应和电容的复杂函数，可以认为它就是广义的电阻，基于阻抗概念的测量仪尽管不是最完美，但是已经在测量准确度上超过了第一代产品。双频电流测量法：原理是用普通根管锉为探针测量在使用两种不同频率时所得到的两个不相同的根管锉-口腔黏膜阻抗值之差。该差值在根管锉远离根尖孔时接近于零，当根管锉尖端到达根尖孔时，该差值增至恒定的最大值。测量时，一个电极连口腔黏膜，另一个电极连根管锉。由于是在测量两种频率下的阻抗值之差.根管内存在活髓或液体不影响测量结果。

3. 高频电刀

利用高频电流进行生物组织切割与凝血的一种手术设备，在口腔内科主要用于牙周各类手术。工作时，高频电流的流经路线是：高频信号发生器、手术电极刀、患者组织、患者电极板、返回高频信号发生器，形成一个闭合回路。工作时，刀尖与极板、机壳、双极镊尖均不可随意接触，以免损坏刀具。患者同时使用高频手术设备和生理监护仪器时，任何没有保护电阻的监护电极均应尽可能地远离手术电极，此时一般不采用针状监护电极。高频电刀的输出太大时容易引燃消毒未干的乙醇而造成烧伤。

4. 喷砂洁牙机

喷砂洁牙机是利用高压气流和水流将水溶性的喷砂粉喷向牙齿从而达到洁牙目的。喷砂洁牙机一般由主机、手柄、脚踏开关等组成。还有一种喷砂洁牙手机可直接连接在口腔综合治疗台的手机接口上使用，主要由喷粉盒、可消毒的喷头和喷嘴等组成。

由于喷砂洁牙机所使用的喷砂粉是一种水溶性的盐，在其受潮的情况下极易结块造成管道堵塞。使用时要保证气源洁净、干燥，使用后要及时清洁手柄并保持干燥，每天停机后倒出多余的喷砂粉，防止发生堵塞。

5. 口腔局部麻醉仪

主要由主机、脚控开关、手柄、麻药套筒组成。采用计算机技术控制麻药流量，在进针时保持压力使得麻药总是位于针头前方，减少针头穿透组织时的不适感觉。由于手柄可以左右旋转进针，抵消了针头斜角的偏转力，提高了注射位置的精确度。由于麻药是通过药泵输入的，因而使牙周韧带麻醉变得很轻松。

6. 牙科 X 线机

牙科 X 线机一般有壁挂式、移动式和附设于综合治疗台上三种类型。主要由组合机头、控制器、活动臂组成。组合机头包括 X 线管、高压变压器、灯丝变压器等，其内部充满专用的高压变压器油，用来绝缘和散热。控制器包含了高压变压器和灯丝变压器初级供电电路、控制电路、调节钮、显示电路等。牙科 X 线机的管电流一般固定为 10 mA，或有 10 mA、15 mA 两档值可选；管电压在 60～70 kV。使用时主要通过调节曝光时间来适应不同牙位，新型的牙片机直接通过按不同的牙位键来选择。

牙片机产生的 X 线穿过人体后，由于组织密度的不同形成不同强度，投射到胶片上成像。直接数字化影像系统则通过传感器接收 X 线将其转换为电信号后通过电路处理形成图像；还有一种间接数字化影像系统用影像板接受 X 线转换为荧光图像，通过专用的扫描仪读取影像板，将其转换为电信号后通过电路处理形成图像。数字化影像系统可大大降低辐射剂量，对摄影条件有较大的宽容度，通过后处理可调节图像的亮度、对比度等，从而扩大诊断范围，保存影像资料也非常方便。直接数字化影像系统更可以在曝光后立即获得图像，但其使用的 CCD 传感器有一定厚度，患者的异物感强，在拍摄后牙时摆位困难。间接数字化影像系统所使用的影像板较薄，厚度与牙片相近，但其需经扫描才可成像，不能立即显示。

（四）常用辅助设备

1. 口腔消毒灭菌设备

口腔科器械种类繁多，形状复杂，使用频繁，污染严重，消毒灭菌较难。口腔器械有效的消毒与灭菌对于预防和控制医源性感染是十分重要的环节，对控制 HBV、HCV、HIV 血液传播性疾病尤为重要和紧迫。目前国内外口腔器械常用消毒灭菌方法有：①化学消毒剂；②干热灭菌法；③微波消毒法；④高温高压蒸汽灭菌法。灭菌效果最理想的是高温高压蒸汽灭菌法。

高温高压蒸汽灭菌器由加热系统、真空系统、控制系统、消毒腔、消毒盘等组成。一般分为 B、S、N 三个级别。B 级消毒：有多次间歇预真空及真空干燥功能，适用于各类有包装的、无包装的，实心的、中空的、多孔的器械物品的消毒。S 级消毒：有预真空及真空干燥功能，适用于无包装的实心器械和至少下列所述各类物品中某一物品的消毒，有孔器械、小件多孔器械、单层包装物品和多层包装物品。N 级消毒：无抽真空功能，适用于无包装的实心器械的消毒。

2. 银汞合金调和器

现在常用的是用于银汞胶囊的银汞合金调和器，主要由电机、偏心装置、摆动装置以及调节控制装置构成。由电机通过偏心装置带动杠杆式摆动装置工作，对胶囊内的银粉和汞进行振荡、调和（须先压破胶囊中的隔膜）。调和频率一般约为4000 r/min，调和时间可调。

3. 供气设备

现在的口腔综合治疗台主要配备的还是气动涡轮机和气动低速马达，可以说气源是关系到设备的最主要功能正常运转的关键。最初使用的气源多是工业用的有油压缩机，价格较低但压缩空气中含有大量油分子，目前国内国外已全面采用了无油压缩机，提供无油、无味、卫生、清洁干燥的绿色气源。在牙科治疗工作中，光固化、玻璃离子、烤瓷等对气源的要求较高，如果压缩空气中含有油分子，光固化的结合度和牢固性将很差，最终影响治疗质量和使用效果，在做玻璃离子等其他齿科治疗中也会发生上述情况。

在手机的使用过程中，由于手机的精密度极高，有油压缩机产生的压缩空气中的油分子，其颗粒大、黏度高、清洁度差会使手机内的微型轴承及微型气动马达发生黏结、磨损，导致手机发生故障，大大减短手机的寿命。同时，压缩空气中的油分子具有一定的腐蚀性，会使综合治疗台中的管路和气路部分发生老化，影响整台综合治疗台的寿命。

口腔综合治疗台数量很少时一般选用静音型空气压缩机直接在椅旁单台独立供气；数量较多时由于用气量增加，需要较大排气量的空气压缩机，其体积、噪声不适合直接在诊室内应用，一般有专门的房间放置空气压缩机，铺设供气管路到每张椅位。

第二章　牙髓疾病

牙髓组织是一种特殊分化的、对刺激极易产生反应的疏松结缔组织，位于牙髓腔中，被厚而坚硬的牙本质所包绕。当作用于牙体组织上的生物、物理、化学等刺激通过牙本质小管累及牙髓时，便会产生牙髓疾病。

牙髓疾病包括牙髓炎、牙髓变性和牙髓坏死。此外，许多临床上健康的牙齿，都会存在着牙髓的退行性变，这些组织学改变，从临床观点看，没有诊断和治疗意义。临床最常见的是牙髓炎，多由牙体疾病继发而来。常表现为剧烈的疼痛，以致坐卧不安，饮食难进，夜不能眠。

牙髓病多由感染引起，感染多来自近髓或已达牙髓的深龋洞。牙髓局限在四壁坚硬的牙髓腔中，一旦发生炎症，便很难康复，常常是经过较长时间的炎症过程，最后牙髓坏死。牙髓坏死后，感染继续深入，通过根尖孔引起根尖周组织的急、慢性炎症，甚至继发颌骨骨髓炎或成为病灶，引起身体其他远隔各种器官的继发感染性疾病。

第一节　牙髓病的病因学

牙髓疾病，特别是牙髓炎，多由细菌感染引起；此外一些化学因素和物理因素也会引起牙髓疾病。除非牙体承受极强烈的刺激，一般情况下，只有牙体组织病变达到牙髓或接近牙髓时，才会发生牙髓疾病。例如，龋齿病损发展到接近牙髓、覆盖牙髓的牙本质厚度（RDT）小于 0.3 mm 时，龋洞中的细菌产生的毒素便会刺激牙髓，引起牙髓炎。若覆盖牙本质厚度小于 0.2 mm，则细菌也可以进入牙髓。一些长期、较弱的刺激，常引起牙髓变性。

一、细菌感染

感染是牙髓病的主要病因，侵入髓腔的细菌及其毒素是牙髓病变的病原刺激物。细菌多数从冠方侵入，也可经由根尖孔、牙根的侧副根管逆向进入髓腔。此外，感染还可以从血运到达牙髓中。侵入牙髓的细菌主要来自口腔菌系，以兼性厌氧菌为主，牙髓的感染多为混合感染。细菌进入牙髓后，产生许多破坏牙髓组织的酶及内毒素，造成牙髓代谢紊乱、血管舒缩功能紊乱及免疫反应等。

现将细菌进入牙髓的可能感染途径分述如下。

（一）从冠方经牙体感染

这是牙髓感染发生最多、最主要的途径。当牙釉质或牙骨质的完整性被破坏时，细菌可由暴露于口腔中的牙本质小管进入牙髓，或由裸露的牙髓直接侵入，引发牙髓感染。

1. 深龋

接近牙髓或已到达牙髓的深龋洞，是牙髓最常见的感染途径。

2. 外伤引起的牙折

若折断面已暴露牙髓，或非常接近牙髓时，细菌可直接或通过损伤处的牙本质小管进入牙髓。

3. 楔状缺损

是一种慢性损伤，常常在髓腔相应部位形成修复性牙本质，甚至有修复性牙本质堆积在根管口形成牙本质桥，但一般不能严密封闭。因此，楔状缺损引起牙髓感染时，缺损的深度多已接近牙颈部唇（颊）、舌径的一半。

4. 畸形中央尖

发生在前磨牙上的畸形中央尖很易折断，有的在牙齿刚萌出与对牙接触时即折断；有的由于磨耗，中央尖内突出的髓角很快暴露。不论是折断还是磨耗暴露髓角，都成为牙髓感染的途径。因此，畸形中央尖导致的牙髓感染多发生在儿童时期，往往是牙根尚未形成时。

5. 畸形舌侧沟

多发生在上颌侧切牙，有时也可发生在中切牙。如果内卷的沟底缺乏釉质，而牙本质也很薄时，或沟底继发龋齿，细菌都可能侵入牙髓。

6. 严重的磨损

𬌗面严重磨损的患牙，往往在髓室顶处形成大量的修复性牙本质，也往往在髓角处形成纤细而突出，不含牙髓组织的间隙，这种结构容易暴露髓腔，成为感染途径，而且不易查出，应当加以注意。

7. 微裂

牙齿微裂纹达到牙髓时，便成为牙髓的感染途径。微裂的微缝中常并发龋坏，易成为牙髓的感染源。微裂多发生于磨牙，尤以上、下颌第一磨牙多见。

（二）从牙根逆向感染

1. 牙周炎时的深牙周袋

在深达根尖或接近根尖的牙周袋内，感染可以通过主根管或侧副根管的根尖孔侵犯牙髓，引起逆行性牙髓炎。磨牙根分叉处多有来自髓室底的侧支根管开口，牙周病变波及根分叉时，感染通过这些细小的侧支引起相应部位牙髓局限的炎症，常在侧支根管口处形成凝固性坏死，并发生钙变。

2. 牙根裂

牙根发生纵裂时，往往在根裂痕的相应部位形成窄细而深的牙周袋，这种袋内的感染可以通过根裂缝直接进入牙髓。

（三）血源性感染

菌血症或脓毒血症时，细菌可能随血运进入牙髓，引起牙髓感染，此种情况极为少见。此外，牙髓发生非感染性病变，如牙髓变性时，易发生血源性的继发感染。外伤使根尖部的牙髓血管折断、扭转，发生血运障碍而使牙髓坏死时，多发生继发感染，感染可从血源传入。

二、化学刺激

在治疗龋齿时，使用刺激性强的药物，如酚、硝酸银等窝洞消毒剂，尤其是用于深龋洞内，常引起对牙髓的刺激，使牙髓发生病变。在用复合树脂充填时，直接在牙本质上进行强酸蚀，刺激牙髓而发生病变。近髓深洞用调和较稀的磷酸锌黏固剂垫底，其凝固前的游离酸对牙髓有刺激作用。因此，使用消毒剂或充填材料不当，都会对牙髓造成刺激，使牙髓发生不同的病变，如牙髓变性、牙髓炎，甚至牙髓坏死。在日常生活中，过酸的食物，如未成熟的果酸，常常引起牙齿感觉过敏。如果牙本质暴露，接触酸、甜食物时也会产生牙齿敏感，这是因为化学刺激引起牙髓充血所表现的症状，为可复性反应。但是在牙体病损接近牙髓时，这些化学刺激也会引起不可复的牙髓炎性反应。

三、物理因素

（一）温度

较强的温度刺激会引起牙髓反应，无损伤的牙齿接受口腔黏膜能耐受的温度时，一般不会引起牙髓严重的反应。但温度骤然的改变，如饮热茶热汤后，立即进食过冷的食物，便会引起牙髓充血，甚至转化为牙髓炎。临床上对牙髓的温度刺激主要来自备洞时操作不当，产生过热的高温刺激牙髓，如持续不断地切割牙齿组织，或窝洞内有唾液，在钻磨时，磨下的牙齿组织粉末与其混合成糊状，不易散热；使用高速钻时无降温措施，或从一点深入使喷水不能抵达钻针，这些都会造成对牙髓的严重损伤。使用气涡轮机备洞时，即使在降温条件下轻轻点磨，当磨至牙本质厚度的近髓 1/3 时，便会产生严重的牙髓反应，不过这种反应可以没有临床症状，日后也会产生第三期牙本质。在进行银汞合金充填时，深洞未采用护髓措施，直接将合金充填在牙本质深层，金属便会传导温度刺激牙髓。

（二）电流

电流也会刺激牙髓，如使用电活力测试仪器不当，瞬时电流过大。少数情况下，口腔中存在两种不同的金属修复体，由唾液作为电解液而产生微电流，尤其是当两种金属较为接近或在咬合时接触，可以引起疼痛，长时间后也可以引起牙髓炎。

（三）压力、创伤

压力、创伤也会造成牙髓的损伤。预备窝洞时，钻磨牙本质或手用器械所施加的压力，对牙髓都有不同程度的刺激。用空气吹干窝洞时，可造成牙本质脱水，刺激牙髓。急性外伤，如撞伤或摔伤，可使牙髓组织在根尖孔处部分或全部撕断，引起牙髓炎症或坏死。长期接受较轻的创伤，如咬合创伤，常引起牙髓充血，日久可因血循环障碍而形成牙髓坏死。

（四）其他因素

牙髓疾病除上述发病因素外，还有一些牙髓病变原因不明，如牙髓钙化、髓石的形成，虽然多见于用氢氧化钙作护髓剂保存活髓的患牙，但许多髓石都未发现明确的原因。纤维性变也未查出确切的原因，只是在有咬合创伤及牙周病的患牙多出现这种病变。牙内吸收也属原因不明，可能与炎症和创伤有关，活髓切断术后的患牙和外科正畸后的患牙也常见有牙内吸收的发生。

第二节　牙髓病的分类与临床诊断

一、牙髓病的分类

（一）病理学分类

在组织病理学上，一般将牙髓状态分为正常牙髓和病变牙髓两种。失活牙髓在组织学上变异很大，所谓“正常牙髓”和各种不同类型的“病变牙髓”常存在着各种移行阶段和重叠现象。对于病变牙髓一直沿用如下分类。

1. 牙髓充血

（1）生理性牙髓充血。

（2）病理性牙髓充血。

2. 急性牙髓炎

（1）急性浆液性牙髓炎。

（2）急性化脓性牙髓炎。

3. 慢性牙髓炎

（1）慢性闭锁性牙髓炎。

（2）慢性溃疡性牙髓炎。

（3）慢性增生性牙髓炎。

4. 牙髓坏死。

5. 牙髓退行性变

（1）空泡性变。

（2）纤维性变。

（3）网状萎缩。

（4）钙化。

6. 牙内吸收。

（二）临床分类

在临床工作中，对于不构成临床症状的各种牙髓退行性变无须进行临床上的诊断和处理，对于能够明确判断的牙髓坏死和牙内吸收也无诊断名词的多重性。但对于牙髓炎，临床医师需要对牙髓的病理状态及其恢复能力做出正确的估计，以判断哪些患牙可通过实施一些临床保护措施得以保留其生活状态，哪些患牙则必须摘除牙髓进行完善的治疗。从临床治疗的角度出发，对牙髓病理状态的推断实际上只对治疗方法的选择提供一个参考。因此，临床上根据牙髓病的临床表现和治疗预后分类如下。

1. 可复性牙髓炎。

2. 不可复性牙髓炎

（1）急性牙髓炎，包括慢性牙髓炎急性发作。

（2）慢性牙髓炎，包括残髓炎。

（3）逆行性牙髓炎。

3. 髓石。

4. 牙内吸收。

5. 牙髓坏死。

二、牙髓疾病的临床诊断

临床上许多既没有自觉症状也没有不良反应的牙齿，其牙髓也可能存在着组织病理变化，其中最常见的是牙髓退行性变。这些牙髓的变化并不损害牙齿的功能，没有临床诊断及治疗意义。另外，在临床诊断和治疗时，无法采用活体组织检查，即使是治疗过程中切断或拔除的牙髓，由于手术对组织的损伤而难以得到准确的组织学诊断，而且是治疗后才取得的诊断，对指导治疗的意义不大。故牙髓疾病不能利用组织学手段来确诊。目前对牙髓病的诊断仍是临床诊断，虽然与病理学诊断的吻合性尚有差距，但用以指导治疗设计是很有价值的。牙髓病的临床诊断要点是确诊牙髓病的类型和确定患牙。要准确地诊断牙髓病，特别是确定牙髓炎患牙，应当采用三步骤的诊断方法，即分步骤循序渐进地从初步印象到准确判断，排除其他可能性，验证判断的准确性，以求不发生误诊。

（一）了解患者的主诉症状

牙髓炎时具有一定特性的疼痛，通过询问病史可以了解到疼痛的性质、严重程度等，从而判断所发生的疼痛是否可能来自牙髓炎患牙。牙髓炎症的初期，牙髓处于充血状态，温度刺激尤其是冷刺激可以引起极敏感的一过性疼痛，刺激除去后，疼痛很快消失，且疼痛范围局限，这时还未出现自发性痛，这种初期的病变一般是可以恢复的。是否出现自发性痛也是区别牙髓炎是否可复的标志之一。若至可复性牙髓炎时只有温度刺激痛，到了不可复性牙髓炎时则不但温度刺激痛加重，还存在有自发性痛。不可复性牙髓炎时的自发性痛为阵发性发作，交替出现疼痛与间歇。一般多在夜间发作，发作时间与间歇时间的长短不定，每天发作的次数也不定，一般在急性炎症时发作频繁。疼痛不局限在患牙，为放散性痛（牵涉痛），一般放散区域的大小与牙髓病变的范围有关，当牙髓组织内有散在、广泛的病变时，放散痛的区域也广泛。这时，温度刺激将引起持续时间长，且呈放散性的剧痛。如果发展到牙髓坏死，患者会感到从温度刺激引起剧痛而转变为对温度刺激没有反应。如果患者诉说的疼痛症状符合以上性质，便可初步判断为牙髓病引起的疼痛，并进行第二步骤的检查。

（二）查找病因

排查有无可能引起牙髓病的患牙。首先检查疼痛侧牙齿有无引起牙髓感染的途径，检查是否存在近髓或已达牙髓的深龋洞，特别要注意龋病好发而又较隐蔽的牙面，如牙齿邻面颈部、排列不整牙齿相邻的牙面、潜掘性龋等。同时，要检查其他非龋牙体疾病造成的感染途径，并根据病史询问和检查判断有否接受过有刺激的消毒药物或充填材料，从治疗时间和治疗过程中患者的感受，考虑是否接受过有强刺激的治疗操作或检查。如果发现有上述可能发生牙髓病的患牙存在，便可得到进一步的印象，即牙髓病的可能性很大。如果只查到一个明显的可疑牙齿，不再寻找其他可疑牙，也不进行进一步检查就草率地认为确诊无疑，常导致误诊。即使确实只存在一个可疑牙，也应进行第三步骤以验证判断的准确性。如果存在几个可疑的患牙，或未发现可疑牙，都应进行进一步的检查，结合第三步骤综合分析和判断，以取得准确的诊断。

（三）确定患牙和验证是否患牙髓炎

患急性牙髓炎时，疼痛呈放散性，患者往往感觉疼痛的牙位不是真正的患牙，而且疼痛的部位不是局限的，包括较宽的区域。一般放散的区域在同一侧，只有前牙有时放散到对侧。放散痛给诊断患牙增加了困难，如不反复验证，易导致误诊。牙髓炎时，牙髓对温度刺激的反应有了改变，即牙髓的感觉更灵敏或变为迟钝，故可以利用温度试验来验证是否患牙髓炎，同时确定患牙。因此第三步骤即可用温度试验来判断。可用冷或热测试牙面，冷测可用小冰棒放在牙面上试验，观察牙齿反应。取直径约为 0.5 cm、长约 5 cm 的聚乙烯小管，一端加热使管口封闭成为一个盲端，由另一端注水于小管内。将小管直立放于普通冰箱的冰室内制冷，冻结后即成为小冰棒。用时从冰箱中取出放于手中稍加捂化，便可慢慢挤出冰棒头使用。也可用小棉球蘸化学挥发剂，如四氟乙烷、氯乙烷或乙醚，放在牙面上测试。热测可将牙胶棒加热后进行测试。牙齿对温度的反应受年龄、病变等的影响，个体差异也大，没有可供参考的指标，故必须以个人的正常牙做对照，从对比中判断测试牙对温度的反应。最好先试对照牙，再试可疑牙。选择对侧同名牙为对照牙较好，如果同名牙丧失，有病变或有修复体，可选用对侧牙中与可疑牙萌出时间接近、体积相当的牙齿。一般在牙齿的唇、颊面测试，后牙舌面亦可。因为这些牙面不受磨耗等的影响。选择测试牙面时，应当是没有病损或充填物的牙面。测试对照牙与测试可疑牙时，两者被测试的条件应尽量一致，例如在相应的牙面、用相同的测试法、用相同的刺激强度等，以便于对比。禁用两个可疑的牙齿互相对比，也不要在无对照的情况下仅只根据患牙对测试的反应判断患牙状态。试验结果可以有以下几种反应。

1. 正常

出现短暂的轻度感觉反应（如凉、热，刺激传入等），该反应随刺激源的撤除而立即消失，患牙的反应程度和时间与对照牙相同。

2. 敏感

反应速度快，疼痛程度强，持续时间长。一过性敏感，指测试牙对温度刺激（尤其是冷刺激）反应迅速而短暂，有轻度痛觉，一般为可复性牙髓炎的反应；激发痛，指测试时引起较剧烈的疼痛，且持续较长时间，一般为急性牙髓炎；有的急性化脓性牙髓炎，热刺激引起剧痛，冷刺激反而使疼痛缓解。

3. 迟钝

测试后片刻才有反应，或施加强烈刺激时才有微弱的感觉，有时在测试片刻后感觉一阵较为剧烈的疼痛，称为迟缓反应性痛。多发生在慢性牙髓炎或部分牙髓已坏死的病例。

4. 无反应

反复测试，加大刺激强度均无反应，一般为失去牙髓活力的死髓牙或经过牙髓治疗的无髓牙。

温度试验的结果一般都很明确，大多数病例都能确诊。有的病例较难判断时，要结合其他所见，反复检查、综合分析，方能取得正确的结论。

电活力测验用于反映患牙牙髓活力的有无，不能指示不同的病理状态。在相同的电流输出挡位下，测试牙与对照牙的电测值之差大于 10 时，表示测试牙的牙髓活力与正常有差异。如电测值达到最大时测试牙仍无反应，表示牙髓已无活力。因此，临床上对电测反应的描述仅为正常和无反应。在临床应用时还要注意电测反应的假阳性和假阴性问题。刚萌出的牙齿和新近外伤患牙电测活力常有假阴性现象出现。

有些患牙在尚未发现明显的牙体病变时诊断较为困难，可先行叩诊，患牙多有较为异常的反应，这时再行温度试验便能锁定患牙。有的病例需要进行 X 线检查，有助于发现邻面龋和潜行龋，可以判断牙根裂、牙根吸收、牙内吸收和髓石等。当上、下颌都存在可疑牙齿，温度试验又难以确定时，可用麻醉法鉴别，即行上颌或下颌的麻醉，如麻醉后疼痛消失，则患牙在被麻醉的一侧。两颗牙齿同时患牙髓炎且均出现剧烈疼痛症状的情况较为少见，在诊断时必须慎重。有极少数病例的诊断十分困难，可行诊断性治疗，如难以辨别是可复性牙髓炎还是不可复性慢性牙髓炎时，可先采用护髓治疗，从疗效判断所患牙髓病属于前者或后者。不能分辨是三叉神经痛还是髓石引起的痛时，可行牙髓治疗，从治疗效果确诊。

第三节 牙髓病的临床表现、诊断和治疗

一、可复性牙髓炎

可复性牙髓炎是牙髓的早期炎症，这一阶段的病理变化以牙髓充血为主，当病原刺激去除后，充血状态可以逆转。可复性牙髓炎有明确的临床诊断指征，对保存牙齿的活髓有重要意义。

可复性牙髓炎多由深龋引起，其他牙体病损波及牙本质，或接受过度的温度刺激时，也会引起可复性牙髓炎。此外，咬合创伤使根尖部牙周膜充血、水肿，也可以波及牙髓，引起充血，出现可复性牙髓炎的症状。

（一）临床表现

患牙遇温度刺激尤其是冷刺激时痛，刺激除去后立即缓解。无自发性痛，温度刺激引起的反应性痛也较轻，疼痛范围多局限在患牙，一般不放散到较宽的区域。

（二）诊断

根据临床症状，即没有自发性痛或自发性痛史，检查时多有深龋洞，且除去龋坏牙本质后也未暴露牙髓；或者存在咬合创伤，有早接触的牙齿；或有创伤史；温度试验时，特别是用冷试验时，反应迅速、短暂，刺激痛区域较局限，又称作一过性敏感。

（三）治疗

可复性牙髓炎时的治疗原则是除去病因、隔绝刺激、保护牙髓，病变可自行恢复。对深龋引起的可复性牙髓炎，可在除去龋坏牙本质后，采用间接盖髓术。对于外伤造成牙体折断近髓者，可先行氢氧化钙制剂护髓，玻璃离子水门汀覆盖折断面，待症状消失后，再行修复治疗。对𬌗创伤引起的可复性牙髓炎，可进行调𬌗处理。过冷、过热或过酸的食物引起的可复性牙髓炎，则不需处理，但要避免接受刺激。

二、急性牙髓炎

不可复性牙髓炎往往继牙髓充血而来，其病理变化不能恢复。当刺激较弱，机体抵抗力较强时，牙髓充血多发展为慢性牙髓炎；一旦机体抵抗力低或刺激加重时，则发展为急性牙髓炎。临床常见的急性牙髓炎多由慢性牙髓炎转化而来。

（一）临床表现

急性牙髓炎的患者常常是因为发生剧烈疼痛而就诊的，多半因深龋洞内的感染进入牙髓，发生牙髓的急性炎症。慢性牙髓炎急性发作的患者，在就诊前多曾有过受到温度刺激或化学刺激时发生疼痛的病史，有的也可能有过自发痛史。急性牙髓炎的疼痛性质主要具备下列特点。

1. 自发性痛

在不接受任何刺激时，忽然发生疼痛。特别是在夜间，入睡后可以因牙痛而醒来，或因痛而不能入睡。自发性痛可能是因为牙髓炎症灶局部压力增高，压迫牙髓痛觉神经末梢而引起的，也可能是由牙髓神经受炎症产物的刺激引起的。夜间，尤其是平卧时，头部血流增加，髓腔内由炎症引起的压力也增大，因此夜间疼痛较日间为重。自发性痛的剧烈程度受病变性质、范围等的影响，如化脓性炎症，或病变范围较大时，疼痛较为剧烈。有的急性牙髓炎患者疼痛发作时，颇有痛不欲生的感觉，这时如钻开患牙髓腔，会有大量脓血由穿髓孔溢出，并且疼痛立即缓解。当牙髓病出现自发性痛时，说明牙髓已有明显的急性或慢性炎症。

2. 阵发性痛

疼痛为阵发性发作，即疼痛发生时，有剧烈难以忍受的牙痛，但在一阵疼痛之后，有一不痛的间隔时期，疼痛发作与间歇的时间长短不定；病损较重者，疼痛发作的时间长，间歇期短。当牙髓组织发生严重的化脓性病变时，疼痛非常剧烈，可能为连续不断的疼痛，但仍具有轻重程度的交替间隔，即在一直疼痛的情况下，有阵发加重的现象。

3. 放散痛（牵涉痛）

疼痛部位不只局限在患牙，而是放散到颌面部、头颈部较广的范围。放散区可以包括患牙在内，也可以不包括患牙。有时上颌牙齿发生牙髓炎，而患者感觉是下颌牙痛；前牙患病，也可能感觉后牙痛。这种特性增加了判断患牙的困难，诊断时应加以注意。研究发现，支配大鼠上、下颌第一磨牙牙髓的神经元在三叉神经节的分布区存在着明显的交叉与重叠现象，并发现大鼠在三叉神经节内有的神经元可主管两个牙齿的感觉。这些事实可能部分地解释牙髓炎时发生放散痛的机制。对294例牙髓炎时的放散痛情况的调查发现，患牙位置与放散痛发生的部位有一定规律性，但也存在着许多重叠现象。不同的牙可有共同的放散区，而不同的放散区又可能来自一个牙齿。全口任何一个牙齿都可以放散到颞部；前牙痛可以放散到后牙，后牙痛也可以放散到前牙。放散痛与患牙疼痛程度有关，牙痛剧烈时，放散区的范围广泛；牙痛减轻时，放散的范围缩小。此外，放散痛是患者的主观感觉，受其主观因素的影响，因此放散痛的部位，只能作为临床诊断时的参考，不能作为临床诊断的依据。大多数患牙放散的部位都牵连另外的牙齿，因此容易造成对患牙的误诊，应当加以注意。除了少数前牙外，一般放散痛不牵连对侧牙颌区域。

4. 温度刺激引起或加重疼痛

牙髓炎时冷、热刺激都可以引起疼痛；若在疼痛发作时接受冷热刺激，则可使疼痛加剧。有些化脓性牙髓炎或部分牙髓坏死的患牙，对热刺激极为敏感，比口腔温度略高的刺激即可引起剧痛，而冷刺激则能缓解疼痛。临床常见有患者自行口含冷水止痛的现象。牙髓炎时疼痛与牙髓腔内压力增高有密切关系，正常牙髓腔内压力约1.3 kPa（10 mmHg）。牙髓炎时，在炎症灶的局部压力增高，若达到2.0 kPa（35 mmHg）时，则炎症为不可逆反应。牙髓炎时，疼痛阈值降低，正常牙齿能耐受的刺激也可以引起疼痛。热刺激使血管扩张，牙髓内的压力增高，压迫神经引起疼痛。热刺激引起牙本质小管中的液体流动即可以引起疼痛。冷刺激引起疼痛是因为冷使釉质收缩，釉质与牙本质膨胀系数的不同，产生不相应的体积改变的效应，激发痛觉神经产生疼痛。当牙髓化脓或部分坏死时，则牙髓周缘的疼痛感受器已不存活，因而冷刺激不引起疼痛，并能使牙髓深部的血管收缩，牙髓内压力降低而缓解疼痛。

（二）诊断

急性牙髓炎时，常常具有典型的疼痛症状，诊断并不困难。但由于存在放散痛，增加了确诊患牙的难度。应仔细分析，反复验证，避免误诊。若按牙髓炎临床诊断的三步骤进行，较易取得确切的诊断。①问诊：问疼痛性质，是否符合自发性痛、阵发性发作、放散痛和温度刺激引起疼痛的规律；②查病源：检查疼痛一侧是否存在有深龋洞及其他能感染牙髓的途径、是否有接受过有刺激性充填材料的患牙、结合病史检查是否有接受过不合理治疗的患牙；③温度试验：对可疑牙进行温度试验（应与对照牙相比），急性牙髓炎的患牙在接受温度试验时，常反应疼痛。一些患牙，牙髓炎症处于晚期时，以热测检查更易获得阳性结果，多表现为迟缓反应性疼痛。

（三）治疗

治疗急性牙髓炎时，首先应采取止痛措施，随即按病情、检查所见等，估计牙髓所处状态，估计炎症的范围，是否有坏死和化脓灶，即炎症属于晚期还是尚属早期。结合患牙部位、患者年龄，选择合适的治疗方法。在没有条件进行完善的治疗时，只能采取应急措施，暂时缓解疼痛。

1. 应急处理

牙髓炎时，由于髓腔内压力增高而引起疼痛，使牙髓腔穿通便可减轻髓腔内压力，摘除牙髓则可以有效地缓解疼痛。具体方法是在局部麻醉下去除龋坏牙本质，开髓揭顶拔髓，并将根管预备到20～25号锉后髓腔封药；如来不及做根管预备，可将冠髓除净，然后在各根管口放置牙髓失活剂，封闭髓腔；如无条件封药，可在开髓后，将浸有镇痛剂（如丁香油酚）的小棉球置于洞中并开放髓腔，如此做法虽可减缓牙髓炎的疼痛，但会使本无感染的根管被复杂的口腔细菌污染而变为感染根管，进而可能影响治疗的预后。如果缺乏开髓设备，可采用针灸、局部麻醉或口服镇痛剂止痛；针刺穴位以患侧平安穴（口角与对耳屏连线的中点）或双侧合谷穴的效果较好。

2. 年轻恒牙的急性牙髓炎

牙齿萌出后2～3年内，牙根尚未形成者，若除去腐质后洞底在近髓处为粉红色，或已有小的露髓孔，感觉极敏感，则可考虑行保存活髓的治疗。龋洞在䝖面者，行盖髓术，盖髓剂以抗生素和激素的合剂为宜。龋洞在邻面或䝖面穿髓孔较大时，则行活髓切断术。年轻恒牙应力求保存活髓，以使牙根继续发育完成。如果穿髓孔处出血暗红，甚至有少量冠髓坏死时（继慢性牙髓炎发展而来），则应行根管治疗术（活髓摘除术）。治疗时应注意保护近根尖处的牙乳头组织，以促使牙根的继续形成。

3. 发育完成的牙齿

可首选根管治疗，无条件者后牙可行牙髓塑化治疗。

三、慢性闭锁性牙髓炎

慢性闭锁性牙髓炎为牙髓病中最常见的一型。

（一）临床表现

慢性闭锁性牙髓炎主要表现为患牙遇温度刺激时疼痛，此种刺激痛有放散到患侧头部、颌面部较广区域的特性，且在刺激除去后疼痛仍持续一段时间。可有自发痛，但不明显，发作也不频繁。一般多为每日下午或夜间，有一次或几次自发性钝痛，持续时间在半小时左右，呈放散痛。有的病例缺乏明确的自发痛史，但多有长期的冷热痛史。

（二）诊断

对于龋齿引起的慢性闭锁性牙髓炎，应在除去龋蚀组织的过程中，注意龋洞的各种表现。当清除洞内的食物残渣及已崩解的龋坏组织后，应仔细查看有无露髓孔。若证实没有露髓孔，则进一步用挖匙除去软化牙本质，若术中见已穿髓，则不论腐质去净与否，都应诊断为慢性闭锁性牙髓炎。若腐质除净仍未露髓，但有自发性痛史；或在除腐质过程中，患者感觉不敏感，近髓处的牙本质颜色较深，叩诊有不适感，都应怀疑为慢性牙髓炎。此时结合温度试验结果，最好用热测，如患牙反应有持续时间较长的疼痛，且有放散特性，则可诊断为慢性闭锁性牙髓炎。有少数病例没有自发性痛和自发性痛史，除净腐质后又未见露髓者，可再根据洞底情况判断牙髓的状态。如果洞底极敏感，在除腐质时患者感觉疼痛，近髓处透出牙髓的粉红色者，多为可复性牙髓炎；如果洞底在近髓处也不敏感时，应仔细鉴别是慢性牙髓炎还是可复性牙髓炎，慢性牙髓炎多有轻微叩痛。如果很难判断时，可行诊断性治疗，即先按可复性牙髓炎治疗方案行间接盖髓术，观察结果，若症状消失，活力反应正常，则可排除慢性闭锁性牙髓炎。

（三）治疗

慢性闭锁性牙髓炎时，牙髓组织内多有范围较大的弥散性病变，甚至可以包括全部牙髓，在全部牙髓中存在小脓灶或坏死灶，炎症的外围区累及根尖周膜，以至叩诊时也有反应。故治疗应以保存患牙为原则，摘除牙髓后采用根管治疗，后牙也可采用牙髓塑化治疗。年轻恒牙应考虑根尖诱导成形术。

四、慢性溃疡性牙髓炎

慢性溃疡性牙髓炎时髓腔与口腔相通，多发生在龋洞较宽大且腐质容易在咀嚼时崩解者；急性牙髓炎行开髓开放处理后未继续做进一步治疗者，也可转化为慢性溃疡性牙髓炎。

（一）临床表现

一般没有自发性疼痛，但可能有自发痛史。主要症状是患牙遇温度刺激时痛，刺激除去后疼痛仍持续一段时间；进食酸、甜食物或食物落入龋洞中，均能引起疼痛。疼痛有放散性特征。若露髓孔小，或牙髓溃疡面的坏死组织增多时，也可以出现自发性钝痛。慢性溃疡性牙髓炎的晚期，根髓也有炎症或变性，有咬合不适感。牙齿外伤折断露髓后，若未经牙髓治疗，也可形成慢性溃疡性牙髓炎，这种情况食物不易附着于溃疡处，只是温度刺激时才引起疼痛。

（二）诊断

慢性溃疡性牙髓炎的诊断较为容易，可根据患牙遇温度刺激时痛，检查时有裸露的穿髓孔，但暴露的牙髓没有增生而诊断。要注意检查那些细微的露髓孔，特别是细小的髓角。若熟悉髓腔形态，并注意检查，则不难发现。慢性溃疡性牙髓炎可划分为早期和晚期，早期者露髓孔处的牙髓极敏感，为鲜红色，叩诊无不适反应；晚期，露髓孔处无血，但探入深部有探痛，有时出血，叩诊有轻微痛。

（三）治疗

对于慢性溃疡性牙髓炎的患牙应行根管治疗，后牙也可行牙髓塑化治疗；对于年轻恒牙则早期用活髓切断术，晚期做根管治疗，但应尽量促使其牙根继续形成。

五、慢性增生性牙髓炎

慢性增生性牙髓炎多发生在青少年患者，龋损发展快并有大的露髓孔。因患牙根尖孔大，血运丰富，牙髓组织局部增殖，突出于露髓孔外，充满龋洞中，形成牙髓息肉。慢性增生性牙髓炎是临床较少见的疾病。

（一）临床表现

慢性增生性牙髓炎多无明显疼痛症状，患者多因牙髓息肉就诊。龋洞内充满息肉，进食时易出血，或有轻微痛；有时对较强的温度刺激反应为钝痛。牙髓息肉是由露髓孔处突出到龋洞内的炎症肉芽组织；息肉大小不一，有的只有小米粒大，大的可充满龋洞，甚至突出洞口。龋洞有宽敞的开口，多只剩下釉质壁。患者长期不用患侧咀嚼，因而患侧多有失用性牙石堆积，伴有龈缘红肿。牙髓息肉内很少有神经，对探诊不敏感，但易出血，因为息肉是含有许多血管的炎症肉芽组织。息肉表面光滑，有上皮覆盖。

（二）诊断

慢性增生性牙髓炎主要根据有大龋洞，洞内有增生的牙髓息肉而做出诊断。在检查息肉时，要仔细查明息肉的来源，若为从露髓孔处突出者，并与邻面的牙龈乳头无联系，则排除牙龈息肉。还要查清髓室底是否有破坏，若有破坏，则要鉴别息肉是与髓底穿通处的牙周膜相连还是与根管口处的根髓相连。若息肉与牙髓组织相连，则诊断为慢性增生性牙髓炎。必要时可借助 X 线检查髓底是否有破坏，以鉴别息肉来源。X 线检查的意义还在于检查髓腔、根管的形态，辨别是否伴有牙内吸收。

（三）治疗

慢性增生性牙髓炎的患牙牙齿组织往往破坏十分严重，难以恢复其外形和功能，并且多伴有严重的牙内吸收，因此大多需要拔除。只有在牙冠破坏尚能修复，也不伴有严重的牙内吸收时，才可考虑保存患牙。可采用根管治疗术，要彻底除去根管内的牙髓组织，并将根管严密充填。

六、逆行性牙髓炎

逆行性牙髓炎的牙髓感染是牙周感染通过根尖孔引起的，牙髓炎症首先开始于根髓。在牙根的根尖 1/3 处，往往存在许多侧支根管，所以在牙周病变尚未完全破坏到牙根尖时，感染也可以通过这些侧支根管引起逆行性牙髓炎。在磨牙髓室底处也有侧支根管，牙周组织破坏到根分叉处，感染也会从这些侧支传入牙髓。这种逆行感染的牙髓炎症往往较为局限，可在局部形成凝固性坏死。若上述的牙髓炎症极为局限，尚未影响牙髓从主根管来的主要血运，且未出现明显的临床症状，可以不加诊断和处理。当根髓的炎症波及大部或全部牙髓时，则会出现急、慢性牙髓炎的症状。

（一）临床表现

逆行性牙髓炎时，患牙有深牙周袋，松动、牙周溢脓，多无龋洞，遇温度刺激时疼痛，刺激除去片刻后，疼痛才逐渐缓解，疼痛有放散特性。有时有自发性痛，处于急性炎症状态时，自发性、阵发性痛发作频繁，可达相当剧烈的程度。患牙多有咬合痛，夜间痛明显。

（二）诊断

逆行性牙髓炎的诊断依据是：①有自发性痛或自发性痛史；②疼痛为阵发性发作，并有放散痛；③检查时见患牙牙龈红肿，有深达根尖或接近根尖的牙周袋；④温度试验引起疼痛。有的多根牙，牙周袋最深的一个牙根的根髓可能坏死，这种情况行温度试验时，可能在深牙周袋一侧的牙面感觉迟钝，或反应微弱，而测试另一牙面时则反应疼痛。

（三）治疗

患逆行性牙髓炎的患牙，有些只在牙根的一侧有牙周破坏，或病变只波及多根牙的一个牙根，这些牙的松动度若不超过 2 度，且不影响修复，可通过牙周牙髓联合治疗保存患牙。若患牙已不宜保留，有严重疼痛，但没有条件即时拔牙时，应当采用应急止痛措施。简便而有效的办法是清洗牙周袋后，在最深的袋内放置浸有樟脑酚类镇痛剂的棉絮。从牙冠部开髓减压止痛的方法是不可取的，因为炎症中心在根髓，只在根髓中压力增高，开放冠髓不能减压，反而对其增加额外的损伤，常常导致更严重的疼痛。牙髓牙周联合治疗主要是对患牙行根管治疗，同时行牙周深刮、调𬌗等牙周综合治疗。必要时可对病变严重的患根进行截根术。

七、残髓炎

经过牙髓治疗的患牙，在根管系统内的残留牙髓发生炎症，称为残髓炎。残髓炎可发生于任何牙髓治疗方法的术后，最常见于干髓术后。治疗后近期或远期均可发生，有的病例在术后数月出现，有的也可以在术后数年发生。此外，活髓切断术失败、牙髓塑化治疗时对所留残髓塑化不全、牙髓塑化治疗时或根管治疗时遗漏根管未摘除牙髓，也未处理根管者，均可继发残髓炎。残髓炎一般发生在后牙，尤以磨牙多见，残留牙髓多在根管较深处。

（一）临床表现

残髓炎的临床表现为牙痛，主要是咬合痛和遇冷热刺激时痛，有不典型的自发性痛。冷热刺激时痛的时间较长，刺激除去片刻后才能缓解，并呈放散特性。有时有较剧烈的自发性痛、夜间痛、发作较频繁的阵发性痛。

（二）诊断

残髓炎的诊断依据是：①有牙髓治疗史；②符合上述临床表现的疼痛症状；③叩诊轻微痛；④强热测验有反应或引起迟缓反应性痛；⑤在前 4 条的基础上除去原治疗时的充填物，探入根管时疼痛。残髓炎时冠髓已被除去，而且只残留有部分根髓，因此行温度试验时必须有强刺激才能测出，在观察反应时，要稍候片刻，因残髓的反应迟缓。

（三）治疗

治疗残髓炎的方法是重新预备根管，彻底除去残髓，再行完善的根管充填。牙髓塑化治疗也是一种有效的治疗方法，要注意将塑化剂导入残髓组织中，直至无探痛。

八、髓石

髓石是牙髓组织发生钙化的结果。由于某种刺激，个别牙髓细胞变性、坏死、钙化，成为钙化中心，在其周围层层沉积钙盐，形成大小不等的髓石。髓石的大小、数目不定，有附着于髓腔壁的，也有游离于髓腔中的。髓石普遍存在于牙髓腔中，但大多数不出现症状，也没有危害，不需要处理。

（一）临床表现

某些含髓石的牙齿，在某种刺激下发生疼痛，症状颇似三叉神经痛。常常为剧烈的阵发性、放散性痛，放散区域与三叉神经分布区域一致；有时表现为偏头痛。疼痛与温度刺激的关系不明显。夜间、日间均可发作，但夜间痛较重。有的病例疼痛与运动有关，常常在患者跑跳时，有随运动节奏的起伏跳痛。

（二）诊断

对有疼痛症状的髓石的诊断依据是：①符合髓石疼痛的临床表现；②温度试验与对照牙相似；③电活力试验反应明显降低或快速反应；④X 线片示髓腔内有阻射的圆球状钙化物，尤其是在近根管口处出现较大的钙化物影像时，更易引起疼痛。临床确诊为髓石引起的疼痛十分困难，有时不得不行诊断性治疗，即进行牙髓治疗后观察效果，疼痛缓解者，可确诊为髓石痛。如症状未缓解，则需进一步检查是否为三叉神经痛。

（三）治疗

在确诊为髓石引起的疼痛后，或需进行诊断性治疗时，首选根管治疗，后牙也可采用牙髓塑化治疗。髓石常造成髓腔形态不规则，术中应结合 X 线片进行操作。游离髓石可用挖匙取出，根髓内的细小髓石也可随拔髓时带出。髓室内附着的髓石可用圆钻磨除，在根管壁附着者，可用根管锉锉除。

九、牙内吸收

牙内吸收临床上多发生于乳牙，恒牙偶有发生。恒牙内吸收多见于活髓切断术后的牙齿、受过外伤的牙齿、再植牙、做过髓腔预备或牙体预备的牙齿及用外科正畸术矫正牙列时手术范围内的牙齿，长时期处于慢性咬合创伤的患牙也有发生内吸收者。慢性增生性牙髓炎常合并根管内吸收。

（一）临床表现

牙内吸收可能缺乏自觉症状。有症状者表现为自发性、阵发性、放散性痛，温度刺激引起疼痛。髓室壁发生内吸收时，室壁逐渐变薄，变为炎症性肉芽组织的牙髓充满于增大的髓腔中，以至牙髓的颜色透过髓腔壁而使牙冠变为粉红色。若内吸收发生在根管壁，则牙冠的颜色没有改变，但有可能造成病理性根折。

（二）诊断

牙内吸收的主要诊断依据为：①上述临床表现；②温度试验敏感；③X 线片示髓腔有对称性不规则的扩大，也可见内吸收的阴影穿通根管壁与牙周膜间隙相通。

（三）治疗

牙内吸收首选根管治疗术，术中应注意彻底除去肉芽性变的牙髓组织，以避免其继续吸收髓腔壁，可在机械方法去除牙髓预备根管后，用 5.25% 次氯酸钠浸泡髓腔；再用热牙胶垂直加压技术充填根管，以达到严密封闭根管的效果。如果髓腔壁吸收过多，甚至有穿通时，易发生病理性根折，应当拔除患牙。

十、牙髓坏死

如果牙髓炎没有得到治疗，其结局是牙髓坏死。牙髓变性也可导致牙髓坏死。有外伤史或正畸治疗史的牙齿常发生牙髓组织退行性变，纤维增多交织成网，细胞变少、变小，发展为渐进性坏死。有的渐进性坏死的牙髓继发感染，合并炎症，产生疼痛。

（一）临床表现

单纯的牙髓坏死一般没有自觉症状。由于牙髓坏死多继发于牙髓炎而来，故多有急、慢性牙髓炎病史，或有外伤史。牙冠变为灰色或黑色。经常能见到深达牙髓的龋洞，并且探入髓腔时没有感觉。牙髓渐进性坏死合并感染时，患牙可有自发性痛、阵发性痛、放散痛。无牙体疾病的患牙可表现为牙体颜色灰黄，光泽变暗。

（二）诊断

牙冠变色，露髓的龋洞探入髓腔时无感觉，温度及电活力测验无反应。无牙体疾病的患牙常可追问出外伤史或牙齿其他治疗史。

（三）治疗

首选根管治疗，后牙也可行牙髓塑化治疗。偶见有患牙变色，无自觉症状，数年前曾有外伤史，经X线检查未见根尖病变时，可暂不加处理。

第三章　牙周组织疾病

第一节　牙龈病

一、概述

牙龈病是指发生在局限于牙龈，不侵犯深层牙周组织的疾病，包括牙龈组织的炎症及全身疾病在牙龈的表现。1999 年，新的分类法将牙龈病分为菌斑引起的牙龈病（如慢性龈炎、青春期龈炎、妊娠期龈炎、药物性牙龈病等）和非菌斑引起的牙龈病（如病毒、真菌等引起的牙龈病、系统疾病在牙龈的表现及遗传性疾病等）。

二、临床表现

（一）慢性龈缘炎

又称边缘性龈炎、单纯性龈炎，病损主要位于游离龈和龈乳头，是牙龈炎中最为常见者。

1. 自觉症状

一般不痛，部分患者有口臭，有牙龈发痒、发胀等不适。就诊的主要原因是刷牙或咬硬物时出血，有时患者可以发现在咬过的食物，或睡醒后在枕巾上可有血渍。

2. 牙龈变化

正常牙龈呈粉红色，患龈缘炎时，游离龈和龈乳头变为深红或暗红色。龈缘变厚，龈乳头变圆钝、肥大。附着龈点彩消失而显光亮。牙龈松软脆弱，缺乏弹性；龈沟加深，牙龈健康时，龈沟深度一般不超过 2 mm。

3. 牙石、牙菌斑聚集

龈缘炎患者的牙颈部，常有大量牙石或软垢堆积。部分患者牙石不多，使用牙菌斑染色剂可显示牙颈部存在大量牙菌斑，刺激牙龈而致病。

（二）青春期龈炎

是指发生于青春期少年的慢性非特异性牙龈炎。男女均可患病，但女性多于男性，一般无自觉症状或有刷牙、咬硬物时出血以及口臭等。青春期龈炎，好发于前牙唇侧的牙龈乳头和龈缘部分，舌侧较少见。唇侧龈缘及龈乳头明显肿胀、呈球状突起，牙龈色暗红或鲜红、牙龈点彩消失，质地软、龈沟加深，探诊易出血。

（三）妊娠期龈炎

本病是女性在妊娠期间，由于女性激素分泌增加，使原有龈炎加重的一种牙龈改变，其病变可于分娩后减轻或消退。患者一般在妊娠前即有不同程度的龈缘炎，从妊娠2～3个月后，开始出现症状，在8个月时达到高峰，分娩后约2个月，可恢复到妊娠前水平，本病可分为妊娠期龈炎和妊娠期龈瘤两种类型。

1. 妊娠期龈炎

发生于个别牙或全口牙龈，以前牙区多见。龈乳头及牙龈边缘呈鲜红色或暗红色，松软而光亮，触之极易出血，牙龈肿胀、肥大明显，龈沟深形成龈袋。主诉症状常为牙龈出血，一般无疼痛，当龈缘有溃疡和假膜时，可有轻度疼痛。

2. 妊娠期龈瘤

发生于单个牙，以下前牙唇侧龈乳头较多见。瘤体呈扁圆形，可向两侧扩展，基底有蒂或无蒂，瘤体色泽鲜红或暗红，质地松软，表面光滑，极易出血，一般无症状，如瘤体较大可妨碍进食。分娩后龈瘤可渐缩小，但须去除局部刺激因素后才能消失，有的则需手术切除。

（四）急性坏死性溃疡性龈炎

本病是指发生在龈缘和龈乳头的急性坏死和炎症。在经济发达的国家本病已不多见，在我国亦渐减少。急性坏死性溃疡性龈炎好发于青壮年，以男性多见。主要表现为龈乳头和边缘龈的坏死，病变多见于前牙。初起龈乳头充血水肿，在其顶端发生坏死性溃疡，上覆有灰白色污秽的坏死物，去除坏死物后，龈乳头中央凹陷，呈火山口状。病变迅速向邻牙扩展，使龈边缘如虫蚀状，坏死区有灰褐色假膜。去除坏死组织，其下为出血面，创口较平，乳头和边缘龈成一直线，如刀切状。患处极易出血，口中有血腥味。局部疼痛明显或有木胀感。一般无明显的全身症状，重者可有低热、乏力、颌下淋巴结胀大、压痛等。

（五）增生性龈炎

系指牙龈组织由于局部因素如牙石或牙菌斑等的刺激而发生的慢性炎症，同时伴有牙龈体积的增大。多见于青少年，好发于前牙唇侧。本病初起表现为牙龈肿胀，呈深红色或暗红色，质地松软，表面光亮，探之易出血，龈缘肥厚，龈乳头呈球状，龈缘呈坚韧的实质肥大，质地较硬而有弹性，此时牙龈的炎症程度可减轻，颜色变浅或接近正常。由于牙龈增生肥厚，缺乏自洁作用，致使牙颈部容易堆积菌斑、牙石和软垢，龈袋内可有脓性分泌物。本病自觉症状较轻，可有牙龈出血、口臭或有局部胀、痒等感觉。

（六）急性龈乳头炎

本病是局限于个别牙间乳头的急性炎症，较为常见。主要表现为龈乳头充血肿胀，探触和吸吮时出血，有自发性的胀痛和明显的探触痛，有时可用明显的自发性痛和中度的冷热刺激痛。局部有时可查到刺激物，牙可有轻度叩痛。

（七）急性多发性龈脓肿

本病是牙龈病中症状较重的一种急性炎症，比较少见。好发于青少年男性，多在身体抵抗力降低时发病，病前多有慢性龈炎史。本病起始多急骤，有疲乏、发热、感冒等前驱症状。病变初期，牙龈乳头充血肿胀、发亮、唾液黏稠，很快出现多个龈乳头的肿胀和跳痛，形成小脓肿伴有剧烈疼痛，数日后脓肿可自行溃破。牙龈以外的口腔黏膜可有充血、水肿。全身可有体温升高、白细胞升高、局部淋巴结肿大、触痛、口臭、大便秘结等。病程较长，脓肿较长，脓肿常此起彼伏。

三、临床表现及诊断

（一）牙龈情况

正常牙龈呈粉红色，边缘菲薄，紧贴在牙颈部，牙龈质地坚韧而富有弹性，探测龈沟时不会出血。牙龈是否有炎症，可观察牙龈色、形、质的变化和探诊是否出血来初步判断。

1. 牙龈色、形、质改变

①颜色的改变：牙龈发炎时牙龈由正常的粉红色变为暗红色或紫红色；②形态的改变：牙龈肿胀、边缘厚钝甚至肥大增生失去原来的正常形态，肥大性龈炎的牙龈可覆盖牙冠的唇面，牙龈呈球状突起；③质地的改变：牙龈组织由于慢性炎症，使原来较有韧性的牙龈组织变的质地松软而失去弹性，探针按压，可见凹陷的压痕。发脆、触之易出血；④自觉症状：一般无明显不适，有时患者自觉牙龈发胀、发痒，在刷牙或进食硬食物时牙龈出血，口腔内有异味等。

2. 龈沟变化

牙龈炎时，龈沟可加深达 3 mm 以上，形成假性牙周袋，龈沟液量可增多，有时还可有龈沟溢脓，探查龈沟时容易出血。

（二）食物嵌塞的检查

食物嵌塞，分为水平型食物嵌塞和垂直型食物嵌塞。水平型食物嵌塞在检查时可发现牙龈萎缩，牙间乳头破坏或消失，以致牙间隙暴露。垂直型食物嵌塞时，患者能指出牙位，检查嵌塞部位，可发现两牙接触关系不正常或不紧密，牙齿咬合面不均匀磨耗等。

（三）X 线片检查

根尖片（牙片）为主或拍曲面断层片，这种 X 线片可以在一张片子上显示全口牙及牙周组织，其清晰程度及精确性不如根尖片，牙龈炎是病变仅局限于牙龈，不侵犯深部牙周组织的疾病。但为了排除深层牙周组织的病变，必要时可采用 X 线片检查。

（四）血液检查

牙龈出血症状比较突出时，应检查白细胞计数与分类、血小板计数、出血时间、凝血时间等，以排除血液疾病。

（五）细菌学检查

细菌和菌斑是牙龈炎最主要的致病因素。对于一些重症患者或用常规疗法效果不佳的患者，可采用细菌学检查，以检测出优势菌后选择敏感药物治疗，从而增加疗效。临床常用的检测方法有细菌培养、涂片检查、免疫学技术等。

四、鉴别诊断

牙龈炎治疗不及时，病变继续发展可破坏深层牙周组织，引起牙周炎。牙周炎临床检查有牙周袋形成，X 线片检查有牙槽骨吸收。而牙龈炎则无牙周袋形成和牙槽骨吸收现象。血液病对于以牙龈出血为主诉，且同时伴有牙龈炎患者，应与某些全身性疾病如血小板减少性紫癜，再生障碍性贫血、白血病等相鉴别。

（一）牙龈肥大

1. 牙龈的颜色

牙龈的色泽由上皮的角化程度、毛细血管的状态和细胞的数量等因素所决定。如增生性龈炎以炎症性肿胀为主，牙龈结缔组织内大量毛细血管增生扩张、高度充血，局部血液循环阻滞，故其牙龈呈深红色或暗红色。而牙龈纤维瘤病的病理学改变的特点是牙龈上皮增厚，上皮钉突增长伸入到结缔组织内，血管较少，有大量胶原纤维增生，其牙龈颜色基本呈粉红色。而妊娠期龈炎的组织学表现为多血管、大量炎症细胞浸润的病理变化，尽管有牙龈上皮增生、上皮钉突伸长，但由于结缔组织内有大量散在分布新生毛细血管扩张充血，牙龈仍呈鲜红或暗红色。又如白血病的牙龈病损是大量未成熟的幼稚白细胞浸润积聚于牙龈组织，虽有血管扩张，但被白细胞栓塞，牙龈多呈苍白色，也可呈暗红色。

2. 牙龈肥大的范围

牙龈肥大首先源自龈缘和牙龈乳头，严重者可波及附着龈。其形态学改变为牙龈缘肥厚、牙龈乳头圆钝，重度者可呈球状、结节状，有时如桑葚状。增生性龈炎时牙龈肥大多局限于牙龈缘和牙龈乳头，可覆盖部分牙面。而牙龈纤维瘤病时牙龈肥大的范围较广，呈弥散性，可累及全口龈缘、牙龈乳头和附着龈，甚至直达膜龈联合处。肥大的牙龈可盖住大部分或整个牙面。妊娠期龈炎本身肥大的程度并不是很重，但有时个别牙龈乳头呈瘤样肥大，临床称之为妊娠期龈瘤。瘤体常呈扁圆形向近、远中扩展，有蒂或无蒂，严重者因瘤体较大而妨碍咬合。Kaposi 肉瘤引起的肥大不仅局限于牙龈，往往还波及口腔其他部位的黏膜。

3. 牙龈的质地

其与细胞水肿、组织液的渗出、结缔组织中胶原纤维的比例等因素有关。当增生性龈炎以炎症和渗出为主时，牙龈质地松软肥大，表面光亮。在白血病的牙龈病损中，结缔组织高度水肿变性，胶原纤维被大量的肿瘤性白细胞所替代，质地呈中等程度的坚硬，若有继发感染则可部分表现较软。妊娠时在女性激素水平增高的作用下，血管通透性增加，导致上皮细胞内、细胞间以及结缔组织的水肿，血管周围的纤维间质水肿。当增生性龈炎以胶原纤维增生为主时，牙龈则是坚韧肥大。药物性牙龈增生特别是牙龈纤维瘤病，其结缔组织内充满致密、粗大的胶原纤维，这是其牙龈致密的病理学基础。

4. 病损表面

牙龈肥大时牙龈上皮表面通常是完整的。但在个别情况下，表面可出现溃疡。如体积巨大的妊娠期龈瘤，严重时龈缘可有溃疡和假膜形成，伴有轻度疼痛。白血病的牙龈病损由于白细胞在血管内形成栓塞，会引起龈坏死，其牙龈缘溃疡和坏死比较常见。Kaposi 肉瘤表面也常伴有溃疡。

（二）药物性牙龈增生

药物性牙龈增生是服用某些药物而引起的牙龈纤维增生和体积增大。服药后牙龈增生者中以男性居多，是女性的 3.3 倍。一般认为增生的程度与口腔卫生状况和原有的炎症程度有明显关系。药物性牙龈增生，多发生在上、下颌前牙区，增生起始于龈乳头和边缘龈，呈小球状突起。继续发展，增大的乳头可相互靠近或相连，盖住部分牙面，甚至全部覆盖牙冠。增生的牙龈，质地坚韧，略有弹性，呈淡粉红色，一般不易出血。但由于牙龈肿大、龈沟加深、缺乏自洁作用，使牙菌斑易于堆积，多数伴有不同程度的牙龈炎症。牙龈呈深红或紫红色，龈边缘部分易于出血。本病的特点是只发生在有牙的部位，无牙区不发病。本病应与牙龈纤维瘤病及增生性龈炎相鉴别。

目前对于药物性牙龈增生，可采取的治疗方法有：严格的口腔卫生措施、牙周基础治疗、停药或换药、服用甲硝唑以及手术治疗。有报道轻症患者不做任何牙周治疗，单纯停药后牙龈增生可减轻，但对于长期增生的病例无效。停药或换药是最有效的治疗方法，但绝大多数情况下，停药是不现实的选择。临床上可接受该方法的患者较少。近来一些研究表明，未停药，单纯进行口腔卫生指导以及彻底的龈上洁治、龈下刮治，经过一段时间的牙周维护治疗后，牙龈增生可大大减轻甚至完全消失。当不能换药且牙周基础治疗无效时，应选择手术切除。传统的牙龈切除术会导致角化龈的丧失，且术后易出血，愈合慢，Pilloni 等建议采用翻瓣术结合 90°龈切的方法。

（三）妊娠期龈炎

女性妊娠期间所发生的牙龈炎称为妊娠期龈炎，它与一般意义上牙龈炎无本质上的差异。1933 年，Ziskin 最早指出牙龈的改变是女性激素水平升高的结果。其发生率为 30%～100%。

妊娠本身不会引起龈炎，女性激素水平的改变增强了牙周组织对菌斑的反应，从而加重了其原有龈炎的严重程度。妊娠的影响通常只局限于牙龈，不会引起牙周附着水平的变化。妊娠第 2 个月就可以出现牙龈的炎症改变，8 个月时达到高峰。其临床表现为牙龈呈深红或鲜红色，肿胀，易出血，牙龈表面光滑，龈乳头圆钝。长期口服激素类避孕药者牙龈也可有类似表现。有时牙龈表现为瘤样肥大。治疗原则为去除一切局部刺激因素，严格的口腔卫生保健指导。若体积过大影响进食，或出血严重者，则应择期手术切除。

（四）遗传性牙龈纤维瘤病

又称特发性或家庭性牙龈纤维瘤病。为牙龈组织的弥散性纤维增生。本病幼儿时期即可发生，最早可见于乳牙萌出后，一般在恒牙萌出之后发病。牙龈增生广泛，可累及全口的龈缘、龈乳头和附着龈，以上颌磨牙腭侧最为严重。增生的牙龈可盖住部分或整个牙冠，牙齿可发生移位。增生的牙龈，色泽正常、质地坚韧、表面光滑、点彩明显、不易出血。

遗传性纤维瘤病在临床上分为结节型和弥散型。结节型为多个牙龈乳头肥大。弥散型表现为牙龈的普遍肥大，较常见。也可分两者的混合表现。组织学表现为上皮增生，上皮钉突伸长。结缔组织内充满大量粗大的胶原纤维束，血管少见。免疫组化染色显示增生结缔组织内以Ⅰ型胶原为主。电镜下增生的结缔组织由大量成纤维细胞和成熟的胶原纤维组成，未发现肌性成纤维细胞。

治疗以手术和激光切除为主，必要时可结合正畸治疗。该病术后易复发。

（五）白血病时的牙龈肥大

常出现在白血病早期，不少患者首先到口腔科就诊。认识白血病的牙龈肥大有利于白血病的早期诊断。白血病临床上分急性与慢性两种。急性白血病可分为急性淋巴细胞白血病和急性非淋巴细胞白血病两大类。急性粒细胞白血病以及急性淋巴细胞的白血病，可表现为牙龈肿大。患者常因牙龈肿胀、出血或坏死、疼痛而首先到口腔科就诊。白血病时的牙龈肥大为进行性，波及牙龈乳头、边缘龈和附着龈。可覆盖部分牙冠。牙龈表现为肿胀、点彩消失、苍白色或深紫色。可伴有牙龈自动出血且不易止住、黏膜出血点、牙龈溃疡坏死、牙痛等症状。

应避免手术切除。白血病有效化疗后牙龈肥大可完全或部分消失。

（六）卡波西肉瘤

卡波西于1872年首次描述了这种多发、非特异性出血性肉瘤。其组织学表现为毛细血管的过度增生、红细胞的溢出和浆细胞、淋巴细胞、中性核白细胞、嗜伊红白细胞的弥散性浸润。男性比较多见。口腔病损常伴有皮肤病损。口腔内上腭部、牙龈和舌部卡波西肉瘤较常见，可发生于无牙处牙槽嵴黏膜。

临床上牙龈表现为红色或紫红色肥大呈结节状，质地松软，边界清楚。有时会波及口腔黏膜或系带。可伴发溃疡而出现疼痛。

治疗方法包括小剂量放疗、激光切除、病损局部化疗等。高活性抗反转录病毒的治疗可大大降低卡波西肉瘤的发生率。

五、治疗

（一）基础治疗

目的是消除致病因素，使炎症减轻到最低程度，并为下一阶段的治疗做准备。基础治疗有洁治术、龈下刮治术和食物嵌塞的治疗等方法。

1. 洁治术

又称龈上洁治术，是用龈上洁治器除去龈上牙石、菌斑和软垢，并磨光牙面，便于清洁，以延迟菌斑和牙石再沉积，使牙龈的炎症消退而康复。洁治术是牙龈炎的主要治疗方法，也是牙周炎治疗的第一步。定期（一般为6～12个月）做洁治是维持牙周健康、预防牙龈炎和牙周炎发生或复发的有效措施。

洁治器械分为超声波洁牙机和手用洁治器两类。目前已普遍使用超声波洁牙机。超声波洁牙是利用超声波振动进行洁治的一种口腔医疗仪器。它与手工操作洁治器相比，具有效率高、速度快、创伤轻、出血少及省时省力等优点。

在使用超声波洁牙机时应注意：①超声洁牙术禁用于置有心脏起搏器的患者，以免因电磁辐射的干扰造成眩晕及心律失常等情况；②对于有肝炎、肺结核等传染病的患者，也不宜使用超声洁牙，以免病原菌随喷雾而污染诊室空气；③在进行超声洁牙术之前，应让患者用抗菌药液含漱，并在术区涂布消毒药液以减少喷雾中细菌的数量，并防止菌血症的发生：④超声洁牙机的工作头，应做到认真消毒，以免引起交叉感染。

2. 龈下刮治术

又称刮治术、根面平整术。是用比较精细的龈下刮治器械刮除肉眼看不到的龈下牙石和牙周袋内壁的炎性肉芽组织的一种方法。牙龈炎时，由于牙龈组织炎性肿胀或增生可使龈沟加深形成龈袋或假性牙周袋。而沉积于龈沟或牙周袋内的根面上的牙石为龈下牙石。龈下刮治术适用于：①在龈袋或牙周袋中查有龈下牙石者；②牙周手术前的常规治疗，以去除局部刺激，减轻炎症，减少术中出血和感染的发生。当龈下牙石多时，需分区、分次进行。因袋内操作会引起不同程度的疼痛，因而有时需要在局部麻醉下进行以达到彻底的目的。刮治术后，牙周组织的愈合与口腔卫生和菌斑控制的好坏有密切关系。因此，患者在术后应积极控制菌斑和保持口腔清洁。

3. 食物嵌塞的治疗

食物嵌塞的方式有水平型食物嵌塞和垂直型食物嵌塞两种。治疗食物嵌塞的方法如下。

（1）选磨法：用选择性磨改牙面的方法，以矫正患牙的咬合面形态来消除食物嵌塞。如重建或调整牙齿的边缘嵴，食物溢出沟，牙尖的生理形态等。此法适用于部分垂直型食物嵌塞的患者。

（2）充填或牙冠的修复：相邻两牙接触区不紧密时，易致食物嵌塞，此时可用充填法或牙冠的修复法来消除食物嵌塞。如牙齿邻面有龋洞时，可用充填法，在充填的同时恢复两牙之间的接触关系。又如邻接区接触不良，但无龋洞而牙又无松动时，可用全冠牙冠套的修复法来恢复邻接区。

（3）拔牙：若下颌第三磨牙向前倾斜而与第二磨牙之间有食物嵌塞时，应拔除第三磨牙。

（4）正畸矫治：青少年牙排列不齐或先天性牙列稀疏等造成食物嵌塞者，做正畸矫治是较好的方法。

（5）修复缺失牙；牙缺失后不及时修复，可使对合牙伸长或使两侧邻牙向缺失部位倾斜，从而致食物嵌塞，因此牙缺失后应及时修复。

（6）对水平型食物嵌塞的治疗较困难，可采用食物嵌塞矫治器治疗，或采用个人卫生处理。上述方法治疗食物嵌塞不一定都能有效。

（二）药物治疗

1. 局部药物治疗

其目的主要在于控制或降低局部细菌和菌斑的致病力，以利于组织的恢复。

漱口液可以短时减少口腔细菌的数量，急性炎症时用 0.12%～0.2%的氯己定溶液，每 2～3 小时漱口 1 次。氯己定液是目前已知效果最确切的防菌斑药物，每天含漱 2 次，每次数分钟，能使菌斑明显减少。牙龈炎患者，清除牙石后含漱效果明显。本药缺点是味苦，长期使用牙齿、舌部着色呈棕色。停药后经洁治可消除色素。1% 过氧化氢液又称过氧化氢，能除臭、去除坏死组织。过氧化氢酸性，对黏膜有一定刺激，长期使用可使牙面脱钙和发生黑毛舌。2% 盐水有消毒、消炎的作用，是最古老也是最方便的消炎漱口剂。复方氯己定含漱液（口泰）能使口腔清爽，消除炎症，杀菌，还有抑制细菌生长和黏附作用。

碘甘油含有碘化钾、碘、甘油和水。具有灭菌消炎、收敛和促进肉芽组织生长的作用。可在洁、刮治后，将药液涂布于龈袋或牙周袋内，因其刺激性小，无不良反应，患者也可在含漱和刷牙之后，自行上药。

碘酚为腐蚀性较强的药物（由口腔科医生使用），含碘和酚，具有较强的防腐消毒作用，可凝固蛋白，腐蚀坏死组织，有消除脓液，减轻疼痛，减少渗出液的作用。适用于有炎性肉芽组织的创面。

2. 全身药物治疗

用于急性龈炎、龈脓肿等。目前认为厌氧菌是牙周病的始动因素。因此采用抗生素治疗有一定疗效。

（1）消炎药物

1）甲硝唑：又名灭滴灵，能有效地杀灭厌氧菌，对牙周病有很好的疗效。甲硝唑与多数常用抗生素无配伍禁忌，不引起菌群失调，不易产生耐药菌株，而且高效、廉价。口服每次 200 mg，每天 3～4 次，连服 3～5 天，无严重副作用，偶有不良反应如恶心、厌食、腹泻、头痛及皮疹等。

2）替硝唑：是继甲硝唑后研制成功的，疗效更高，半衰期长，疗程更短的抗厌氧菌药。口服首日 2 g，以后每次 0.5 g，每天 2 次，连服 3～4 天。

3）罗红霉素：是新一代大环内酯类抗生素，其体内抗菌作用比红霉素强 1～4 倍。口服成人每次 0.15 g，每天 2 次，儿童减量。

（2）改善营养药物：可提高机体修复能力和免疫力，有利于牙周组织的恢复。常用药物有维生素 C、维生素 A 等。

（三）手术治疗

牙龈炎发展到一定阶段，仅靠基础治疗、药物治疗等方法，难以取得满意疗效，需要采用外科手术的方法进行治疗。常用的手术有牙龈切除术。

1. 牙龈切除术的适应证

（1）牙龈组织增生肥大，形成假性牙周袋，其他治疗无效者。

（2）中等深度的牙周袋。

（3）智齿冠周盲袋形成，反复发炎者。

（4）龈瘤。

（5）为便于义齿及冠修复或充填制备洞形，需切牙龈炎。

2. 方法

（1）将牙周记号镊插入牙周袋底形成多个出血点。

（2）用牙龈刀沿多个出血点下方切除牙龈。

（3）切口要呈 45°斜向牙冠方向，1～2 连线为切口。

（4）用牙间乳头刀插入切口切开并除去牙间乳头，切除增生肥大及病变的牙龈组织，从而恢复正常的牙龈形态及龈沟深度。牙龈切除后创面用牙周塞治剂填塞覆盖。

第二节　牙周炎

牙周炎是由牙菌斑中的微生物所引起的牙周支持组织（牙周膜、牙槽骨及牙龈）以及牙骨质的慢性破坏性疾病。大多数病例由牙龈炎发展而来，除了有边缘性龈炎的临床症状外，尚有牙周袋形成及牙槽骨吸收，如不及时治疗，最终导致牙齿松动和被拔除。它是我国成年人丧失牙齿的最主要原因。

一、慢性牙周炎

（一）概述

慢性牙周炎（CP）原名成人牙周炎（AP）或慢性成人牙周炎（CAP）是牙周炎最常见的一型，约占牙周炎患者的 95%，由长期存在的慢性牙龈炎向深部牙周组织扩展而引起，年龄越大，患病率越高，病情也越重。因此早期发现和诊断牙周炎十分重要。

（二）临床表现

1. 侵犯全口多数牙齿，也有少数患者仅发生于一组牙（如前牙）。

2. 牙龈呈现不同程度的炎症，色鲜红或暗红，质地松软，点彩消失，边缘圆钝且不与牙面贴附。也有部分患者牙龈纤维性增生，炎症不明显。

3. 牙周袋形成。牙周袋探诊深度超过 3 mm，且有附着丧失。

4. 牙槽骨有水平型或垂直型吸收。

5. 晚期可出现牙齿松动或移位。

6. 临床症状为刷牙或进食时出血，口内有异味，咀嚼无力或疼痛。

7. 晚期可出现以下伴发症状：①牙齿移位；②食物嵌塞；③继发性创伤；④牙龈退缩，牙根暴露，对温度敏感，易发生根面龋；⑤急性牙周脓肿；⑥逆行性牙髓炎；口臭等。

（三）分型和分度

1. 分型

（1）局限型：全口牙齿中有附着丧失和骨吸收的位点数占总位点数≤30% 者。

（2）广泛型：全口牙齿中有附着丧失和骨吸收的位点数占总位点数＞30% 者。

2. 分度

（1）轻度：牙龈有炎症和探诊出血，牙周袋深度≤4 mm，附着丧失 1～2 mm，X 线片示牙槽骨吸收不超过根长的 1/3。可有口臭。

（2）中度：牙龈有炎症和探诊出血，也可有脓。牙周袋深度≤6 mm，附着丧失 3～5 mm，X 线片示牙槽骨水平型或角型吸收超过根长的 1/3，但不超过根长的 1/2。牙齿可能有轻度松动，多根牙的根分叉区可能有轻度病变。

（3）重度：炎症较明显或发生牙周脓肿。牙周袋＞6 mm，附着丧失≥5 mm，X 线片示牙槽骨吸收超过根长的 1/2，多根牙有根分叉病变，牙多有松动。

（四）辅助检查

拍摄 X 线片及实验室检查。

（五）诊断

一般根据病史、临床表现和检查即可诊断本病。

1. 牙周袋形成，牙龈炎症，牙槽骨吸收，牙齿松动。

2. X 线片。

（六）鉴别诊断

1. 侵袭性牙周炎

发病年龄多为 35 岁以下，菌斑量与牙周破坏程度不一致，快速的骨吸收和附着丧失，牙周袋为骨下袋，常有家族聚集性。

2. 牙龈炎

①牙槽骨未见吸收，无附着丧失；②牙龈炎可逆，组织可恢复正常，牙周炎破坏的支持组织难以完全恢复正常。

（七）治疗

1. 局部治疗

（1）口腔卫生指导，教会患者控制菌斑的方法。

（2）基础治疗：龈上洁治、龈下刮治、根面平整等彻底清除龈上、龈下的菌斑牙石。

（3）建立平衡的咬合关系。牙齿松动移位形成继发性和创伤者，可通过调殆消除咬合干扰，严重者妨碍咬合可通过结扎固定、各种夹板固定减少牙齿动度，有些患者亦可通过正畸治疗来矫正病理性移位的牙齿。

（4）局部的药物治疗：①轻、中度患者根面平整后愈合较好，一般不需使用抗生素；②炎症较重、肉芽组织增生的深牙周袋，刮治后可局部使用复方碘液等消炎收敛药。也可在龈下刮治后在牙周袋内局部放置缓释剂型抗菌药，如甲硝唑、四环素、米诺环素、多西环素、氯己定等。

（5）经上述基础治疗后 2～3 个月仍有 5 mm 以上牙周袋，且牙石难以彻底清除，探诊仍出血，可进行牙周手术，在直视下刮除根面或根分叉处的牙石和不健康的肉芽组织，并修整牙龈和牙槽骨的外形等。

（6）尽早拔除有深牙周袋、过于松动无保留价值的严重患牙，并在拔牙后做永久性修复治疗，包括修复失牙，永久性夹板和食物嵌塞矫治等。

2. 全身治疗

（1）积极治疗并控制全身疾病，帮助患者戒除吸烟等不利于牙周组织愈合的习惯。

（2）药物治疗：重症病例可在局部治疗的同时辅助口服药物，如甲硝唑（每次 200 mg，每天 3～4 次，连续服用 5～7 天为一疗程）、阿莫西林（每次 500 mg，每天 3 次，连续服用 7 天为一疗程）、多西环素（首日每次 100 mg，服用 2 次，以后每次 50 mg，每天 2 次，共服用 1 周）、螺旋霉素（每次口服 200 mg，每天 4 次，连续服用 5～7 天为一疗程）等。

3. 维护期的牙周支持疗法

（1）维持疗效，定期复查、监测及必要的重复治疗。牙周治疗完成后，一般安排 2～3 个月后进行复检、复诊。间隔期的长短取决于患者口腔卫生自身护理能力、牙周病的严重程度以及复诊时的病情，牙周维护在治疗后的头三年特别重要。

（2）保持口腔清洁，长期控制菌斑。

二、侵袭性牙周炎

侵袭性牙周炎（AgP）是一组在临床表现和实验室检查（包括化验和微生物学检查）均与慢性牙周炎有明显区别的牙周炎。它包含了旧分类中的三个类型，即青少年牙周炎（JP）、快速进展性牙周炎（RPP）和青春前期牙周炎（PPP）。一度曾将这三个类型合称为早发性牙周炎（EOP）。旧的命名过分强调发病年龄及疾病进展速度，实际上这类牙周炎虽多发于年轻人，但也可见于成年人。本病一般来说发展较迅猛，但也可转为间歇性的静止期，因此在 1999 年的国际研讨会上建议更名为侵袭性牙周炎。侵袭性牙周炎按其患牙的分布为局限型和广泛型。局限型侵袭性牙周炎（LAgP）相当于过去的局限型青少年牙周炎（LJP）；广泛型侵袭性牙周炎（GAgP）相当于过去的广泛型青少年牙周炎（GJP）和快速进展性牙周炎（RPP）。

（一）青少年牙周炎

1. 概述

本病发生于全身健康的青少年，有一个以上恒牙的牙槽骨快速破坏。牙周破坏的程度与局部刺激物的量不一致。1989 年世界牙周病研讨会将其定名为局限型青少年牙周炎，并归入早发性牙周炎。

2. 病因

（1）特定细菌群：大量的研究表明伴放线杆菌（Aa）是侵袭性牙周炎的主要致病菌。

（2）全身因素：部分患者周缘血的中性多形核粒细胞趋化功能障碍，而且家属中其他成员也有白细胞功能缺陷。

3. 临床表现及诊断

（1）发病年龄在青春期至 25 岁，有人报道女性发病为男性的 3 倍。

（2）牙周组织破坏程度与局部刺激物的量不成比例，即牙石及菌斑量很少，但牙周组织破坏程度重。

（3）切牙和第一恒磨牙最早出现松动，前牙向唇侧远中移位，出现牙间隙。

（4）X 线片显示第一恒磨牙的近、远中垂直性骨吸收（形成弧形），切牙水平吸收，且左右对称。

（5）病程进展较快，早年就开始拔牙、牙齿松动或自行脱落。

（6）多数患者有家庭遗传倾向，同胞兄弟姐妹、孪生子可发生此病，有人认为青少年牙周炎可能是常染色体隐性基因遗传。

（7）大多数青少年牙周炎患者的龈下菌斑中可分离出较高比例的放线共生放线杆菌。

（8）周缘血的中性多形核粒细胞趋化和（或）吞噬功能异常。

4. 治疗原则

（1）特别强调早期、彻底的基础治疗（洁治、根面平整及调𬌗等）及口腔卫生指导。

（2）加强维护期的定期复查，复查间隔期应短，而且要长期追踪及治疗。

（3）配合全身用药，如口服四环素 0.25 g，每天 4 次，连服 2 周或螺旋霉素 0.2 g，每天 4 次，连服 1 周。

（4）当炎症控制、牙周袋变浅后，有些病例可用正畸方法将移位牙复位。

（5）必要时行手术治疗。

（二）快速进展性牙周炎

1. 概述

本型由 Page 等在 1983 年提出。发生于年轻的成年人。部分患者过去有青少年牙周炎史，突然加重，短期内牙周组织迅速破坏，牙齿松动。

2. 病因

菌斑中主要细菌有牙龈卟啉菌、中间型普氏菌、核梭杆菌，患者血清中有高度滴度的抗牙龈类杆菌和放线共生放线杆菌的特异抗体 IgG。大多数患者的中性多形核粒细胞趋化功能低下。

3. 临床表现及诊断

（1）发病年龄为青春期至 35 岁之间。

（2）病变广泛，波及大多数牙，牙槽骨吸收可为垂直型或水平型。

（3）有些患者以前患局限性青少年牙周炎。

（4）有重度而迅速的骨破坏，并同时有牙龈组织的急性炎症表现。牙龈明显红肿，探诊出血。

（5）可有全身症状，如疲乏无力、体重下降、食欲欠佳等。

（6）多数患者中性粒细胞和单核细胞功能缺陷。

4. 治疗原则

（1）局部治疗同慢性成人牙周炎，加强局部基础治疗（包括洁治、根面平整等），局部牙周袋内放置抗生素，牙周手术，使牙周病损由破坏期尽早进入静止期。

（2）全身用药及支持疗法，如口服甲硝唑、螺旋霉素等局部治疗。口服维生素 C、中药均为支持治疗。

（三）青春前期牙周炎

1. 概述

在 1983 年首先报道了 5 例发生在乳牙的牙周炎，从此人们开始认识到乳牙也可发生牙周炎，并作为一种独立的疾病。此型较少见，病因不明，有弥散及局限型之分。

2. 病因

病因不明，有人报道其龈下菌群中有放线共生放线杆菌、中间型类杆菌。

3. 临床表现及诊断

本病初起于乳牙萌出期，可根据临床表现进行分型。

（1）弥散型：①病损波及全部乳牙，甚至恒牙亦受损；②牙龈重度炎症表现，牙龈组织增生，龈缘退缩或龈裂；③牙槽骨迅速吸收破坏，牙齿松动；④周缘血的中性粒细胞及单核细胞功能可有缺陷；⑤常伴有中耳炎及上呼吸道的反复感染，而且对牙周治疗及抗生素治疗反应均欠佳。

（2）局限型：①只侵犯几个乳牙；②牙龈炎症较轻或为中等程度；③有深的牙周袋，局限性骨丧失；④中性粒细胞或单核细胞趋化功能障碍；⑤对治疗的反应较差。

4. 治疗原则

（1）年幼儿童应在家长监督和帮助下控制牙菌斑，注意用软毛牙刷，0.12% 洗必素含漱或擦洗牙颈部来清除菌斑。

（2）仔细而彻底的牙周基础治疗，定期复查且间隔期要短，最好每 2～3 个月复查一次，而且要长期随访。

（3）配合全身应用抗生素。

三、掌跖角化-牙周破坏综合征

（一）概述

本病属于反映全身疾病的牙周炎，较罕见，特点是手掌和脚掌部位的皮肤过度角化和脱屑，牙周组织破坏严重。有些病例可有硬脑膜的异位钙化。

（二）病因

1. 微生物

本病局部菌群类似于慢性牙周炎，可能与螺旋体和伴放线杆菌有关。

2. 常染色体隐性遗传

最近研究表明可能与组织蛋白酶 C 基因的突变有关。

（三）临床表现

1. 皮损及牙周病损常在 4 岁前同时出现。

2. 手掌、足底、膝部及肘部局限性过度角化及鳞屑、皲裂，有多汗或臭汗。

3. 约 1/4 患者易发生其他部位的感染，患儿智力及身体发育正常。

4. 牙周病损表现为深牙周袋，重度炎症，溢脓、口臭，牙槽骨迅速吸收，牙松动移位。5～6 岁时乳牙即脱落，创口愈合正常。恒牙萌出后又发生牙周损坏，10 多岁时即逐个自行脱落或拔除。第三磨牙有可能不受侵犯。

（四）诊断

发病年龄小，典型的皮肤病损和牙周病损。

（五）治疗

本病对常规的牙周治疗效果不佳。治疗原则为拔除严重患牙或受累的恒牙，重复多疗程口服抗生素，同时进行彻底的局部牙周治疗，每 2 周复查和洁治一次，保持良好的口腔卫生，防止新病变发生。

第三节　牙周炎的伴发病变

一、牙周-牙髓联合病变

（一）概述

牙周-牙髓联合病变是指因牙髓病变引起牙周病变，牙周病变引起牙髓病变。牙髓组织和牙周组织在解剖学方面是互相沟通的，在组织发生学方面均来源于中胚叶或外胚叶。牙周炎和牙髓根尖病的发病因素和病理过程虽不完全相同，但牙周袋内和感染的牙髓内都存在以厌氧菌为主的混合感染，它们所引起的炎症和免疫反应有相似之处。因此，两者的感染和病变可以互相影响和扩散，导致联合病变的发生，牙周-牙髓联合病变在临床上并非少见，诊断是要分清原发病变和继发病变往往比较困难。了解两者的相互关系和疾病的相互影响对临床诊断和治疗设计有重要意义。

（二）临床表现

1. 牙髓根尖周病引起牙周病变

（1）牙槽脓肿：根尖周感染急性发作，脓液向牙周组织排出，也称为逆行性牙周炎。脓液或沿牙周膜间隙向龈沟排脓，形成窄而深达根尖的牙周袋，或由根尖周组织穿透牙槽骨到达骨膜下，掀起软组织向龈沟排出，形成较宽而深的牙周袋，但不能探到根尖。

（2）短期内形成深牙周袋排脓，患牙无明显的牙槽骨吸收。

（3）牙髓治疗中或治疗后牙根纵裂引起牙周病变。牙髓活力无或迟钝。与根尖病变相连的牙周骨质破坏，呈烧瓶形，邻牙的牙周基本正常或病变轻微。

2. 牙周病变引起牙髓病变

（1）逆行性牙髓炎：深牙周袋内的细菌、毒素通过根尖孔或侧支根管进入牙髓引起，表现为急性牙髓炎，患牙有深达根尖的牙周袋或严重的牙龈退缩，牙齿松动Ⅱ度以上。

（2）长期存在的牙周病变可引起牙髓的慢性炎症、变性、钙化甚至坏死，牙髓活力迟钝，牙髓病变的程度及发生率与牙周袋的深度成正比。

（3）牙周治疗对牙髓的影响：根面刮治使牙本质小管暴露和牙周袋内用药均可通过侧支根管刺激牙髓，但牙髓多为局限的慢性反应。高浓度的过氧化氢漂白剂也可引起牙髓症状和颈部牙根吸收。

3. 牙周病变与牙髓病变并存。

（三）诊断

1. 牙髓炎引起的牙周病变

（1）患牙有牙髓炎或根尖周炎的既往史或现病史。

（2）牙髓活力无或迟钝。

（3）可探到深而窄的牙周袋，且不易探入，有时也可见深而宽的牙周袋。

（4）X线片显示根尖周区、根分叉处和（或）牙根的一侧有齿槽骨破坏的X线透影区，而其他部位的牙周骨质正常。

2. 牙周炎引起的牙髓病变

（1）患牙为牙周炎并可有反复发生的牙周脓肿史，随后出现温度激惹痛，或自发性痛、咬合痛；

（2）有深牙周袋或牙周袋深达根尖。

（3）患牙有程度不等的松动。

（4）温度测验疼痛或无反应，电活力测验敏感或迟钝。

（5）X线片可见牙槽骨水平或垂直吸收，也可见根分叉的重度病变。

（四）治疗

1. 牙髓病变引起牙周病变的患牙，应尽早进行彻底的牙髓治疗，病程较长者在拔髓和根管内封药后尽快治疗牙周。

2. 牙周病变引起牙髓病变时，牙髓可尚有较好的活力，可先行牙周治疗，必要时行牙周翻瓣术和调𬌗。对牙周袋较深而牙髓活力尚存但已迟钝的牙齿，应同时做牙髓治疗。

3. 若多根牙的一个牙根的深牙周袋引起牙髓炎，且患牙不太松动者，可在根管治疗及牙周炎控制后截除患根。若牙周病变十分严重，不易彻底控制炎症，或患牙过于松动，则可直接拔牙止痛。

4. 口腔卫生指导，定期复查。

二、根分叉病变

（一）概述

根分叉病变是指牙周炎发展到较重的程度后，病变累及多根牙的根分叉区，可发生于任何类型的牙周炎。下颌第一磨牙患病率最高，上颌前磨牙患病率最低。

（二）临床表现

1. Ⅰ度：可探及根分叉外形，但不能水平探入分叉内，牙周袋为骨上袋。X 线片多看不到改变，主要靠临床探诊发现。

2. Ⅱ度：多根牙的一个或一个以上的根分叉区内已有骨吸收，但病变未与对侧相通，水平方向可部分探入分叉区内。X 线片显示分叉区牙周膜增宽，或骨质密度有小范围的降低。

3. Ⅲ度：根分叉区牙槽骨全部吸收，探针水平探入分叉区与另一侧相通，但病变区被牙周袋软组织覆盖未暴露于口腔。X 线片显示病变区可见完全的透影区，垂直型骨吸收。

4. Ⅳ度：根间骨骼完全被破坏，牙龈退缩，病变根分叉完全暴露于口腔。X 线片与Ⅲ度相似。

病变区易发生牙周脓肿及根面龋。

（三）诊断

根据临床表现，如根分叉区深袋、探诊出血、溢脓或发生急性牙周脓肿，结合牙周探诊，弯探针检查根分叉区病变，根分叉探诊、分度及 X 线片所示病变情况，综合分析判定根分叉区病变的程度。当病变使牙根暴露或发生根面龋或牙髓受累时，患牙还可出现对温度敏感直至自发性痛等症状。

（四）治疗

控制菌斑，消除牙周袋，争取牙周组织再生。

1. Ⅰ度：病变彻底的龈下刮治和根面平整，如牙周袋较深且牙槽骨形态不佳者应在根面平整后做翻瓣手术并修整骨外形。

2. Ⅱ度：病变对骨质破坏不太多，根柱较长，牙龈能充分覆盖根分叉开口处的下颌磨牙可行引导性牙周组织再生术；骨质破坏较多，牙龈有退缩，术后难以完全覆盖根分叉区者，可做根向复位瓣手术和骨成形术。

3. Ⅲ度及Ⅳ度病变：翻瓣术、根向复位瓣术或截根术、牙周组织再生术等消除牙周袋，使根分叉区充分暴露，以利菌斑控制。

三、牙周脓肿

（一）概述

牙周脓肿是位于牙周袋壁或深部牙周组织中的局限性化脓性炎症，牙周脓肿并非独立的疾病，而是牙周炎发展到晚期，出现深牙周袋后的一个常见的伴发状况。一般为急性过程，也可有慢性牙周脓肿。发病部位可为个别牙或多个牙，后者称为多发性牙周脓肿。

（二）临床表现

1. 急性牙周脓肿

（1）突然发作，在牙龈上形成卵圆形突起，色红，水肿，表面光亮，待脓液形成并局限后，表面形成脓头，挤压时有脓液流出或从牙周袋中溢出。

（2）脓肿区局限性搏动性疼痛，相应的牙齿伸长感、叩痛、咬合疼及不同程度的松动。

（3）严重者可有全身不适、发热、末梢血白细胞增多、淋巴结肿大。

2. 慢性牙周脓肿

急性牙周脓肿如果排脓不畅可延续为慢性牙周脓肿，也可开始就是慢性过程。

（1）无明显自觉症状，可有咬合钝痛，浮起感，轻度叩痛或叩诊不适。

（2）牙龈上形成窦道，反复流脓，窦道开口于牙龈或黏膜，可能在开口处的周围有肉芽组织或仅为小的开口。

（三）鉴别诊断

1. 牙龈脓肿

龈脓肿仅局限于龈乳头，无附着丧失，只要经过排脓引流很快能愈合；牙周脓肿有深的牙周袋和附着丧失，X 线片可见牙槽骨吸收或者牙齿周围弥散的骨质破坏。

2. 牙槽脓肿

其感染来源多为牙髓病或根尖病，无深的牙周袋和附着丧失，牙髓无活力，脓肿部位接近龈颊沟，疼痛较重，X 线片可见根尖周围有骨质破坏；而牙周脓肿感染来源于牙周袋，一般无龋，牙髓有活力，脓肿局限于牙周袋壁，近龈缘，X 线片牙槽骨嵴有破坏，可有骨下袋。

（四）治疗

原则：急性期止痛，防止感染扩散，引流。

1. 龈上洁治

清除大块牙石，冲洗牙周袋，袋内引入防腐收敛药或抗菌药。

2. 脓肿形成

脓肿形成有波动感时，用尖探针或尖刀片切开脓肿充分引流。用生理盐水冲洗脓腔，涂抗菌防腐药，切勿用过氧化氢溶液冲洗脓腔。切开后数日内，嘱患者用盐水或0.12%氯己定溶液含漱，必要时全身应用抗生素。

3. 慢性牙周脓肿

可在洁治的基础上进行牙周手术，除净根面的菌斑牙石。

四、牙龈退缩

（一）概述

牙龈退缩是指由于不良修复体、刷牙不当、牙周治疗等各种因素引起的牙周组织的退缩。

（二）临床表现

1. 局部或全口龈缘及龈乳头，牙槽骨同时退缩。

2. 牙根暴露，敏感。

3. 食物嵌塞和根面龋。

4. 牙龈可有不同程度的炎症及创伤。

（三）辅助检查

X线检查：牙槽骨有吸收。

（四）诊断

一般根据病史、临床表现及检查即可诊断本病。

（五）治疗

1. 原则防止症状加重。

2. 方案

（1）指导患者改变刷牙习惯，纠正不良修复体，调整咬合力或正畸力量等。

（2）少量均匀龈退缩未出现症状者，无须处理。

（3）有牙根敏感显著者，用氟化钠糊剂或含硝酸钾等成分的制剂局部涂布，或用含氟矿化液含漱。

（4）少数影响美观者，可用侧向转位瓣手术、游离龈瓣移植术、结缔组织瓣移植等手术来覆盖根面；有骨裂开者可用引导性骨再生手术治疗。

第四节　种植体周围病

一、概述

（一）定义

种植体周围病为种植体周围组织的病理改变的统称，包括种植体周围黏膜炎和种植体周围炎。

（二）病因

1. 菌斑微生物

种植体健康位点主要为革兰阳性球菌和杆菌，优势菌多为链球菌和放线菌，炎症位点以革兰阴性厌氧菌为主，如牙龈卟啉单胞菌、中间普氏菌、直形弯曲菌、微小消化链球菌、螺旋体等，也有少量伴放线杆菌。感染失败种植体的龈下细菌与慢性牙周炎相似。

2. 吸烟

吸烟是种植体周围骨丧失有关因素中最为重要的因素之一。吸烟者每年种植体边缘骨丧失为非吸烟者的 2 倍；若吸烟者同时伴口腔卫生不良，其骨丧失量是不吸烟者的 3 倍；吸烟量与骨吸收的程度成正相关关系；种植术前后戒烟者可减少牙槽骨的吸收。

3. 𬌗力因素

（1）过早负载：手术创伤所造成的骨坏死区必须被吸收和被新骨取代之，才能形成骨结合。如果负载过早，种植体松动就会导致纤维包裹种植体，抑制新骨形成和血管长入坏死区。种植体的松动又促使种植材料磨损，产生颗粒状的碎屑和金属离子，又进一步刺激炎症细胞释放细胞因子和酶，改变间质细胞的分化，导致骨吸收和纤维包裹。

（2）过大𬌗力：种植体骨结合后过大的𬌗力是失败的原因之一。过大𬌗力常见于以下情况，种植体的位置或数量不利于𬌗力通过种植体表面合理地分布到牙槽骨；上部修复体未与种植体精确就位；修复体的外形设计不良增加负荷；种植体植入区骨量不足；由于患者功能异常而有严重的咬合问题。

4. 余牙的牙周状况

牙列缺损患者的余留自然牙的龈下菌斑中细菌可移居到种植体，引起种植体周围炎。未经治疗的牙周炎患者种植体失败率高，远期疗效差。

5. 手术技术

所有的手术操作都会损伤宿主组织，损伤的程度决定是骨结合或是纤维结合。

6. 骨的质量

种植体植入骨小梁致密且骨皮质厚的部位（如下颌骨），初期稳定性和骨整合好。颌骨越往后骨皮质越薄，骨小梁越纤细。

7. 全身健康状况

（1）营养状况：术前建立平衡饮食，纠正饮食结构缺陷，是提高种植成功率的有益因素之一。

（2）年龄：随着年龄增长，种植体成功率有可能低于理想状态，对年龄较大者应特别考虑初始加载应力的时间。

（3）糖尿病：糖尿病能改变宿主对创伤的愈合能力。

（4）骨质疏松症、口服避孕药、长期使用皮质激素、抗肿瘤药、酗酒、精神压力等全身因素均不利于种植体的组织愈合。

二、种植性周围黏膜炎

（一）概述

种植体周围黏膜炎的病变局限于牙龈黏膜，不累及骨组织，类似牙龈炎，适当的治疗能使病变逆转。

（二）临床表现

1. 牙龈充血发红、水肿、光亮，质地松软，龈乳头圆钝肥大。

2. 刷牙、咬物或触碰牙龈时出血，探诊出血。

3. 种植体与基台接缝处堆积菌斑或牙石。

4. 龈沟深度超过 3 mm，可达 4～5 mm。

5. 炎症晚期可有溢脓，并会出现疼痛。龈沟液量增加。

（三）辅助检查

X 线片示种植体与牙槽骨结合良好，无任何投影区及牙槽骨的吸收。种植体不松动。

（四）诊断

根据典型的临床表现、X 线片来诊断。

（五）治疗

1. 告知患者如果不清除菌斑会导致种植体周围组织病的进展，甚至种植失败。

2. 用碳纤维器械或塑料器械进行清洁，并用橡皮杯加磨光糊剂进行磨光，但不能用不锈钢器械，以防损伤种植体表面。

3. 检查软组织情况，看是否有足够的角化龈维持种植体周围封闭，如果需增加附着龈的宽度，可行膜龈手术。

三、种植体周围炎

（一）概述

除了软组织炎症外尚有深袋形成及牙槽骨丧失，如不及时治疗会导致种植失败。

（二）临床表现

1. 有种植体周围黏膜炎的临床症状。

2. 附着丧失，探诊深度大于 5 mm。

3. 种植体松动或无松动，早期骨吸收仅累及牙槽嵴顶，根方仍保持骨结合状态，种植体可无松动。

4. 龈黏膜可能出现瘘管。

5. 单纯因创伤原因（如外科创伤、义齿设计不良、负荷过重等），可以只有咬合痛，无感染的相关症状。

（三）辅助检查

1. X 线片

病变区表现为透影区，牙槽骨吸收。

2. 龈下菌斑微生物检查

以革兰阴性厌氧菌为主。

（四）诊断

根据典型的临床表现、X 线片、实验室检查可诊断本病。

（五）治疗

1. 有明显骨丧失，探诊出血和溢脓并伴有种植体周围软组织的增生肿胀者，应先取下基台和修复体，可全身用抗生素 1 周。软组织炎症控制后摄根尖 X 线片检查骨丧失情况。

2. 纠正咬合关系及软组织炎症控制后 1～2 个月，应对患者进行复查，检查软硬组织对治疗的反应和口腔卫生维护情况。如黏膜表现正常，出血和渗出消退，骨水平稳定，复查时间可改为 3 个月 1 次，每 6 个月摄 1 次 X 线片检查骨水平。

3. 如上述治疗后探诊深度和 X 线片骨丧失进一步增加，应手术阻止或修复牙槽骨的丧失。

4. 如骨丧失严重且种植体松动，则种植失败，应去除种植体。

第四章　根尖周围组织疾病

第一节　根尖周炎

一、概述

根尖周组织是牙根尖周围的牙周膜和牙槽骨，都是结缔组织。牙髓组织通过一个或数个窄小的根尖孔与根尖周组织密切联系，若牙髓炎不及时治疗时，牙髓组织大部分或全部坏死，根管内的感染物质通过根尖孔作用于根尖组织，引起局部组织发炎，叫根尖周炎。感染是引起根尖周炎的最常见的原因。当患有深龋时，龋洞内的细菌可致使牙髓发炎。牙髓炎若不及时治疗，可波及根尖周围组织，引起发炎。另外，创伤、化学刺激、免疫学因素也可引起根尖周炎。

乳牙和年轻恒牙患牙髓炎时，由于患牙根尖孔粗大，牙髓组织血运丰富，感染较易扩散，所以在牙髓炎症早期，便可合并急性根尖周炎，急性根尖周炎在一定条件下可以变成慢性根尖周炎，而慢性根尖周炎在机体抵抗力减弱时，又可急性发作。

二、分类及临床表现

根据根尖周病的发展进程，可将其分为急性根尖周炎、急性根尖周脓肿、慢性根尖周炎。

（一）急性根尖周炎的临床表现

多数急性根尖周炎的牙齿患有深龋，但也有无龋齿或其他牙体损害者。炎症的早期，根炎周膜充血、水肿，患牙出现咬合痛，随炎症的加剧，大量的炎症分泌物局限于牙根尖周围，患牙有浮出和伸长感，同时，由于牙周间隙内的压力增高，出现自发性、持续疼痛，疼痛是因牙周膜神经受到炎症刺激而引起，疼痛范围局限于患牙根部，也不放散到邻牙或对颌牙齿，患者能明确指出患牙，用手指扪压根尖区黏膜时，有压痛。

（二）急性根尖周脓肿的临床表现

急性根尖周炎没有得到治疗，炎症继续发展，炎症渗出物及坏死细胞液化后形成脓液，集中在根部，向骨壁薄弱的一侧穿通，形成骨膜下脓肿。脓液达到一定压力时，穿通骨膜达牙龈黏膜下，有时可自行破溃，脓液排出。

急性根尖周脓肿可引起患牙区剧烈持续性跳痛，牙齿明显浮出伸长，不能咀嚼，扪压时疼痛，邻近的牙齿也被波及引起疼痛。一般都有全身反应，如发热，白细胞计数增高等，同时炎症常波及面部的软组织，使颜面肿胀，皮肤发红、发热，开口受限，同侧颌下淋巴结肿大。当已发生骨膜下脓肿时，应当在麻醉下及时切开脓肿，排出脓液，放入纱布或橡皮引流条引流。在治疗患牙的同时，也应给予全身抗感染治疗，使炎症得到及时控制和缓解。

（三）慢性根尖周炎的临床表现

慢性根尖周炎一般没有明显的自觉症状，常常因为咀嚼不适或牙龈起脓包而就诊，慢性根尖周炎系由牙髓炎或急性根尖周炎发展而来，患牙常有牙髓病史，反复肿胀史或牙髓治疗史。

患牙常存在深的龋洞或充填后或其他的牙体硬组织疾患。牙冠变色，失去光泽，深洞内探诊无反应，牙髓活力测验无反应，当根尖部炎症通过骨质扩散到牙龈时，可在患牙的牙龈处看见瘘管的开口，叩诊患牙可出现不适感或无反应，X 线片可见根尖部有密度减低区，这是由于根尖牙槽骨被破坏所致。

三、治疗

根尖炎同牙髓治疗一样，消除炎症，尽量保存患牙，恢复其咀嚼功能，所不同的是患根尖周炎时，牙髓已坏死，同时炎症波及根尖周组织，所以治疗时不能采用保存活髓的方法或干髓术，只能采用塑化术和根管治疗的方法，必要时拔除患牙。

当急性根尖周炎发作时，要开髓治疗，开通髓腔引流通道穿通根尖孔，使根尖渗出物及脓液通过根管得以引流，以缓解根尖部的压力，使疼痛减轻，开髓后，髓腔内放入一个棉球，引流 2～3 天，待急性炎症消退后，再做常规治疗。

当急性根尖周炎发展至骨膜下或黏膜下脓肿时，应在局部麻醉下切开排脓，并在切口内放入橡皮引流条一根，每天更换，直至无脓为止。对于根管外伤和化学药物刺激引起的根尖周炎，应去除刺激物，反复冲洗根管，重新封药，或封无菌棉捻。如果根管充填超充引起根尖周类，经用药治疗，观察效果不佳者，应去除充填物，封药安抚，以后重新充填。根尖周炎的治疗一般要给予抗生素或止痛药，也可以局部封闭、理疗及针灸止痛。

（一）根管治疗

根管治疗是治疗牙髓病和根尖病最常见的方法。根管治疗就是将炎症或坏死的牙髓完全除去，用根管扩大针把根管壁上的感染变软的牙本质去除干净，并扩大根管，即医学上称为根管预备。经封药消炎，使根管内无菌化后，严密充填。根管充填后，可防止根管内的感染物质继续向根尖扩散，也可使病变的根尖周组织恢复正常。根管治疗特别适用于前牙，当后牙牙冠缺损多，也应选择一个较粗大的根管做根管充填，以便桩冠修复。

当牙髓或根尖有炎症时，首先要在牙上钻洞开髓，抽出炎症牙髓，上药安抚，2～3天后，进行根管预备，封药根管消毒。当根尖无叩痛或叩诊无不适感，根管清洁无渗出物，棉尖干燥、无色无臭，自觉咀嚼功能恢复正常时，即可进行根管充填，但当根管内分泌物多时，常常需增加封药次数。

根管治疗适合于各种牙髓病、慢性根尖周炎。根管治疗操作复杂，费时费力，常常选择单根管牙和多根管的年轻恒牙。目前随着理论逐渐完善，器械、材料的改进及其他治疗方法的发展，选择做根管治疗牙病的范围越来越广，如成人后牙常规做一个根管的根管治疗，以备牙冠缺损严重时打桩做修复治疗，患者有严重的系统性疾病不能拔牙时，可将残根做根管治疗后，再做覆盖义齿，当根尖周炎伴牙周炎时，牙槽骨吸收，牙齿松动，过去须拔除，而现在通过根管治疗和牙周联合治疗仍可保存患牙，根尖周炎引起牙龈瘘管时，做根管治疗术是众所周知的，目前，对根尖周炎引起的皮肤瘘管，采取根管治疗术同样有效。

牙髓的不可逆性炎症发生时，细菌经由各种感染渠道进入牙髓系统，组织的炎症从局部的浆液性炎症发展成全部的化脓性炎症坏死，细菌通过根尖孔扩散，导致根尖周围组织的炎症渗出、水肿和破坏，这一病理过程由于根管治疗术的介入而被中断。从病因学的角度分析，造成根管治疗失败的诸多原因可归纳为两大类：第一类是微生物性病因。当根管治疗没能有效地阻止细菌的扩散或者短期内出现了再污染。病程从中断的部位继续发展，那就标志着治疗失败了。由此也可解释为什么感染的根管治疗成功率要低于非感染根管。第二类是非微生物性病因。主要存在于高质量的根管治疗之后仍然发生失败的病例。本文的目的，是从第一类因素入手，讨论如何通过改善根管治疗的各个环节，尤其详细分析了治疗操作过程的环节，来改善治疗质量，提高根管治疗成功率。其中有一部分涉及质量评定的标准。第二类因素的分析不包括在本文论述之列。对于根管治疗术，不论是传统观念中的三大步骤：根管预备、根管消毒和根管充填，还是现代观念中所提倡的大锥度、侧方加压或垂直加压等，单从治疗操作过程来说，实际上首先是一个外科清创的过程，因此，根管系统彻底地被清洁非常关键，应该被视为整个治疗过程的基础。在此之后的根管充填术中，在用充填材料封闭根管系统时，封闭的严密性又是一个关键。任何影响到这两个关键步骤的操作，都将很大程度地关系到根管治疗的质量。根管治疗的长期疗效同样依赖根管的非感染状态，所以某些导致根管再污染的原因会增加失败风险。每一次根管治疗都是一次临床操作的手术过程，这个过程中的每一个细节都会对手术的质量有着或大或小的影响，从而影响治疗成功率。

1. 直接影响彻底清洁的因素

清洁的目的是彻底清除根管内容物，包括残髓组织、牙本质碎屑、感染松解的牙本质表层及可能有的唾液、龋腐残屑、暂封物碎屑等。清洁最主要是依靠化学药物的荡洗。此外，器械的进出、切割和提拉也起到一定的机械辅助作用。在这一过程中，直接影响彻底清洁的因素如下。

（1）工作长度不准确：很显然一个短于实际长度的工作长度必定会导致根管不能被完全清洁。对于怎样确定工作长度，传统的方法是通过测量 X 线片显示的根尖段长度减去 1 mm 来得到，现代的手段是借助根管长度电测仪来寻找和确认牙本质-牙骨质界。在实际操作中，不能仅仅依靠某一种方法，而是主张将 X 线片和电测仪结合起来，以得到最准确的数值。

（2）器械预备根管成形不到位：根管的形状对清洁的效率和效果有着关键的作用。成形的目的是去除髓腔侧壁和根管口的阻力，建立到达根管的直通道；将根管冠中 2/3 部分扩锉增粗到足够锥度，并且锥度变化均匀一致，建立进入根尖部位的直通道。显然，一个有着粗大开口并且直线进出的根管，比一个细小弯曲的根管更利于冲洗液的分布和回流。从理论上讲，根管越粗，开口越大。锥度越大，越能达到我们希望的目的，但是无限制的过度扩大增粗是十分错误和危险的，会损害根壁的抗折断力和牙根强度。保持平衡才是成功之道。对于在器械预备成形中发生的一些不测，如断针、穿孔、台阶和根尖拉开等，如果没有影响原始根管系统的清洁和成形，就不会直接导致治疗失败；如果妨碍了对原始根管的清洁和成形，甚至使之变成不可能，尤其是发生在一个牙髓坏死的感染根管内，就会大大增加失败的概率。

（3）选择的冲洗药物未能达到预期效果：冲洗的药物应有较强消毒杀菌功能且流动性较好。3%～5% 的次氯酸钠有很强的溶解有机物的能力，是很好的选择。有实验证明：5.25% 的次氯酸钠溶液，能在 20～30 分钟内完全溶解一个完整的新鲜牙髓，加温到 60℃时，溶解力显著增强。但是次氯酸钠溶液因为缺少抑制根管内厌氧菌的作用，所以建议要配合使用 5% 的盐酸氯己定溶液交替冲洗，作为弥补。此外，氯胺 T 钠和 3% 过氧化氢溶液都是不错的选择，若选用生理盐水则无法达预期的目的。

（4）冲洗的方法和工具不利：对于冲洗的工具，除了常用的冲洗器之外，超声根管锉的效果非常好。超声根管锉最开始是作为根管预备的工具被广泛推广使用。但此器械不宜用于根管预备，倒是其独特的机械振荡清洁功能，在临床使用中效果显著。实际工作中，如果受条件所限，则应尽量选择较细针头的冲洗器，反复大量冲洗。通过增加冲洗量和冲洗次数，并辅助以手用根管锉或棉捻、纸捻进行根管荡洗，以期做到尽可能彻底的清洁。

2. 直接影响严密充填的因素

（1）根管预备的好坏决定了根充的好坏：在影响根充质量的因素中，最重要的是根管预备的质量。如果根管成形不到位，器械预备后根管没有具备良好的形态，会直接妨碍充填材料被加压致密，根管清洁不到位，尤其是根充前若未能有效地去除根管壁上的牙本质玷污层，会大大影响根充材料与根管壁的密切结合，直接减弱根充的封闭性。

（2）选择合适的根充材料：选择适宜的材料也是个重要的因素。国内已经有条件使用进口成品糊剂的，在使用前要根据说明，充分了解产品主要成分、添加成分、性能、硬固时间、允许工作时间以及与刺激性、安全性有关的信息。有些仍然在使用传统的氧化锌糊剂的，则应当注意糊剂不要过于稀薄，那样会强度不够，体积收缩过大，并且充填时容易卷入空气形成空隙。此外，碘仿糊剂已经被证明其中的碘会被吸收留下空隙，影响封闭，建议不要再继续使用了。

（3）准确的工作长度：准确的工作长度对完善的根管预备必不可少，同样对高质量根管充填也有着至关重要的作用。因为欠填和超充都会大大降低根管治疗的成功率。欠填的发生主要是由于工作长度不够，或者由于根管预备的成形和清洁不良，根尖区牙本质泥未被完全清除所导致。造成超充最直接的原因是，预备根尖区时过渡切割，根尖狭窄部被破坏，失去了足够的根尖抵抗，这使得超充的发生不可避免。

（4）选择适宜的根充方法：关于选择哪一种根充方法，理论上讲，没有单纯的侧方加压或垂直加压，根充时施加的任何一次压力都被分解为垂直向分力和水平向分力，同时起到垂直加压和侧方加压的效果，所以无论选择哪一种方法都能够完成一例完美的高质量的根管充填。术者需要熟知每种方法的适应证，熟练掌握操作技术，明白何种情况下应该选择何种相应的根充方法。

3. 根管再感染问题

在导致根管治疗失败的诸多因素中，根管再感染是一项很重要的因素，并且容易被临床医生所忽视。从打开牙髓，开始髓腔预备到完成根管充填，再进行牙体修复，术者应该始终具备防止根管感染和再感染的意识以及相应的措施。

首先，使用橡皮障是很重要的手段。它能有效地避免在手术过程中，口腔环境对根管系统的再污染。当然，使用橡皮障的好处远远不止这一点还可预防器械落入口腔甚至误吞误吸，保护邻近软组织，避免被不慎划伤或被药物灼伤等，在此不做赘述。如果受条件所限，不能做到每一次根管治疗都在橡皮障的保护下进行。那么也许把注意力放在力所能及的事情上会更有实际意义。在开始根管治疗时，前期要做的是彻底去除所有龋腐质。这样的要求有两个含义：第一，在接触到根管口之前，牙冠上的任何地方都不能还有龋腐质存在，哪怕是与开髓孔没有直接关系，距离很远的部位；第二，做根管治疗，同时保留原有的充填体或全冠修复体，这种做法不应当受到鼓励。

其次，通常认为根尖 4 mm 的充填封闭是根管充填术的关键。但这并不是说可以忽略对根管上段的严密充填。根管上段充填物内部有空隙，或根充物与根管壁不密和，或由于根管桩修复体破坏了封闭，很容易发生根管再污染。从而增加了根管同时，牙冠充填物或暂封物的封闭性不佳也会导致根管的再污染。牙齿长期处于口腔唾液环境中，目前任何材料任何技术都不可能从根本上避免修复体微渗漏问题，根管时刻受着再污染的威胁。术者在根管治疗后牙体修复设计时，必须充分考虑选择适宜的修复时机、修复材料和修复技术，有效地防范，减少发生根管再感染的概率。

4. 影响根管治疗成功率的其他间接因素

根管治疗术可以说是一次手工操作过程，手术实施者和接受者的心理状态、情绪和精神状态无疑是影响技术发挥的关键。手术不是由一个人单独完成，从术前准备到术中的配合以及相关的医辅条件，其中的任何一个细节都能通过对医者心智形成干扰，从而影响治疗水平。这些细节包括医护配合的协调性，四手操作能达到何种程度，X 线根尖片技术水平，患者做拍片检查是否便捷，患者术前是否有足够的心理准备，时间和经济方面能不能全力配合，甚至诊室的布局格调，设备器械的摆放是不是方便取用等。这类细节若处理不好，造成的后果可能会很严重，在决策的时候，都不要认为是无关紧要的，往往大的失误就来自看似无关紧要的细节。

长期以来我们在评估根管治疗术的质量时，主要取决于最后根管充填的结果。就是说，根据对根充恰填、欠填或超填的判断，来确定根管治疗的质量。现在看来，这种评估的标准和方法过于片面和简单。首先，恰填、欠填或超填的描述反映的是根充的深度，根管充填的质量除了对根充深度的评估；还应包括对根管粗度、锥度、预备后形态等方面的评估；再者，根管充填术只是根管治疗术中的一个小环节，除此之外的每一个环节和细节都会对治疗的结果产生影响，对根管治疗的质量评估，应该着眼于对整个治疗过程做全面地衡量。对此我们已经在 3 年前，总结出一套比较全面科学的而且是非常实用的根充术后即刻评估标准，不仅作为专业评估标准应用于临床，并且成为医院医疗质量监控的一部分。用科学的评估标准判定根管充填的质量是第一步，更多的是要注意治疗过程中所应用的器械、设备，材料和药物是否科学有效，所选择的术式、方法是否恰当，以及所有与临床操作有关系的各个细节的设置，至少不要有碍于医者医疗水平的发挥，这样才能对一次根管治疗的质量做全面、科学而准确地评价。

在长期的临床实践中，我们切身体会到，要想提高根管治疗成功率，应该把握以下一些要点：①得到准确的工作长度；②根管预备达到一定的形态标准；③使用有效的工具和方法，选择适当的药物，彻底清洁根管系统；④选择适当的根充方法和材料，达到尽可能严密的封闭；⑤根管治疗之后及时制作优良修复体进行牙体修复；⑥使用橡皮障有助于提高治疗成功率；⑦注意与诊疗工作相关的一切细节，涉及医生和患者、设备和材料等各方面，这些都会直接或间接地影响到临床治疗的质量。

（二）寻找根管口的方法

临床上，多根管牙若因某些原因，寻找根管口有困难时，除了应用牙齿髓腔解剖形态的知识外，还可结合使用下列方法来帮助寻找根管口。

1. 多根管牙常因增龄性变化或修复性牙本质的沉积，或髓石，或髓腔钙化，或根管形态变异等情况，而使根管口不易查找时，可借助于牙齿的三维立体解剖形态，从各个方向和位置来理解和看牙髓腔的解剖形态；并采用多种角度投照法所拍摄的 X 线片来了解和指出牙根和根管的数目、形状、位置、方向和弯曲情况；牙根对牙冠的关系；牙根及根管解剖形态的各种可能的变异情况等。

2. 除去磨牙髓腔内牙颈部位的遮拦根管口的牙本质领圈，以便充分暴露髓室底的根管口。

3. 采用能溶解和除去髓腔内坏死组织的根管冲洗剂，以彻底清理髓室后，根管口就很可能被察觉出来。

4. 探测根管口时，应注意选择髓室底较暗处并且覆盖在牙骨质上方的牙本质和修复性牙本质上进行彻底地探查。另外，还应注意按照根管的方向进行探查。

5. 髓室底有几条发育沟，都与根管的开口方向有关，即沿髓室底的发育沟移行到根管口。所以应用非常锐利的根管探针沿着发育沟搔刮，可望打开较紧的根管口。

6. 当已经指出一个根管时，可估计其余根管的可能位置，必要时可用小球钻在其根管可能或预期所在的发育沟部位除去少量牙本质，然后使用锐利探针试图刺穿任何钙化区，以指出根管口除去牙颈部的牙本质领圈以暴露根管口的位置。注意钻磨发育沟时不要过分地加深或磨平发育沟，以免失去这些自然标志而向侧方磨削或穿刺根分叉区。

7. 在髓室底涂碘酊，然后用稍干的酒精棉球擦过髓底以去碘，着色较深的部位常为根管口或发育沟。

8. 使用光导纤维诊断仪的光源透照颊舌侧牙冠部之硬组织，光线通过牙釉质和牙本质进入髓腔，可以看到根管口是个黑点；而将光源从软组织靠近牙根突出处进行透照，光线通过软组织、牙骨质和牙本质进入髓腔，则显示出根管口比附近之髓底部要亮些。

（三）塑化治疗

牙髓塑化治疗是指将根管内部分牙髓抽出，不必进行扩大根管等复杂的操作步骤，将配制好的塑化液注入根管内，与牙髓组织聚合一体，达到消除病原刺激物的作用。

牙髓塑化是利用处于液态尚未聚合的塑料，将其注入根管内，当其聚合前，可渗透到残存的牙髓组织及根管的感染物质中，和这些物质一起聚合。残存的牙髓组织及感染物质塑化后，在一定时间内，成为对人体无害的物质，对防止和治疗根尖周病起了一定的作用。它与传统的根管治疗不同点在于根管治疗是采用彻底取出病原刺激物的方式，塑化治疗则不需彻底取出，而将这些有害物质固定，包埋于根管中而达到消除病原刺激的目的。

牙髓塑化治疗不需做根管预备及根管换药，复诊次数要比根管治疗少得多。一般情况下，牙髓炎患者初诊时封入“杀神经”药物，再次复诊就可揭髓顶，拔除部分根髓后，向根管内导入塑化液，完成塑化治疗。根尖周炎患者首诊时，一般就可揭髓顶，拔除部分根髓，窝洞内放入药物棉球开放 2～3 天后，冲洗根管，封入另一种根管消毒的药物，再次复诊时即可做塑化治疗。

塑化治疗同根管治疗一样，是用于治疗牙髓病和根尖病的重要方法，由于使用的塑化剂的理化性能，使其选择原适应证有自己的范围。成年人根尖孔已完全形成的恒磨牙，若患有牙髓病和根尖病时，可考虑塑化治疗。尤其是根管细小弯曲的患牙及根管器械意外折断于根管内时，采用塑化治疗可以显示出根管治疗所不及的优势。但有些牙病，如根尖狭窄部已破坏的牙，完全钙化不通的根管，准备进行桩冠修复的患牙或根管就不能做塑化治疗。

塑化治疗术的成功条件：①塑化液应具有强大的杀菌作用；②塑化液能够渗透到感

染的根管组织中；③塑化液与感染组织共聚形成无害物质；④固化后的塑化剂封闭根管系统。

四、牙髓外科

当前，根管治疗的适应证逐渐扩大，许多过去不能治疗的患牙，现在大部分可以保留了。但还有一部分病例仅用根管治疗术难以治愈，必须辅以外科手术，这种由两种方法结合起来的保存患牙的治疗技术，就是牙髓外科。通过牙髓外科手术，大大提高了保存患牙的成功率，缩短了疗程。主要包括以下方面。

（1）建立外科引流通道，如根尖周开窗术和切开引流术。

（2）根尖手术，如根尖刮治术、根尖切除术、根尖倒充术。

（3）牙根外科手术，如截根术、牙根刮治术、牙半切术等。

（4）根管内折断器械取出术。

（5）髓腔修补术。

（6）根管内、骨内植桩术。

（7）牙再植术。

（8）根尖外露修补术。

五、牙瘘的形成与治疗

有的人牙龈上有一个小瘘管，经常溢脓，我们把它叫作牙龈瘘管，俗称牙瘘。一般是由根尖周炎引起的，患根尖周炎时，牙髓坏死，根尖周组织化脓，牙槽骨破坏，脓液沿破坏牙槽骨流至牙龈处，使牙龈破坏即成瘘管，有的牙瘘是由牙周脓肿发展来的，它多在靠近牙颈部的牙龈上。有的是由颌创伤性根尖周炎和医源性牙病引起的。

由慢性根尖周炎引起的牙瘘，可只做牙髓治疗，有效去除病因，牙瘘即可痊愈，而牙髓牙周联合病的患牙，因病因复杂，除进行牙髓治疗外，还要进行牙周治疗，对牙周袋及瘘管进行搔制、冲洗、上药，必要时可进行手术治疗，切除患病根尖及所形成的瘘管，去除病因，促进愈合，由颌创伤引起的要进行适当调颌消除致病因子。

六、抗生素在治疗根尖周炎中的应用

根尖周炎大多是由龋洞发展成牙髓炎，继而牙髓坏死，炎症波及根尖周组织，产生剧烈疼痛。在治疗过程中，使用抗生素是非常必要的，但仅使用抗生素是不行的，抗生素只消除炎症而不能去除髓腔内的病灶，且疗效缓慢。牙根位于牙槽骨中，当根尖有炎症时，炎性分泌物不易排出，刺激牙周膜神经产生剧烈疼痛。只有开髓后去除坏死的牙髓，通畅根管，建立引流，才能缓解症状，同时全身应用抗生素，根管内局部换药，才能达到消除根尖周炎症的目的。

根管治疗时要经过根管预备、消毒、充填等许多步骤。炎症坏死的牙髓有大量细菌，而医生的操作有时不能达到完全无菌，所以当进行根管预备时，器械不慎超出根尖孔或根管冲洗时将坏死物质推出根尖孔，可造成根尖的炎性反应及牙龈肿胀，在根管预备及充填后应口服抗生素，以预防和控制炎症。

在根管换药过程中，常用的药物有醛、酚和抗生素，用于根管消毒的抗生素有金霉素、多西环素、土霉素、甲硝唑等，用盐水、丁香油酚等调料拌成糊剂应用，可有效杀灭根管内细菌，达到消炎消毒的作用。

七、牙髓炎与根尖周炎的区别

牙髓炎大多由龋病引起，发展到一定程度时，可变为根尖周炎，二者有密切的联系。一般来说，牙髓炎疼痛发作时为自发性、阵发性疼痛，并且疼痛常常向头部放射，患者常不能指明患牙。根尖周炎则表现为持续性痛，以咬合痛为主，牙齿有明显的浮出和伸长感，能指明患牙，牙髓炎时牙髓有活力，冷、热刺激能引起疼痛或疼痛加重，而患根尖周炎时牙髓神经大多已坏死，对冷、热刺激无反应。医生做检查时，用探针探入患牙髓炎的龋洞时，一般会感到疼痛或敏感，而根尖周炎的患牙探诊时常无感觉。当叩击患牙时，牙髓炎的患牙出现轻度叩痛或无反应，而根尖周炎叩痛明显。X 线片上，根尖周炎的根尖周围有密度减低区，而牙髓炎的根尖周围无明显异常表现。

八、有效清除和控制感染是治愈牙髓及根尖周病的关键

有效清除与控制根管系统的感染物质是牙髓与根尖周病得以治愈的关键，不同的时期，不同的地区，人们曾尝试过多种不同的治疗方法，但所遵循的原则都基于上述认识，即清除感染物质或使感染物质无害化。

（一）微生物是牙髓与根尖周病的病原

牙髓的原发性感染物质主要来自龋损中的杂菌感染，牙周组织的感染也可以通过根尖孔或其他牙髓牙周交通支感染牙髓，但所占比例很小。口腔中的微生物还可以通过其他途径如外伤导致的牙硬组织破损、裂纹感染牙髓，或通过各种原因暴露的牙本质小管感染牙髓。另外，微生物也可能通过血运感染牙髓。

（二）清除感染源

由于根管系统的复杂性和同时要考虑对机体的保护，清理根管系统感染的工作是一项十分细致和复杂的工作，在根管治疗过程中占有举足轻重的位置。清除感染亦即清创，在根管治疗的步骤中又称为根管预备。根管预备实际上是包括根管清洗和根管成形两部分。两个部分的核心是最大限度的有效去除感染物质，为有效的封闭根管系统做准备，同时要最大限度地控制感染物质的扩散、保护正常的组织。

（三）无害化的理念

牙髓治疗中考虑对感染物质的无害化处理时，不能忽略的是对无害化处理的效果和可能持续的时间进行评价，尤其不能忽略对残留物质和药物可能的远期危害进行评价。

在理论上，利用药物在体内达到长期控制感染物质的目的是不可取的。一种药物很难同时具备有效的抗感染作用和机体生物相容性，完全不对机体产生负面影响。由此看来，有效的最大限度地清除感染物质加上有效的封闭根管系统的无效腔，是目前理想的治疗牙髓及根尖周病的方法。

达到完好的根管充填，需要使材料进入所有的根管空隙。良好的根管预备是完善根管充填的前提。同时，根充材料的流动性、稳定性、生物相容性必须符合相关的要求。目前最常用的根充材料仍然是牙胶。如果采用加温加压的方法，会使材料更容易进入根管空隙，更好地与根管组织贴合，达到更好的封闭效果。

（四）牙髓治疗过程中的感染控制

鉴于牙髓根尖周病的病原学特征，在牙髓治疗中，应该尽可能做到以下几点。

（1）不使根管系统现有的杂菌感染扩散，包括不将感染物质推出根尖狭窄部。

（2）不增加新的感染，包括不增加根管内细菌感染的类型。

（3）清理和消除已有的感染物质。

（4）封闭清理过的根管系统，防止再感染或感染复发。

（5）及时有效的修复已经进行了牙髓治疗的患牙，防止冠部微生物的渗漏。

对上述五条的全面理解是决定治疗成功的重要方面。目前存在于我国牙髓病临床实践中的许多问题均来自对这些问题理解或重视的不够。

九、细而弯曲根管预备技巧

（一）术前术中术后拍摄清晰不同角度的牙片（推荐数字化牙片）

根尖片可观察堵塞部位，深度，可能的根管弯曲方向等。术中术后的根尖片可以检查是否侧穿或可能形成侧穿，可以不断调整预备的方向。当然，数字化牙片主要是方便，可以进行一些调整图像明暗等的操作，普通的胶片大多数情况还是比数字片清晰的。胶片多次拍片成本比较高，而且洗片花时间（即使现在自动洗片系统也要 5 分钟以上）。由于 X 线片仅能反映二维重叠图像，当切削方向向颊侧或舌侧偏移时则不易判断，以不同角度的拍片可以帮助解决此类问题。

（二）根管口预备要充分

用 15 号、20 号锉，对于钙化细小堵塞根管，用 8 号、10 号锉，还有根管探针，在 15 号找不到或者不确定时是有帮助的。

开髓孔预备要充分，开髓之前一定去净龋坏组织、无基釉和松动的充填体等，尽可能形成根尖 1/3 的直线通路，避免器械进入根管时的冠部障碍，这点非常重要。可先采用逐步深入根管锉预备法进行根管上端的预备，使 K 锉能尽可能直的进入到堵塞部位。另外，G.G.钻对拉开根管口和髓腔侧壁以形成“直线通路”是很好的办法。这样向下预备的时候就 K 锉的工作部分就不是堵塞部上方的根管侧壁或者开髓孔侧壁。对于细小的弯曲根管“直线通路”是很有意义的（另外“直线通路”发现下切牙的唇舌向双根管，以及根管充填都是很有帮助的）。

（三）好的完备的扩大器械

一定要有好的手用扩大锉，“好的”简单说就是质量好，比较新的，设计的合理，适合自己手感，号码要齐全，对于细小弯曲或者堵塞根管，小号器械特别重要，要备有15号以下器械。最好从6号、8号、10～140号都有。还要注意器械会折旧，金属疲劳，要检查器械有无折断、解螺纹等，损了旧了，不好用了就扔了，不要到器械断根管里了才后悔。

堵塞细小的根管，可以反复使用小号的锉通畅根管。15号无法扩通的根管，试着使用10号或者8号的扩大锉，你会发现其中相当一部分可以扩通，如果你之前只用15号以上的话。好的完备的器械对细小弯曲根管的预备作用太大了。在使用根管锉的时候，了解各种根管锉正确的使用方法也是很重要的，哪些器械用作提拉，哪些用作旋转，限制旋转多少度，根管锉上要蘸根管润滑剂。另外，注意使用中的一些问题，例如，根管锉再次进入根管应清洁；根管锉不可跳号；反复使用小号的锉通畅根管，根管锉不可过度旋转或用力；预备根管一定要在湿润的条件下进行等。

（四）扩大锉的预弯

小号扩大锉+尖端3～4 mm一定的预弯，这点对预备弯曲根管很有帮助，预弯10号或8号锉或扩大器通过堵塞处，K锉尖端3～4 mm弯成30°～45°，直的扩大锉可能与根管的解剖方向不一致，或者较大号（15号或者更大号）的器械已经在侧壁预备出一个小台阶，有时会发现有卡住的感觉，这样一般是很有希望的。预弯小号器械能通过堵塞部，可以以2～3 mm小距离提拉，把弯曲（可能是肩台）处扩顺畅，然后就采用逐步深入根管锉预备法，15号能进去一般就没问题了。锉的尖端蘸上含EDTA的根管润滑剂有明显帮助。镍钛锉弹性很好，就不用预弯了。

（五）关于镍钛器械

镍钛锉对细小（非堵塞）根管的预备也是比较有用的，某种意义上讲，镍钛器械最大的贡献是：用于后牙弯曲根管的预备和提高根管预备的效率，以及更好的根管成型（Pro Taper成型好，配合06锥度的非标准牙胶尖存填，效率高）。通常使用的机用的有Pro File，Pro Taper、Hero642镍钛机动根管锉等。Pro Taper应该可以算是Pro File的升级产品。另外手用Pro Taper也很好用，值得推广。Profile尖端圆钝，无切削力，能引导器械进入根管，能有效防止侧穿和根管偏移，Pro Taper尖端做了改良，具有一定的切削力，应该算是在两方面都有帮助。另外Hero642是设计最简单的一种镍钛机动根管锉，一般根管仅需要3根车针。

第二节　牙痛的原因及治疗

牙齿是受感觉非常灵敏的三叉神经支配的，牙体组织和牙周组织的任何部分发生损伤或炎症，都可能引起疼痛。牙痛是口腔科疾病最常见的症状，是诊断许多口腔疾病的重要依据。

一、牙本质过敏症

1. 一般情况

牙本质过敏症即俗称的“倒牙”。由于牙齿过度磨耗或者龋坏（蛀牙）等原因，牙齿最外层坚硬的牙釉质（珐琅质）被破坏，内层敏感的牙本质外露，当用冷水漱口或进食冷、热、酸、甜等食物时，就会因牙髓神经受到刺激而产生难受的酸痛感。久而久之，则会出现牙髓充血，并进而发展为牙髓炎、牙髓坏死、根尖周炎等病症，给患者带来极大的痛苦。

2. 治疗

对牙本质过敏症应进行积极的治疗。首先，可采用专用药物或激光进行脱敏。如果牙齿有龋坏或其他缺损，还需及时加以修补。如果缺损范围较大，修补效果不佳，则可采用全冠进行保护。如果所有这些方法都无法解决问题，最后可将部分或全部牙髓失活，进行牙髓治疗或根管治疗。

二、牙髓炎

1. 一般情况

牙髓炎多由牙齿龋坏发展而来。由于牙髓处于硬组织包围之中，有了炎症后，牙髓充血、渗出，压力明显增高，又无处扩散，因而患牙出现一阵阵剧烈难忍的疼痛，晚上平卧时更痛得厉害，常常导致彻夜难眠。进冷热食物可使疼痛加剧。牙髓炎疼痛常常放散到其他部位，患者有时不能指明患牙，需要医生借助各种手段才能准确定位。

2. 治疗

急性期的治疗原则是迅速止痛，方法是在局部麻醉下，开放髓腔，引流减压，疼痛可立即缓解。由于牙髓腔的特殊解剖结构，牙髓炎一般是不可逆的，待症状明显减轻后，应进行彻底的牙髓治疗或根管治疗。对于损坏范围过大，无保留价值的患牙，应尽早拔除。总之，不仅要治牙痛，而且要治牙病。

三、牙根尖周围炎

1. 一般情况

牙髓炎若不及时治疗，继续发展，蔓延到牙根尖周围的组织，便可在此发生较严重的炎症。开始时牙齿有胀痛、伸长的感觉，逐渐发展到不敢触碰，持续跳痛，有时牙齿附近的牙龈与面部还会肿胀、出脓。

2. 治疗

急性期的治疗：一是要止痛，行根管开放排脓或软组织切开引流处理，可同时应用止痛药物。二是要消炎，口服或注射抗生素。急性期过后，应及时进行彻底的根管治疗，以防止炎症再度急性发作并消除病灶。

四、牙周炎

1. 一般情况

即牙周组织发生的炎症，其特征是牙龈经常出血，反复肿痛、流脓，还有口味腥臭，牙面污垢与结石存留等。牙周炎晚期，由于牙槽骨广泛吸收，导致牙齿松动，咀嚼无力，使患者无法正常进食。牙周炎是造成牙齿脱落的主要原因。患有牙周炎的牙齿还可成为慢性感染病灶，有时会导致心内膜炎、风湿热、肾炎等全身性疾病的发生。

2. 治疗

牙周炎属口腔难治疾病之一，有时甚至无法控制其发展，不可避免地导致牙齿脱落。关键是要早发现、早诊断、早治疗。治疗大都是综合性的，包括牙周洁治、药物应用、牙周手术、甲板暂时或永久固定等。对于松动度过大的晚期牙周炎患牙，已无保留价值，应及时拔除，以免形成病灶，祸及全身。

五、智齿冠周炎

1. 一般情况

即下颌最后一颗大牙（第三磨牙，俗称智齿）在长出过程中受阻时，其周围软组织发生的炎症。初发时仅感下颌后牙局部肿胀、疼痛，不敢咀嚼。严重时疼痛剧烈并可向耳颞部放散，甚至出现张口和吞咽困难，同时伴有发热、无力、食欲减退等全身症状。

2. 治疗

急性期以抗感染和对症治疗为主，如止痛、局部冲洗上药、全身应用抗生素等。如果智齿冠周形成脓肿，应及时切开引流。对反复发作且无保留价值的智齿应予拔除。

六、其他原因所致的牙痛

牙痛不一定表明牙齿有病，一些其他疾病也可表现出牙痛。

（一）三叉神经痛

其特点为锐痛，突然发作，程度剧烈并沿三叉神经分布放散，与急性牙髓炎类似，易误诊。但三叉神经痛有疼痛触发点即“扳机点”，疼痛时间较短暂，每次持续数秒至 1～2 分钟，一般不超过 5 分钟，而且很少在夜间发作。

（二）急性上颌窦炎

上颌后牙的根尖邻近上颌窦底，分布于上颌后牙牙髓的神经在进入根尖孔前要经过上颌窦侧壁和窦底。因此，上颌窦内的感染常引起上颌后牙的牙髓神经痛，还可放射到头面部，易被误诊为牙髓炎。

（三）某些全身性疾病

可能引起牙痛的全身性疾病有关节炎、疟疾、流感、伤寒、糖尿病、月经痛、妊娠期、绝经期、子宫或卵巢摘除后、心脏神经官能症、癔症等。另外，心绞痛可反射至颌骨或牙齿，患者往往先到口腔科就诊。

（四）某些特殊环境引起的牙痛

常见的有两种，一是航空性牙痛，二是潜水性牙痛。这类患者牙髓往往处于充血状态或慢性炎症，在平常生活环境中不出现症状，但在特殊环境中，由于气压的改变而引起牙痛。所以说，牙痛的原因很多，大部分是由牙病引起的，还有一部分是牙齿以外的原因造成的。我们不能轻易下结论，要仔细区分以免误诊，查明原因，有针对性地进行治疗。

第三节　现代根管治疗概念

根管治疗术是治疗口腔科常见疾病“牙髓和根尖周病”的最根本和最有效的方法。20 世纪 80 年代以来，根管治疗术已逐步发展为理论系统完善、操作步骤规范、器械设备标准化及疗效恒定的一种保存患牙的治疗方法。近 20 多年来，根管治疗术的医学科学基础研究、根管预备器械和预备方法、根管充填材料和方法，以及显微根管治疗技术等均有明显进步，根管治疗的成功率可达 95% 左右，而且明显扩大了牙齿保存的范围，也为修复技术的进步奠定了基础。近十几年来，现代根管治疗在国内的研究和应用逐步推广，但在临床应用、根管治疗的完善程度和长期疗效方面仍有许多问题值得商讨。

一、现代根管治疗的原理及其医学科学基础

根管治疗术的原理是通过清创、化学和机械预备彻底除去根管内感染源，并严密充填根管以促进根尖周病变的愈合或防止发生根尖周病变。

为了能达到“彻底消灭根管内感染源”和“严密充填根管，防止再感染”的目的，许多学者进行大量的医学科学的基础研究，与根管治疗技术有关的研究简要归纳如下。

（一）根管内微生物学研究

随着厌氧菌培养和厌氧菌分析鉴定技术的进步，已确定厌氧菌是感染根管内的优势菌，约占 2/3 以上；厌氧菌中以革兰阴性菌最多，如产黑色素类杆菌群、不产黑色素类杆菌群和梭杆菌属等。根管治疗的主要任务就是去除根管内的感染源。虽然根管内细菌培养阴性已不作为根管充填前的常规检查。但从根管治疗效果来看，根管预备后细菌培养阴性者的成功率高于阳性者。当患根尖炎的感染根管经过化学和机械预备后，根管内残留的细菌 85% 是革兰阳性菌，偶见革兰阴性厌氧菌。根管治疗期间急症的发生率为 1.5%～22.0%，原因包括不完善的根管预备、感染物挤出根尖孔及根管内氧化还原电位的变化致使兼性厌氧菌数量急剧增多。有研究表明，根管治疗失败伴有根尖透射区的患牙，根管内细菌培养分离最多的是专性厌氧菌（42.6%）。与根管内微生物相关的研究还包括根管内冲洗剂和消毒剂的大量研究。上述研究结果均表明，根管内感染源的控制是根管治疗成功的首要条件。

（二）根管系统类型的研究

Vertucci 根据根管和根尖孔的分布将根管类型分为Ⅲ类 8 分类；岳保利和吴友农根据中国人 1769 个透明恒牙标本描述了各牙位错综复杂的根管解剖形态，并按根管口和根尖孔的分布将根管系统分为 7 型；上颌磨牙近中颊第二根管自 1925 年首次报道以来有关文献颇多，由于研究方法不同，近中颊根第二根管（MB2）的检出率为 38.0%～95.2%。下颌第二磨牙“C”型根管的发生率文献报道不一，国内报道为 15.8%～45.5%，并有详细的分型。不同根管类型的预备和充填方法均有其特殊性，因此上述研究资料对提高根管治疗的质量起了重要作用。

（三）有关根管壁玷污层的研究

玷污层是指根管预备时压贴在根管壁上的由细菌、坏死组织及扩锉下来的牙本质碎屑组成的混合物。玷污层厚度约 2～5μm，可贴附在牙本质表面，也可能深入到牙本质小管内。玷污层的存在可以阻止或延迟消毒剂对牙本质小管中细菌的作用，妨碍根充材料与根管壁的渗透和紧密贴合；玷污层可以是根管治疗过程中或充填后微生物生长和定植的底物，也可以是微渗漏的通道。因此，关于去除玷污层的化学制剂、根管预备方法和充填技术有大量的研究报道。现代根管治疗术中，根管预备后根管壁玷污层的情况已成为评定根管预备器械、冲洗液和预备方法优劣的重要指标之一。

（四）根管充填后微渗漏的研究

现代根管治疗学认为，根管系统的三维严密充填是根管治疗成功与否的关键因素。根管充填后存在的微渗漏使微生物及其代谢产物再次进入根尖周组织，约 60% 的失败病例是由于根尖区不完全封闭所致。因此，研究微渗漏方法与根管充填质量的研究密切相关。体外研究微渗漏的方法很多，包括示踪剂浸润法、示踪剂透过法、电化学技术、电镜观察和液压技术。与其他研究方法比较，由 Pashley 等提出，经 Wu 等改进的流体输送模型可以对根管微渗漏进行连续和动态的观察，定量准确，但需要一定的设备。国外学者推荐的葡萄糖定量分析模型方法简便，定量灵敏，已引起了许多学者的重视。目前，根管充填后微渗漏的检测是评定各类根管充填材料、器械和充填技术对根管封闭效果优劣的重要指标。

（五）毒理学、组织学和分子生物学等方面的研究

当研究新的药物和材料是否可以用于根管治疗术时，根尖周组织的生物相容性是最基本的一个评价指标。有关口腔根管治疗生物材料鉴定的国际标准规定在用于人体之前，必须通过严格的毒性测验和动物实验鉴定，以保证根管治疗所用的药物和材料具有良好的生物相容性。分子生物学的研究又进一步为根管治疗材料的优良生物性能提供了科学依据。近20 年来对氢氧化钙制剂的大量研究结果奠定了其在根管治疗术中应用的重要地位。

二、根管治疗适应证范围的扩大

随着根管治疗技术和器械的进步，只要患牙有保留的价值，患者同意选择，根管治疗无牙位的限制，全口牙齿均可进行完善的根管治疗；也没有年龄的限制，只要患者有适当的开口度。机用旋转 NiTi 预备器械的广泛应用，使磨牙的根管预备变得相对容易，对患者开口度的要求有所降低。弯曲钙化根管治疗的成功率与正常根管治疗成功率相近，90% 以上的钙化根管能够成功扩通和预备，由于显微根管治疗技术和超声根管治疗技术的应用与推广，根管内折断器械及堵塞物的取出率明显提高，使得非手术根管再治疗成为可能。

三、无菌观念的加强

（一）橡皮障的应用

根管治疗要求手术区域和周围均处在无菌环境中。口腔内和周围环境微生物对根管的污染会影响根管治疗的效果，导致根管治疗的最终失败。橡皮障的使用是标准根管治疗的必要步骤，不可缺少。橡皮障具有以下作用：隔离治疗牙齿，获得干燥、清洁和无菌的治疗区；预防患者的误吸；避免软组织受伤；有效隔湿防止唾液进入术区。

（二）约诊间严密封药的意义

开髓孔的严密暂封是防止微生物再次污染根管系统的关键步骤之一，它的重要性一直未受到临床医生的足够重视。根管治疗约诊之间和根管充填后都应进行严密的暂封，而且暂封的时间不宜过长，一般不应超过 4 周。体外研究表明，根充后髓腔暴露于唾液中几天，唾液能渗入到根管全长的 33%～85%。这种微渗漏可能是根管治疗失败的重要原因之一。暂封材料至少应具备良好的严密的边缘封闭作用；能阻止细菌和液体的通透，能在数分钟内硬固；能形成良好的固位，具有一定的抗压强度，承受咀嚼压力；操作方便。临床应用的暂封材料种类较多。最常用氧化锌丁香油水门汀，暂封厚度应不少于 3.5 mm。双封技术是 Grossman 建议采用的方法，内层放入牙胶，外层放上水门汀。由

于 ZOE 的抗压强度较差，牙胶能增加 ZOE 的抗压强度；在去除 ZOE 时，牙胶的存在也能防止水门汀碎屑进入根管。

（三）冠部封闭的重要性

冠部修复体或充填体是完善的根管治疗的必要步骤。如果没有良好的冠部修复体将影响根管治疗的远期疗效。一些研究证实，X 线上可见修复体（充填体）边缘不密合或继发龋的病例，其根尖病变明显高于修复体完好组；充填物下有垫底层比无垫底层根尖病变率低；银汞充填比树脂充填的根尖病变率低。而且，全冠修复能显著延长根管治疗后牙齿的寿命。

四、根管治疗方法的进步

（一）根管预备方法的进步

1. 根管预备的时机

应该在急性炎症控制后进行。

2. 开髓孔和髓腔预备的要求

去除全部髓顶；开髓孔的壁应与根管的根尖 1/3 成直线，器械与冠部根管壁无阻力；使暂封药固位良好；提供冲洗液存流的空间，获得良好的寻找根管口的视线和细小器械进入的通道。对于弯曲钙化根管开髓孔应尽可能取得便利型，有时甚至需要牺牲更多的牙体组织。

3. 根管工作长度的确定

临床上，医生不能看到牙齿的根尖部，不能直接确定根管长度，需要采用各种不同的手段或几种手段相结合的方法，确定临床工作长度。理想的工作长度测量方法应具备下列条件：适应于不同的牙髓状况和根管内容物；能快速准确地确定根尖狭窄处；能不停地监测和确定工作长度的变化；医生和患者舒适；放射量小；费用较低。目前为止，没有任何一种方法能完全达到理想方法的要求。要获得高度准确的工作长度，应将几种不同的方法结合起来，特别是在测定根管工作长度有困难或有疑问的病例。最常用的方法为：X 线法，电测法和手感法。纸捻法和根尖牙周膜敏感法也有人采用。将 X 线诊断丝照相与电测法结合是临床上最常用和相对准确的方法。

4. 根管预备的基本原则

根尖 1/3 预备之前一定要有准确的工作长度；根管预备时一定保持根管湿润，保证足够的冲洗；根管锉不可跳号，1 根管锉应做适当的预弯；预备后的根管为连续锥状；保持根管原始的解剖形态；根尖孔位置不变；根尖狭窄处直径越小越好，避免在急性炎症期做根管预备。

5. 根管预备器械的进步

根管治疗的进步很大一方面受到材料和器械发展的影响。近年来，根管预备器械在材料、锥度、手用器械与旋转器械等方面有很大的进步。

1958 年以前，根管预备器械分为 1～6 号，没有统一的规则和规格，多采用碳钢材料。1976 年确定了根管预备器械的国际标准，锥度为 0.02 mm/mm。2002 年根管预备器械最新修订标准为：器械从 6～160 号，以尖端的直径确定号数，锥度为 0.02 mm/mm，材料多为不锈钢。最近，大锥度根管预备器械的出现，0.04、0.06 及 0.08 锥度能形成更好的根管冠部的扩展，材料多为 NiTi 合金。与大锥度相反，0.02 锥度的半号锉用于极细小根管的预备。机用根管预备系统能明显提高临床工作效率并减低医生的疲劳程度。M_4 手机使用不锈钢根管锉在较直的根管内效果良好，但在弯曲根管内会造成肩台、根管拉直、侧穿或人造根管。NiTi 机用预备系统由于 NiTi 合金的超弹性和记忆性，有利于沿根管原始形态预备；但应避免 NiTi 合金的疲劳或使用方法不当，防止器械折断，并及时更换器械。

（二）根管冲洗的原则

根管冲洗是根管预备过程的重要环节之一，对根管治疗成败起关键作用。根管冲洗主要目的：去除根管内容物，溶解组织，破坏和杀灭病原微生物，润滑作用，去除玷污层，避免被推向深部或出根尖孔。根管冲洗的三重含义：根管冲洗液量要足够，每次冲洗液量应在 1～2 mL 以上；次数要足够，每次换锉均应冲洗；冲洗的深度要足够，冲洗器应能疏松地进入根管的 2/3 或离根尖狭窄处 4～6 mm。

随着根管消毒液和冲洗液以及超声预备系统的进步，现在可以使用超声根管荡洗。

玷污层去除及乙二胺四乙酸的使用：超声根管预备成型效果不十分明显，但超声根管荡洗去除根管壁玷污层的作用非常显著。超声根管荡洗与 NaOCl 结合效果更好。螯合剂如 EDTA、REDTA、EDTAC 等，其中的活性成分是 15% EDTA，研究已证实 15% EDTA 与 5.25% 次氯酸钠交替冲洗根管能有效去除根管壁的玷污层。此外，含 EDTA 和过氧化脲的糊状混合物，如 RC-Prep、Glyoxide、Glyde 等是良好的根管润滑剂，在预备钙化和弯曲根管的初始阶段有明显的辅助作用。

（三）根管内封药的意义

根管内封药消毒曾被认为是根管治疗的重要步骤。很长一段时间，许多学者强调两次复诊之间，根管内封药消毒是根管治疗成功的重要因素。现在的研究证实，目前根管消毒药物难以使根管内达到完全无菌；而且，根管内完全无菌也不是根管充填的必要前提。因此，根管消毒不能忽视，但也不能过分强调完全无菌。药物性能应具备持久的、较强的杀菌作用，对根尖周无刺激，无全身性的不良反应，无耐药性，使用方便等。根管消毒药物如酚类（cmCP）、醛类（FC）在杀菌的同时，都有一定的不良反应。氢氧化钙的强 pH 值具有很好的抑菌性，能够降解细菌的内毒素，同时能降低根尖周的炎症，诱导根尖周组织的愈合，使得氢氧化钙类根管内封药临床应用更广泛。根管预备时，荡洗的液体也具有一定的杀菌作用。氢氧化钙制剂是目前根管内封药的最常用药物，有糊状或与牙胶混合做成牙胶尖状。

氢氧化钙糊剂的表面最好放一小棉球，然后再放暂封材料，以便于氢氧化钙的取出。

封药时间为 1 周。对于活髓牙，在充分的根管预备和荡洗后也可不封药，只封干棉球。FC、CP 应用于根管内封药逐渐减少。

（四）根管充填方法的进步

严密的根管系统的三维充填是根管治疗成功的关键。不论根尖状况如何，超填和差填都是不适当的，恰填是良好根管充填的标准。认为超填比差填好缺乏科学根据。根充物应以牙胶为主，根充糊剂为辅，采用相应的侧压法或垂直加压法，使根充物致密。单纯用糊剂，特别是可吸收的碘仿类糊剂治疗恒牙是错误的，银尖法也已被淘汰。单牙胶根管充填也难以获得良好的三维封闭，已少用。在良好的根管预备的基础上，目前最常用的方法为：侧压法包括冷侧压和热侧压、垂直加压法；热牙胶技术如 Obtura 2、Uitrafil 3 D、Thermafil 等。

（五）显微镜的应用

显微镜能够提供良好的视野，放大倍数为 3～26 倍，便于精细操作，扩大了根管治疗的范围，并提高了疑难根管的治疗成功率，显微镜在根管治疗中的主要应用有寻找钙化根管、打通钙化桥、寻找和去除再治疗根管的内容物、修补各种穿孔、取出根管内异物及显微根尖手术等。

五、根管治疗与知情同意

随着人们生活水平的提高，患者在要求获得高质量的口腔科服务的同时，也更加关注自己的权利。由于根管治疗的复杂性，出现意外的可能性较大，术前详细的临床检查和 X 线分析，将可能发生的问题及预后告知患者，并要求患者在知情同意书上签字是十分必要的。患者的投诉主要包括：诊断错误、检查不完善（如无术前 X 线片）、病历记录不全面、开髓牙位错误、使用材料不当（如可吸收糊剂用于恒牙）、根管穿孔、器械折断、误吞（未用橡皮障）、过度超填或欠填、下唇麻木等。对于复杂和特殊病例，如复杂的多根管、根管分叉、细小钙化根管、堵塞根管（根管内异物）、弯曲根管、牙齿错位、畸形牙、有严重全身疾病的患者和智力障碍的患者，有条件时应转诊给根管专家治疗。知情同意书至少应包括治疗的方法、步骤、术中术后反应及预后、可能出现的意外、其他可选择的治疗方法、不治疗的后果以及治疗所需的时间和费用等。由于医疗纠纷和诉讼逐年增加，医生应该在更加谨慎和认真地提供医疗服务的同时，有义务让患者对自己的患病情况和治疗效果充分理解，有思想准备与医务人员共同面对治疗过程中出现的并发症及其他问题。

六、现代根管充填技术

（一）冷牙胶侧向加压充填技术

1. 选择侧向加压器

侧向加压器应能无阻力地插入至距工作长度 1～2 mm。

2. 试尖

根管充填前需进行试尖，并拍 X 线片确认。

3. 涂根管封闭剂

将封闭剂均匀地涂布到根管壁上。

4. 放置主尖

将选定的主牙胶尖蘸取根管封闭剂缓慢插至工作长度。

5. 侧向加压

将选定的侧向加压器紧贴主尖缓慢旋转插入至距工作长度 1～2 mm 处，放置 15 秒以上，旋转 180°后退出侧向加压器；沿形成的空隙插入副牙胶尖，如此反复操作直至整个根管充填紧密。

6. 垂直加压

用烧热的挖匙将多余的牙胶从根管口切断去除，选用合适的垂直加压器对根管口软化牙胶垂直加压。

（二）热牙胶垂直加压充填技术

1967 年，Schilder 提出热牙胶垂直充填技术，他的观点主要是以最少的封闭剂和最大量的牙胶三维充填根管，包括侧支根管和副根管。

将根管预备成连续的锥形并彻底清理后进行试主牙胶尖，这是根管治疗成功与否的关键步骤。首先通过 X 线片确定根尖终点的位置，主牙胶尖在根管内达到这个长度，并在根尖区应当有“紧缩感”，使主牙胶尖与根管尽可能密贴，然后切除牙胶尖端 0.5～1.0 mm。对于初学者而言，通常切除的太多了。有学者报道，热牙胶垂直充填技术的应用，有超过 40% 的牙根表现出不止一个根尖孔，只要时间准确、正确，很少会发生欠填或超填的现象，当然如果发生上述现象最好重新预备根管。

根充前要选择好垂直加压器，大号垂直加压器用于根上 1/3 充填，中号垂直加压器用于根中 1/3 充填，小号垂直加压器用于根尖 1/3 充填，根管充填一般用 3/4 个加压器，加压器上每隔 5 mm 有一个凹槽标记，有利于操作过程中，控制好加压深度。

使用这项技术时，需要有器械对牙胶进行加热，现在应用的是一种电加热器，其特点是可以自助加热。作者推荐使用 Kerr 公司的根管封闭剂，它的特点是凝固时间短，收缩小，最近经过改进后的商品名叫作 EWT。下面详细介绍热牙胶垂直充填技术的详细步骤。

（1）干燥根管，确定根尖位置。

（2）通过 X 线片试主牙胶尖，并去除冠方多余的牙胶尖。

（3）主尖根尖去除 0.5～1.0 mm，取出后备用。

（4）选择垂直加压器。

（5）清洗干燥根管。

（6）根管内用螺旋充填器倒入少量根管封闭剂。

（7）主牙胶尖尖端蘸少量根管封闭剂并置入根管。

（8）去除主牙胶尖根管口或冠方的牙胶。

（9）加热根管上 1/3 的牙胶，用垂直加压器加压充填，使半流体状的牙胶能充填入侧副根管内。

（10）取出经过垂直加压过的根上 1/3 牙胶，通常情况下，每次操作的深度为 3～4 mm。

（11）用同样的方法充填根中 1/3 部分，充填至根尖 4～5 mm 时，顺向充填就结束了。

（12）如果不做桩冠，就向根管内加入少量牙胶，经过加热后垂直加压，每次充填深度也为 3～4 mm，直至充填到根管口。

热牙胶垂直充填技术适用于极度弯曲的根管，多根尖孔的根管，能够很好地充填侧副根管，充分的反映根管的形态，和各种解剖学变异，与其他充填方法比较，有极少的微渗漏。热牙胶垂直充填技术应用过程中，要注意根管内的温度不可过高，否则容易损伤牙周组织。热牙胶充填技术还包括很多种，例如热塑牙胶充填、热牙胶机械式充填，热注牙胶充填等，各种技术都有其独特的优点，但也都有很多缺点有待进一步改进。

（三）热牙胶连续波充填技术

1. 选择携热加压器头

携热加压器头能自由达到距工作长度 5～7 mm。

2. 试尖

同上。

3. 放置主尖

同上。

4. 去除上端牙胶尖

用已加热携热加压器头平根管口去除上端牙胶尖，用冷的垂直加压器向下轻轻加压。

5. 热加压

开启加热器，携热加压器头向根方加入牙胶，直到距参照点 2～3 mm，关闭加热器。

6. 连续加压

继续向下加压直到参照点，保持加压状态 10 秒。

7. 退出热压器头

开启加热器 1 秒，迅速退出热压器头，再用冷的垂直加压器向下加压。

8. 充填根管上部

用 Obtura 注射式充填方法完成。

第五章　龋病

第一节　龋的病因

牙齿硬组织包括牙釉质、牙本质、牙骨质，是高度矿化的组织。牙齿硬组织离开人体后最不易被微生物所破坏，但在体内则恰恰相反，是最容易被破坏且不能再生的组织。关于龋病的病因，尽管迄今尚不能宣布龋病的病原已经完全清楚，也没有十分完整和肯定的病因学理论，但已有的科学证据和临床实践越来越支持化学细菌致龋的理论。化学细菌致龋理论是目前应用最广的病因学理论。

一、化学细菌致龋理论

很早就有人提出："酸致牙齿脱矿与龋形成有关。"但在相当一段时间并没有实验证明这种推测。直至 100 多年前，W.D.Miller 通过一系列微生物学实验，证明了细菌代谢碳水化合物（或糖）产酸，酸使矿物溶解，并形成类似临床上早期釉质龋的白垩样变，提出了著名的"化学细菌学理论"，又称"化学寄生学说"。Miller 提出上述学说主要依据的是体外的脱矿实验，包括以下几点。

（1）将牙齿放在混有糖或面包和唾液的培养基中孵育，观察到牙齿脱矿。

（2）将牙齿放在混有脂肪和唾液，不含糖的培养基中孵育，未见牙齿脱矿。

（3）将牙齿放在混有糖或面包和唾液中的培养基中，煮沸后再孵育，未见牙齿脱矿。

与此同时，Miller 从唾液和龋损部位中分离出多种产酸菌。Miller 认为，龋可分为两个阶段，第一阶段是细菌代谢糖产酸，酸使牙齿硬组织溶解；第二阶段是细菌产生的蛋白酶溶解牙齿中的有机物。目前，已有多种方法可以在体内或体外形成类似早期龋脱矿的龋样病损。但是迄今为止，由于釉质中有机物含量极低，还没有足够的证据能够说明釉质在龋损过程有蛋白溶解的过程。

Miller 的学说基本主导了过去 100 年来的龋病病因和预防研究。甚至可以说，近代龋病病因学的发展均没有超出这一学说所涉及的范围。近代龋病学的主要发展即对致龋微生物的认定，确定了龋是一种细菌感染性疾病。这一认识形成于 20 世纪 50 年代。1955 年，Orland 等学者的经典无菌和定菌动物实验，一方面证实了龋只有在微生物存在的情况下才能发生，同时也证明了一些特定的微生物具有致龋的特征。在随后的研究中，研究者进一步证明了，只有那些易于在牙面集聚生长并具有产酸和耐酸特性的细菌才可称为致龋菌。进而，一系列研究表明变形链球菌是非常重要的致龋菌。一部分学者乐观地认为，龋是由特异性细菌引起的细菌感染性疾病。由此引发了针对主要致龋菌变形链球菌的防龋疫苗研究。但是近代的研究表明，龋病形成的微生态环境十分复杂，很难用单一菌种解释龋发生的过程。更为重要的是，人们已经发现，所有的已知致龋菌总体来讲又都是口腔或牙面上的常驻菌群，在产酸致龋的同时，还可能担负维持口腔生态平衡的任务。

从病原学的角度来看，将龋病定义为细菌感染性疾病是正确的，但龋病的感染过程和由此激发的机体反应并不完全等同于身体其他部位的细菌感染性疾病。首先，细菌的致龋过程是通过代谢糖产生的有机酸实现的，而不是由细菌本身直接作用于机体或机体的防御体制。其次，龋病发生时或发生后并没有足够的证据表明机体的免疫防御系统有相应的抗病原反应。因此通过抗感染的方法治疗或预防龋齿还有许多未知的领域和障碍。

另外，在龋病研究中有一个重要的生态现象不容忽视，即细菌的致龋作用不是孤立发生的，而必须是通过附着在牙表面的牙菌斑的微生态环境才能实现。甚至可以说，没有牙菌斑，就不会得龋齿。

二、其他病因学说

除了化学细菌学说之外还有众多其他致龋理论，可见于各类教科书尤其是早期的教科书。感兴趣的读者可以查阅相关的龋病学专著。比较重要的有蛋白溶解学说和蛋白溶解-螯合学说。

蛋白溶解学说起源于对病损过程的组织学观察。光学显微镜下观察发现，牙釉质中存在釉鞘、釉板等含有较多有机物的结构。有学者认为，龋发生的过程中，先有这些有机物的破坏，然后才是无机物的溶解。在获得一些组织学证据之后，Cottlieb 和 Frisbie 等学者在 20 世纪 40 年代提出了蛋白溶解学说。但今天看来，这一学说很难成立。首先，釉质中的有机物含量极低，即使在牙本质这样含有较多有机物的组织中，有机物也是作为矿化的核心被高度矿化的矿物晶体包绕，外来的蛋白酶如果溶解组织中的有机物必须先有矿物的溶解，才可能接触到内层的胶原蛋白。其次，电子显微镜的研究已经基本上否认了釉鞘、釉柱的实质性存在。研究表明，光学显微镜下看到的釉柱或柱间质只是晶体排列方向的变化，而无化学构成的不同。

蛋白溶解-螯合学说是 1955 年由 Schatz 和 Martin 提出的，他们提出：“龋的发生是细菌生成的蛋白酶溶解有机物后，通过进一步的螯合作用造成牙齿硬组织溶解形成龋。”然而，这一学说只有理论，没有实验或临床数据支持，近代已很少有人提及。

三、龋病病因的现代理论

现代主要的龋病病因理论有三联因素或四联因素理论，后者是前者的补充，两者都可以认为是化学细菌致龋理论的继续和发展。

（一）三联因素论

1960 年，Keyes 作为一个微生物学家首先提出了龋病的三联因素论，又称“三环学说”。三联因素指致龋细菌、适宜的底物（糖）和易感宿主（牙齿和唾液）。三环因素论的核心是三联因素是龋病的必需因素，缺少任何一方都不足以致龋。其他因素都是次要因素，或者通过对必要因素的影响发挥致龋作用。

1. 致龋细菌

黏附在牙面上，参与牙菌斑的形成并具有产生有机酸和其他致龋物质的能力，同时又具有能够在较低 pH 值条件下生存和继续产酸的能力（耐酸）。细菌的代谢产物是造成牙齿硬组织破坏的因素，所以可以认为细菌是病原因素。目前对已知的致龋菌研究最多的是变形链球菌族，因其能够合成多聚糖（主要是葡聚糖）。葡聚糖作为菌斑的基质，在牙菌斑的形成中起重要作用。而牙菌斑是细菌在牙面上赖以生存的生态环境，没有这样的环境，龋同样是不能发生的。研究较多的致龋细菌还有乳酸杆菌和放线菌。前者具有较强的产酸和耐酸能力，在龋坏的组织中检出较多，一般认为在龋的发展中起重要作用；后者则参与根面菌斑的形成，与牙根龋的发生关系密切。

2. 适宜的底物（糖）

口腔中有许多细菌具有代谢糖产酸的功能。由于牙菌斑糖代谢生成的主要有机酸是乳酸，这些细菌又可称为产乳酸菌。产乳酸菌在生物界具有许多有益功能，如分解发酵乳类制品，有利于人类消化。口腔中产乳酸菌生成的乳酸，一方面在维持口腔生态平衡中可能存在有益的一面；另一方面如果得不到及时清除，在菌斑中滞留，则导致牙齿持续的脱矿，显然是不利的。一些口腔细菌具有利用糖合成多聚糖的功能，包括细胞内多糖和细胞外多糖。前者可以为细菌本身贮存能量，后者则作为菌斑的基质。在所有的糖类物质中，蔗糖最有利于细菌产酸和形成多糖，因此蔗糖被认为具有最强的致龋性。糖的致龋性是通过局部作用产生的，不经口腔摄入不会致龋。但是具有甜味作用的糖代用品，如木糖醇，经过细菌代谢时不产酸也不合成多糖，所以是不致龋的。

3. 易感宿主（牙齿和唾液）

牙齿自身的结构、矿化和在牙列中的排列，牙齿表面物理化学特性，唾液的质和量等多种因素代表了机体的抗龋力。窝沟处聚集的菌斑不易清除，窝沟本身常可能有矿化缺陷，因而更易患龋。排列不齐或邻近有不良修复体的牙齿由于不易清洁，菌斑易聚集，更易患龋。牙齿表面矿化不良或粗糙，增加了表面聚集菌斑的可能，也增加患龋的机会。牙齿自身的抗龋能力，包括矿化程度、化学构成和形态完善性，主要在牙的发育阶段获得。牙齿萌出后可以通过局部使用氟化物增加表层的矿化程度，也可以通过窝沟封闭剂封闭不易清洁的解剖缺陷。

机体抗龋的另一个重要的因素是唾液。唾液的正常分泌和有效的功能有助于及时清除或缓冲菌斑中的酸。唾液分泌不正常，如分泌过少或无法到达菌斑产酸的部位，都会增加患龋的机会。

与龋病发病的有关因素很多，但大量的临床和实验研究表明，所有其他因素都是与上述三联因素有关或通过上述因素起作用。不良的口腔卫生增加菌斑的聚集、增加有机酸在局部的滞留，是通过影响微生物的环节起作用的；而低收入低教育水准，意味着口腔保健知识和保健条件的缺少，影响对致龋微生物和致龋食物的控制，从而导致龋在这个人群中多发。

（二）龋的四联因素论

四联因素又称四环学说。20 世纪 70 年代，同样是微生物学家的 Newbrun 在三联因素的基础上加上了时间的因素，提出了著名的四联因素论。四联因素的基本点是：①龋的发生必须具备致龋菌和致病的牙菌斑环境；②必须具备细菌代谢的底物（糖）；③必须是在局部的酸或致龋物质聚积到一定浓度并维持足够的时间；④必须是发生在易感的牙面和牙齿上。应该说，四联因素论较全面地概括了龋发病的本质，对于指导进一步研究和预防工作起了很大的作用。但严格讲，无论是三联因素论还是四联因素论作为发病机制学说似乎更合适，而不适合作为病因论。因为除了微生物之外，食物和牙齿无论如何不应归于病原因素中。

四、其他与龋有关的因素

如前节所述，致龋细菌、适宜的底物（糖）和易感宿主是三个最关键的致龋因素。然而，与龋有关的因素还有很多，龋是一种多因素的疾病。但是其他因素都是通过对关键因素的影响而发生作用的。

（一）微生物

致龋细菌具有促进菌斑生成、产酸和耐酸的能力，是主要的病原物质。除此之外，其他的微生物也可以对龋的发生和发展起作用。正常情况下口腔微生物处于一个生态平衡的状态。一些细菌可能本身不致龋，但可以通过影响致龋菌对龋的过程产生作用。如口腔中的血链球菌，本身致龋性很弱。血链球菌在牙面的优先定植，有可能减少变异链球菌在牙面的黏附和生长，进而减少龋的发生。另外一些非变链类链球菌产酸性不高，但对于维持牙菌斑的生存有作用，有助于龋的形成；或对产生的有机酸有缓冲作用，有助于龋的抑制。

（二）口腔保健

口腔保健包括有效的刷牙，去除菌斑和定期看口腔医师。有效的口腔保健措施和有效的实施是减少龋齿的重要因素。

（三）饮食

食物中的碳水化合物是有机酸生成反应自底物，尤其是蔗糖，被认为是致龋因素，甚至认为是病因之一。根据细菌代谢食物的产酸能力，将食物可简单地分为致龋性食物和非致龋性食物。致龋性食物主要是含碳水化合物的食物和含糖的食物。根据糖的产酸性排列，依次是蔗糖、葡萄糖、麦芽糖、乳糖、果糖等。食物的致龋性还与食物的物理形态有关。黏性、易附着在牙面的，更有助于糖的作用。除了这些对致龋有作用的食物之外，剩下的多数应该是非致龋性的。关于抗龋性的食物，由于很难从实践中予以证实或检验，很少这样说。非致龋性食物多为含蛋白质、脂肪和纤维素的食物，如肉食、蔬菜等。一些食品甜味剂不具备碳水化合物与细菌代谢产酸的结构，不具备产酸性，因此不致龋，如木糖醇和山梨醇。

（四）唾液因素

唾液作为宿主的一部分，归于与龋有关的关键宿主因素。唾液的流量、流速和缓冲能力决定了对酸的清除能力，与龋关系密切。影响唾液流量的因素除了唾液腺损伤和功能障碍之外，还与精神因素等有关。

（五）矿物元素

牙齿的基本矿物成分是羟基磷灰石，是磷酸钙盐的一种，主要成分为钙和磷。环境中的钙、磷成分有助于维护矿物的饱和度，有助于减少牙齿硬组织的溶解，还有助于再矿化发生。氟是与牙齿健康关系最密切的元素。人摄入了过量的氟可能导致氟牙症，严重的时候还会导致骨的畸形，成为氟骨症。但环境中微量的氟，如牙膏中的氟、口腔菌斑中的氟，则有利于抑制脱矿和增加再矿化的作用，达到预防龋的效果。其他和龋有关的元素多是与牙矿物溶解有关的元素，如锶、钼、镧元素，有抑制脱矿的作用，而镁、碳、硒元素有促进脱矿的作用。

（六）全身健康与发育

牙齿发育期的全身健康状况可以影响牙的发育和矿化，进而对牙齿对龋的易感性产生影响。

（七）家族与遗传

双生子的研究结果表明，人对龋的易感性极少与遗传有关，主要是由环境因素决定的。但是遗传对龋相关的其他因素有明显的作用，如牙的形态包括窝沟形态，受遗传因素影响较大。而人的饮食习惯与家庭生活环境有关。

（八）种族

种族间龋患的差异主要来源于饮食习惯、卫生保健方式、社会文化教育方面的差异，与种族本身的差异不大。

（九）社会经济及受教育的程度

经济状态的差异决定了人接受教育、口腔保健知识和获得口腔保健措施的程度，因此与龋有关。

第二节 龋的发病过程和发病机制

龋齿的发病过程要经过牙菌斑形成、致龋菌在牙菌斑环境内代谢糖产酸形成多聚糖、酸使牙齿硬组织溶解成洞几个重要环节。

一、牙菌斑形成

牙菌斑指附着在牙表面的膜样物质，即牙表面生物膜，含有微生物（菌斑容量的60%～70%）、基质和水。细菌是牙菌斑微生物中的主体，基质主要由细菌分泌的多糖组成。其他成分包括细菌代谢生成的有机酸、来自唾液或龈沟液的成分等。

牙菌斑的形成开始于获得性膜的形成。获得性膜是牙面上沉积的唾液薄膜，其沉积机制类似静电吸附的作用，与牙表面的能量分布和唾液成分的结构有关。获得性膜的主要蛋白成分有糖蛋白、唾液蛋白、黏蛋白等。纯粹的唾液薄膜在光学显微镜下观察，是一种无细胞的均质结构。获得性膜可以在清洁后的牙面迅速形成并在数小时的时间内达到稳定的状态，且不易为一般的清洁措施清除。获得性膜的形成在很大程度上决定了牙面对细菌的吸引力。

几乎在获得性膜形成的同时，细菌就可以借其在牙面上黏附，并在其中生长、发育形成稳定的细菌菌落。细菌向获得性膜的黏附靠的是膜表面电荷间的吸引。最早借助获得性膜定居在牙面上的是球菌，而后才有其他菌类的黏附和生长。

黏附到牙面的细菌要经过生长、繁殖，同时吸聚其他细菌，才可能成为成熟的菌斑。细菌间的集聚可以借助各自膜表面的结构特征，相互吸引结合，更主要的是通过合成细胞外多糖尤其是不溶于水的多糖来完成。细菌利用蔗糖合成葡聚糖成为菌斑的基质，而一些细菌表面结合的葡糖基转移酶（GTF）对葡聚糖有很强的亲和力，从而形成了细菌集聚的基础。葡聚糖在细菌与牙面、细菌与细菌之间起桥梁作用，促进细菌对牙面获得性膜的黏附和细菌间的集聚，是菌斑成熟的关键成分。

早期形成的菌斑质地疏松，随着时间的延长，菌斑内部的细菌数量增多、密度增加、渗透性降低、有毒产物增加。一般认为3天后的菌斑中细菌种类、成分和密度基本恒定，是为成熟菌斑。成熟菌斑深处接近牙面的部分常呈厌氧状态或兼性厌氧状态。

成熟的菌斑结构致密，渗透性减弱，成为相对独立的微生态环境，有利于细菌产酸，不利于酸的扩散和清除。菌斑中的液态环境称牙菌斑液，是牙齿硬组织溶解的液态环境。现代研究证明，龋齿只有在菌斑聚集的部位才可以发生，甚至可以说，没有菌斑，就不会得龋。

二、牙菌斑中的糖代谢

人进食时摄入的糖尤其是小分子的蔗糖、葡萄糖、果糖，可直接进入菌斑，为致龋细菌代谢利用。细菌在菌斑内的糖代谢包括分解代谢和合成代谢，还包括代谢生成的物质在菌斑内外的贮运。

（一）分解代谢

对于龋病有意义的是菌斑的无氧酵解过程。由于菌斑深层缺氧，细菌代谢糖主要通过无氧酵解过程，生成有机酸。菌斑和菌斑液中可以检测到甲酸、乙酸、乳酸、丙酸、琥珀酸、丙酮酸和丁酸等多种短链有机酸，但若干临床实验表明，糖代谢后增加最明显的是乳酸。菌斑中存在的其他有机酸很可能是乳酸进一步代谢的中间产物。乳酸的生成可以改变菌斑的 pH 值，增加菌斑液的脱矿能力。静止的状态下，菌斑中的 pH 值大约为 6，进食糖后可以在极短的时间内达到 5.0 以下。牙齿脱矿的临界 pH 值为 5.5，是根据唾液中的平均钙磷水平确定的，即在此水平时，菌斑液保持过饱和状态的 pH 值。在正常情况下，漱糖后菌斑的 pH 值在 3 分钟即可达到临界 pH 值以下的最低点，然后逐渐提高，并可以在 30 分钟左右恢复正常。但在特殊情况下，如唾液不能够及时进入菌斑，或唾液量整体减少时，漱糖后的菌斑 pH 值可以较长时间保持在较低水平，如临界 pH 值以下。

（二）合成代谢

包括细菌利用糖合成细胞内和细胞外两类多糖。细胞内多糖的合成是将细胞外的糖转化为细胞内多糖储存的过程。在外源性糖原缺乏时，细胞内多糖可以作为细菌生存和获取能量的来源。细胞外多糖的合成是细菌通过糖基转移酶的作用合成多聚糖的过程。形成的多聚糖有葡聚糖、果聚糖和杂聚糖，是菌斑基质的主要成分。

细菌合成多糖的能力靠其内在的酶系统，与致龋能力密切相关。

三、牙齿硬组织的脱矿机制

牙齿硬组织在口腔环境中的脱矿实际上是固态物质在不饱和的液态介质中的溶解过程。牙菌斑中的液态环境即牙菌斑液，是决定牙齿硬组织溶解的介质。在菌斑的饥饿情况下，菌斑液对牙齿矿物来说，基本是过饱和的。而在糖代谢后，菌斑液可以呈现对牙齿硬组织高度不饱和的状态。这种状态是牙齿溶解脱矿、形成龋的基础。

（一）基本化学条件

无论是在体内还是在体外，矿物溶解或沉积的基本物理化学条件是环境溶液中对于该种矿物的饱和状态。牙釉质、牙本质和牙骨质中的主要无机矿物成分为羟基磷灰石，其基本分子成分是 $Ca_{10}(PO_4)_6(OH)_2$。在局部的环境溶液中，羟基磷灰石各离子浓度必须满足下列条件：$Ca_{10}(PO_4)_6(OH)_2 < Ksp$，即溶液中的总活度积小于羟基磷灰石的溶度积才可能发生矿物晶体的溶解；反之，则可能出现沉淀。上式左侧表示溶液中组成羟基磷灰石成分各种离子的总活度积，Ksp 是羟基磷灰石的溶度积常数，即在达到化学平衡条

件下的溶液中各种离子的总活度积。根据实验的结果，牙釉质的溶度积常数大约为 10^{-55}。在牙齿硬组织发育矿化时，基质蛋白除作为晶体成核的中心或模板外，还起着调节局部环境化学成分的作用，使之有利于晶体的沉积或溶解。

（二）脱矿和再矿化

龋齿在形成过程中，要经过牙菌斑形成、细菌聚集、利用底物产酸、酸使牙齿脱矿等过程。在这一系列过程中，最重要最具实际意义的步骤是牙齿矿物成分的脱矿或溶解。由于口腔菌斑环境的不断变化，牙齿早期龋的过程不是一个连续的脱矿过程，而是一个动态的脱矿与再矿化交替出现的过程。

1. 从物理化学机制方面认识牙齿的脱矿与再矿化过程

我们可以将牙齿看作简单的由羟基磷灰石[化学式为 $Ca_{10}(PO_4)_6(OH)_2$]组成的固态物质。作为固体的牙齿，在正常的口腔环境下是不会发生溶解或脱矿的。一方面是由于组成牙齿的矿物在化学上是十分稳定的，另一方面是由于牙齿周围的液态环境（唾液）含有足够量的与牙齿矿物有关的钙、磷成分，对于牙齿矿物是过饱和的。

然而在龋的情况下，牙面上首先必须存在足够量的菌斑。牙菌斑由于其独特的结构和成分，其液体环境（菌斑液）是相对独立的，在唾液无法达到的区域尤其明显。牙菌斑含致龋细菌，在糖代谢时可以产生大量有机酸，改变菌斑液中钙、磷的活度（有效离子浓度）的比例，使牙齿处于一种极度不饱和的液态环境中。这样，由于与牙表面接触的液态环境发生变化，即由正常的对矿物过饱和的唾液变成了对矿物不饱和的菌斑液，牙齿矿物溶解开始。这一过程的决定因素，或者说诱发这一过程的动力是菌斑液对牙齿矿物的饱和度降低，即由饱和状态变为不饱和状态。

关于菌斑液中对牙釉质矿物饱和度（DS）的概念，为简单起见，可以用下式表示：

$DS=(Ca^{2+})_5(PO_4^{3-})_3(OH)/Ksp$

Ksp 代表牙釉质中磷灰石的溶度积常数。DS＝1，意味着固-液处于一种平衡状态，既不会有脱矿也不会有再矿化。DS＜1，表明液体环境中对牙齿矿物是不饱和的，可能诱发脱矿。DS＞1，表明液体环境中对牙齿矿物是过饱和的，可能促进再矿化。无论是唾液还是牙菌斑液，在没有接触任何糖类物质并产酸时，都处于一种过饱和的状态。

2. 从化学动力学的角度看

无论脱矿还是再矿化过程都可以是简单的热动力学现象，涉及晶体表面反应和物质转运两个过程。

（1）控制晶体表面反应速率的因素是矿物饱和度。对于脱矿过程来说，饱和度越低，则脱矿速率越大。但对于再矿化来说，则比较复杂。首先，再矿化形成羟基磷灰石所需要的饱和度范围很窄。过度的饱和状态常常会诱发自发性沉淀，形成其他类型的不定型的非晶体状态的磷酸钙盐。有机物在脱矿晶体表面的附着也会限制矿物的再沉积。另外，唾液中一些固有的蛋白成分也有抑制晶体形成的作用。

（2）反应物质在牙齿组织中的转运又称为扩散过程，扩散的动力来自界面两侧的浓度梯度。脱矿时，一方面氢离子或其他酸性物质需扩散进入牙齿内部的晶体表面，另一方面溶解的物质需要从牙齿内部晶体表面的反应部位扩散出来。这样，扩散的速率在一定程度上控制着脱矿速率。而再矿化时，反应物质扩散进入脱矿组织之后，常先在接近表面的组织中沉积，从而限制了反应物质向深部组织的扩散。因此再矿化很难是一个完全的脱矿过程的逆反应过程。

第三节　龋的病理表现

龋的病理过程起源于细菌代谢糖产生的酸在牙表面集聚滞留。由于浓度梯度差，菌斑中的酸可以沿牙齿组织中结构薄弱、孔隙较多的部位扩散，在牙齿组织内部的微环境形成对矿物不饱和的状态，使无机矿物盐溶解。牙齿内部溶解的矿物盐，如钙和磷，依浓度梯度向牙齿外扩散，到达表层时可有矿物盐的再沉积，形成表层下脱矿的早期病理现象。

之后，随着脱矿的加重，细菌或细菌产生的蛋白溶解酶可以侵入脱矿的组织中，导致牙齿组织中的有机支架破坏，组织崩解，形成龋洞。

龋是一个缓慢的过程，在这个过程中，口腔微环境经历脱矿（局部矿物不饱和的情况下产生，如吃糖产酸时）和再矿化（局部矿物过饱和时，如使用氟化物）的多个动力学循环，形成脱矿-再矿化的动态平衡过程，从而形成龋的特殊组织病理学特征。

一、釉质龋

（一）平滑面龋

龋到了成洞的阶段，由于组织完全溶解，局部空洞，组织学上所能观察到的东西很少。临床上利用离体牙，通过组织病理学手段所能观察到的实际上是早期釉质龋的情况。所谓早期釉质龋，临床表现为白垩斑，肉眼见釉质表面是完整的，呈白垩色，无光泽，略粗糙，较正常组织略软，但未形成实际意义上的龋洞或缺损。这种情况，如果得到有效控制，如去除了病原，并给以再矿化的条件，病变可能逆转变硬，而无须手术治疗。

临床上很难确定活动性的或再矿化了的早期龋。用于组织病理学观察的临床白垩斑，多数实际上是已经再矿化了的早期龋。利用病理学的手段观察釉质早期龋，要将离体龋坏的牙齿制作成均匀厚度的磨片，观察的厚度要小于80μm。投射光下，用普通光学显微镜下观察，可见龋损区色暗，吸光度明显增加，如果用硝酸银染色可见龋坏组织有还原银沉淀。由于牙釉质具有各向异性的双折射特征，观察早期釉质龋的病理结构需借助偏光显微镜。在偏振光下，交替在空气介质、水介质和喹啉介质中观察，自牙的外表面向内可将病损分为四层。

1. 表层

将发生在牙平滑面釉质上的白垩斑纵向制成的牙磨片平铺在载玻片上，浸水观察，可以清楚地分辨出发生病损的部位，呈外大内小的倒锥形。最表面可见一层 10～30μm 的窄带，矿化程度高于其下的部分，形成表层下脱矿重于表层的龋病脱矿的独特现象，称为表层下脱矿。表层的存在，一方面可能是这一部分的釉质溶解度比较低，另一方面可能与深层溶解物质在此处的再沉积有关。

2. 病损体部

这是釉质早期脱矿的主体，矿物丧失量可多达 50% 以上。由于大量矿物的丧失，釉质的内在折射率发生变化，从而形成临床上可见的白垩状改变。

若用显微放射照相法观察早期龋病变，只能区别上述两层。

3. 暗层

这一层是只有在偏光显微镜才可能观察到的一种病理现象。将磨片浸在喹啉中，由于喹啉折射率接近釉质，其分子大于暗层的微隙而不能进入，从而使此层的折射率有区别于釉质和浸透喹啉的损伤体部，得以显示和区别。暗层的宽窄不一，并且不是所有的病损都能够观察到暗层。

4. 透明层

之所以这样称呼，是因为这一区域在光镜下观察，其透光性甚至高于正常的釉质组织。但实际上，这一部分组织也是有矿物丧失的，可以看作是脱矿的最前沿。

对釉质早期龋的分层，是英国著名口腔病理学家 Darling 于 20 世纪 50 年代提出的。基于光学显微镜主要是偏振光显微镜的观察结果，但是至今对各层形成的机制还没有完整的解释，而且利用偏振光显微镜对病损各层的矿物或孔积率进行定量是很粗糙的。因为偏振光定量研究需要利用不同折光指数的介质，其基本前提是所观察材料的晶体方向必须是垂直或平行光源。这种情况在釉质和牙本质都是难以达到的，因此使用偏振光显微镜的结果做量化解释时，要慎重。偏振光下观察到的色泽改变，受牙齿晶体排列方向和偏振光的方向的影响，是变化的，不宜作为描述矿物含量的指标。

（二）点隙窝沟龋

有人将窝沟龋的病理学变化等同于两个侧壁的平滑面龋。但实际上，窝沟的两壁无论从组织学上还是局部环境上都无法等同于两个平滑面。尤其在疾病的发展模式上，窝沟龋有其独特性。窝沟龋的进展常在侧壁尚未破坏的情况下，早期即可到达釉牙本质界，沿釉牙本质界潜行发展，形成临床上难以早期发现的隐匿龋。

临床上在诊断窝沟龋时要充分了解窝沟龋的这一特征。

二、牙本质龋

牙本质的矿物含量与组织结构均有别于牙釉质，因此牙本质龋的临床病理过程和病理表现也有别于牙釉质龋。首先，牙本质中的有机质含量达 20%，无机矿物是围绕或是包绕有机基质而沉积的。龋损过程中首先必须有无机矿物的溶解，然后可以有细菌侵入到脱矿的牙本质中，分解蛋白溶解酶，使胶原酶解。仅有矿物的破坏而无胶原酶解，常常可恢复。另外，牙本质存在小管样结构和小管液，有利于有机酸和细菌毒素的渗透，有时在病变早期，当病变的前沿离牙髓还有相当距离的时候就已经对牙髓产生了刺激。病理学上所观察到的龋损牙本质存在四个区域，反映了牙本质的龋损过程。

（一）坏死崩解层

位于窝洞底部病损的最外层。此处的牙本质结构完全崩解，镜下可见残留的组织和细菌等。质地松软，品红染色阳性，用一般的手用器械即可去除。

（二）细菌侵入层

牙本质重度脱矿，细菌侵入牙本质小管并在其中繁殖。牙本质小管表现为扩张，胶原纤维变性、酶解，形成大的坏死灶。临床上这一层质地软、色泽暗、品红染色阳性，容易辨认。多数可以通过手用器械去除。

（三）脱矿层

小管结构完整，但有明显的脱矿表现，无细菌侵入、色泽较正常牙本质暗、品红染色阴性，一些学者认为此层应予保留。但临床医师主要根据对硬度的感觉和色泽的观察，判断去腐的标准，很难准确掌握这一层的去留。若有意保留这一层，常常造成去腐不足，无法阻止龋的进展，易造成日后的继发龋。

（四）透明层

又称硬化层，多见于龋损发展比较缓慢时，为牙本质最深层的改变。光镜下观察，此层呈均质透明状，小管结构稍显模糊，是为矿物沉积所致。对于慢性龋损，这层的硬度有时较正常牙本质硬，故又称之为硬化层或小管硬化。形成硬化牙本质是机体的重要防御功能。这一层有时可以着色，临床上可根据其硬度的情况决定去留。如果较正常组织软，一般应去除。如果较正常组织硬，并且表面有光泽，则可保留。

龋损可以诱发相应髓腔一侧形成修复性牙本质，又称三期牙本质或反应性牙本质，是机体的一种防御性反应。修复性牙本质一般小管结构较少、结构致密，有利于抵御病原因素对牙髓的直接侵害。

三、牙骨质龋

见于根面龋。牙骨质龋脱矿模式也具有表层下脱矿的特征。镜下可见早期的牙骨质龋出现矿化较高的表层。但由于牙骨质很薄，临床上常见的牙骨质龋表现多为表面破损、凹陷，聚集较多细菌。病变会很快到达牙本质，形成位于根面的牙本质龋。

牙釉质、牙本质和牙骨质龋的共同特征是先有无机物的溶解，后有有机基质的破坏（酶解）。临床龋病过程是脱矿与再矿化的动态学发展过程。在有机基质破坏之前，去除病原，人为加强再矿化措施，有可能使脱矿病损修复。但一旦有机基质崩解破坏，则只能靠手术的办法予以修复。

四、牙髓对龋的病理反应

可以引起牙髓反应的外界刺激包括物理和化学的两个方面。所有刺激必须通过牙髓，牙本质复合体传至牙髓组织。首先引起反应的细胞是牙髓细胞。早期的釉质龋引起的牙髓反应可以不明显。随着病变的深入，如病变接近或到达釉牙本质界的部位，细菌毒素或细菌的代谢产物有可能接触并刺激进入釉质的牙本质纤维或通过渗透作用直接刺激牙本质小管。这种刺激经小管液的流动、神经纤维传导或其他途径，引起牙髓的防御性反应。牙髓防御性反应的直接结果是在相应龋病变的牙髓腔一侧形成修复性牙本质。当龋的病变进入牙本质层时，细菌代谢产物和外界刺激（温度刺激和压力刺激）会直接通过牙本质小管，进入牙髓组织。当龋的病变进入牙本质深层时，细菌本身也可能进入牙髓组织，引起牙髓的不可逆性病变。除了细菌及其代谢产物对牙髓的刺激外，原本发育矿化过程中埋在牙本质中的一些细胞因子，如多种多肽，由于牙本质矿物的溶解，也可能释放进入牙髓，产生刺激。牙髓应对各种抗原刺激最早期的反应是牙髓中的树突样细胞在病变部位牙髓腔一侧的聚集。随着修复性牙本质的不断形成，树突样细胞聚集程度会降低，说明了修复性牙本质对于外界抗原的阻击作用。然而，当龋的病变已经到达修复性牙本质层时，牙髓中的树突样细胞会再度在牙髓腔病变一侧聚集。这种现象说明，牙髓对龋的反应程度并不完全反映病变的深度，而主要与病变部位牙本质的渗透性和龋进展的速度有关。一般慢性龋时，有较多的修复性牙本质形成，而急性龋时，则缺少修复性牙本质的形成。龋病部位细菌的代谢产物尤其是病原菌直接进入牙髓组织，则可能很快导致牙髓组织的不可逆性病变。

第四节　龋的临床表现

一、临床表现

本节龋齿的概念作为疾病的诊断名词，指牙齿硬组织因龋出现缺损，病变局限在牙齿硬组织，没有引起牙髓的炎症或变性反应。临床检查中，如温度诊和活力测试，牙髓反应均为正常。

龋的临床表现可以概括为患者牙齿色、形、质的变化和患者感觉的变化。正常的牙釉质呈半透明状，牙本质的颜色为淡黄色。正常牙齿的颜色主要是透过牙釉质显现出来的牙本质色。牙釉质表面应该光滑、无色素沉着。牙釉质的硬度高于牙本质和牙骨质，但任何正常的牙齿硬组织都不可能通过手用器械去除，如挖匙。

（一）颜色的改变

牙齿表面色泽改变是临床上最早可以注意到的龋的变化。当龋发生在牙的平滑面时，擦去表面的菌斑或软垢，吹干后可见病变部位表面粗糙、光泽消失，早期呈白垩色，进一步着色还可以呈棕黄色或黑褐色。当龋发生在窝沟的部位，清洗吹干后可见沟口呈白垩色，进一步发展可见墨浸样的改变，提示龋已经位于牙本质深层。这是由于其下的牙本质严重脱矿着色并透过正常的半透明的釉质反映出的特有颜色。发现窝沟墨浸样变，一般病变范围已经在牙本质层，病变的范围甚至超过色泽改变的范围。

（二）外形缺损龋

最显著的临床特征是形成了不可为自体修复的牙体组织的实质性缺损。临床上可以看到、探到或检查到龋洞。

临床上所看到的龋洞大小不一定反映病变的大小。如发生在窝沟的龋，有时即使沟内脱矿严重，甚至病变到达了牙本质的深层，临床所见的龋洞也不是很大。遇到这种情况，可以通过墨浸样颜色的改变判断龋洞的大小。位于牙邻面、根面的龋洞常无法通过肉眼见到，要使用探针仔细探查。龋洞如果发生在光滑面或邻面，临床上可以看到或用牙用探针探到。探诊时，要从正常牙面开始，遇到龋洞时会感到牙面的连续性消失，探针可以被洞壁卡住。有时候，有必要通过 X 线片，如咬合翼片进行观察，可以发现病变部位的密度较周围正常组织明显降低。

（三）质地的改变

龋造成的牙体组织的实质性缺损，称为龋洞。龋洞中充满感染脱矿的牙体组织和食物碎屑，质地松软，容易与正常组织区别。对于发生在窝沟的小龋洞，当用探针探入洞底时，会感到洞底较正常牙组织软。

（四）患者感觉的变化

波及牙釉质浅层的早期龋损，患者可以完全没有临床症状。一般是当龋损发展到牙本质层并出现龋洞时，患者才有冷热刺激或食物嵌塞时的敏感症状，但都是一过性的，刺激消失，症状随之消失。当龋发展至牙本质深层时，症状会明显一些。患者一般也是在这个时候就诊。

二、好发部位和好发牙齿

了解龋的好发部位和好发牙齿，有助于早期发现、诊断和及时治疗。

（一）好发部位

龋的好发部位与菌斑聚集部位和发育薄弱部位有关，如牙的沟裂部位、两牙相邻不易清洁的部位。常见的不易清洁的部位，如牙列不齐时，修复体和正畸装置边缘，都是龋的好发部位。好发部位还与患者的年龄有关。3 岁以前的幼儿多为前牙的邻面龋，这与饮食有关；3～5 岁则多见乳磨牙的窝沟龋，与牙齿初萌有关；而到了 8 岁左右，乳磨牙的邻面龋开始多起来，与颌骨生长后牙间隙增大有关。青少年多发恒牙窝沟龋和上前牙的邻面龋，而中老年人则多见根面龋。

（二）好发牙齿

上前牙邻面、磨牙窝沟、义齿基牙、排列不齐的牙齿，都是常见的易患龋的牙齿。乳磨牙和第一恒磨牙是窝沟龋的好发牙齿，这是因为乳磨牙和第一恒磨牙一般在出生前开始发育并有部分矿化，出生后继续发育和矿化。由于经历新生儿环境的变化，这些牙更容易出现发育和矿化上的缺陷，因此患龋率较其他牙高。下颌前牙由于接近唾液导管口，表面光滑、易于自洁，因而很少发生龋。如果龋波及下颌前牙，该患者一般可被认作高危个体。

临床检查龋齿时，要注意对好发部位和好发牙齿的检查，同时要加强对患者的防龋指导。

第五节　龋的临床分类、诊断与鉴别诊断

一、临床分类与诊断

（一）按病变侵入深度的分类与诊断

根据龋坏的深度分类，是最常用的临床分类方法，简单、可操作性强，有利于临床治疗方法的选择。这里，龋作为诊断名词，特指已经形成龋洞但又无牙髓临床病变的状况。临床上分为浅龋、中龋、深龋。但是浅、中、深三级之间临床上并没有一个十分清楚的界限。

1. 浅龋

发生在牙冠部牙釉质或根面牙骨质。可以发生在牙的各个牙面，发生在牙冠部，龋的范围局限在牙釉质层，无明显临床症状。龋发生在邻面时，一般可用探针在探诊时发现，或在拍 X 线片时发现。发生在咬合面窝沟的浅龋，多在探诊时发现。洞口可有明显的脱矿或着色，洞底位于釉质层，用探针探查可以探到洞底，卡探针，质软。发生在牙根面的浅龋，多见于中老年人牙根暴露的情况。表面可呈棕色，质软，探查时可以感觉表面粗糙。浅龋时，一般患者很少有自觉症状，多数是在常规检查时发现。

2. 中龋

病变的前沿位于牙本质的浅层。临床检查时可以看到或探到明显的龋洞，或在 X 线照相时发现。由于牙本质具有小管样的结构，小管内有小管液，受到刺激后可以向牙髓传导，或直接通过埋在牙本质中的成牙本质细胞胞浆突传至牙髓，引起相应的牙髓反应，如形成修复牙本质。

中龋时，患者多有自觉症状。主要表现为冷或热的食品进入窝洞，刺激窝洞引起一过性敏感症状。有一部分患者，龋损发展缓慢，由于修复性牙本质的形成，可无明显临床症状。临床温度诊和牙髓活力测试时，患牙的反应应与正常的对照牙类似。

中龋的诊断要结合患者的牙龄，考虑牙本质的厚度和致密度，处理时应有所区别。刚萌出的牙齿，牙本质小管粗大、渗透性强，病变发展快，修复性牙本质量少，病变距正常牙髓的距离短，即使观察到的病变位于釉牙本质界的下方，其临床症状也会比较明显，处理时仍应特别注意护髓。而发生在中老年人的中龋，常有较多的修复牙本质形成，牙本质小管矿物密度高、渗透性弱，对刺激的反应也较弱。

3. 深龋

病变进展到牙本质深层，临床上可观察到明显的龋洞，患者有明显遇冷热酸甜的敏感症状，也可有食物嵌塞时的短暂疼痛症状，但没有自发性疼痛。探诊时敏感，去净腐质后不露髓。常规温度诊检查时反应正常。

发生在点隙沟裂处的深龋，有时临床上仅可见窝沟口的小洞，但墨浸样改变的范围较大，提示牙本质的病变范围很大。拍咬合翼 X 线片可显示病变范围，但较实际病变范围要小。有时病变沿着釉牙本质界发展，内部病变范围很大，但外部表现很轻。

以上按病变侵入深度的分类方法，有利于临床诊断治疗时使用。但确定治疗方案时，还应同时考虑病变进展的速度，患牙的牙龄等因素。

临床检查记录时，有时也可采取流行病学调查时的记录方法，即五度分类法。其中Ⅰ、Ⅱ、Ⅲ度相应为浅、中、深龋；Ⅳ度龋则相应为已出现自发痛症状或牙髓病变，发生在牙本质深层的龋；Ⅴ度龋则指患牙已为残冠或残根。

浅、中、深龋的分类方法多数是为了临床治疗的方便，如浅龋多数使用简单的充填治疗即可；中龋在保护牙髓的前提下也可进行充填治疗；而对于深龋则需要谨慎处理。除了要仔细鉴别牙髓状况之外，还要特别注意在治疗过程中保护牙髓。

在浅龋成洞之前，病变区仅表现为颜色的改变，而无牙体组织的明显缺损。常可见于牙的平滑面，擦去菌斑软垢之后，牙釉质表面可以是白垩色，也可以为棕色或褐色改变，但牙表面连续性正常。由于受累牙齿仅有部分脱矿和色泽改变，而没有成洞，此时一般不需手术干预。有人也将这种情况称为早期釉质龋，认为可以通过去除病因和再矿化治疗停止病变发展。对于不易判断的窝沟早期龋或可疑龋，应随访，定期检查，一旦发展成洞，则必须进行手术干预。

（二）按病变速度的分类与诊断

这种分类方法有利于对患者的整体情况综合考虑，有利于及时采取措施。

1. 急性龋

龋的发展速度可以很快，从发现到出现牙髓病变的时间可以短至数周。病变如发生在窝沟，可在窝沟底部沿釉牙本质界向两侧和牙本质深部发展，则形成临床上不易发现的隐匿性龋。病变部的牙本质质地较湿软，范围较广，容易以手用器械去除。由于进展速度快，可早期侵犯牙髓，就诊时可能已有牙髓病变。检查和诊断时要特别注意。由于发展速度快，病理上很难见到在牙髓腔一侧的修复性牙本质形成。

多发生在儿童和易感个体。儿童新萌出的牙结构比较疏松，尤其是牙本质中小管数目多，矿物成分少，有利于酸和细菌代谢物质的扩散。而另一方面，儿童期食糖不容易得到控制，口腔卫生的良好习惯没有养成，使局部的致龋力增强。窝沟发育的缺陷，如矿化不全、沟陡深、牙釉质缺如，都使病变发展迅速。成年人患有唾液分泌方面的问题，如分泌量过少时，则影响唾液的清洁缓冲功能，使局部菌斑的 pH 值较长时间保持在一个低水平，致龋力相对加大，也可出现急性龋的情况。

2. 猖獗龋

特殊类型的急性龋。表现为口腔在短期内（6～12 个月）有多个牙齿、牙面，尤其在一般不发生龋的下颌前牙甚至是切端的部位发生龋。可见于儿童初萌牙列，多与牙齿的发育和钙化不良有关，也可见于患者唾液腺功能被破坏或障碍时，如头颈部放疗后出现的龋损增加或患口干症时。有学者将由于头颈部放疗导致的猖獗龋称为放射性龋。

3. 慢性龋

一般情况下龋呈现慢性过程、病变组织着色深、病变部位质地稍硬、不易用手用器械去除。多数情况下成年人发生的龋是这样。由于病程缓慢，在牙髓腔一侧可有较多的修复性牙本质形成。

4. 静止龋

由于致龋因素消失，已有的病变停止进展并再矿化。可见于发生在邻面的早期龋，如果相邻的患牙已拔除，患龋部位可以在口腔咀嚼时达到自洁，病变脱矿部位由于唾液的作用再矿化。也见于磨牙患急性龋潜行发展时，使釉质失去支持，在咀嚼力的作用下破坏、崩溃、脱落，暴露的牙本质呈浅碟状，菌斑不能聚集，病变牙本质在唾液和氟化物的作用下再矿化，病变静止。临床检查时病变部位可以有轻度着色，但质地坚硬同正常组织或更硬，表面光亮。

（三）按病变发生的组织和部位分类与诊断

1. 釉质龋

发生在牙釉质的龋。由于牙釉质的主要成分是无机矿物磷灰石，脱矿是釉质龋的主要病理表现。正常釉质是半透明的，早期脱矿可以使釉质内部的结晶体光学性质发生变化，也可以使矿物含量降低，微孔增多，使早期釉质龋的光折射率发生变化，病变区呈白垩样色泽变化或呈位于釉质的浅洞。

2. 牙本质龋

病变发展到牙本质的龋。由于牙本质成分中含有较多的有机质，因而致龋过程不同于牙釉质，既有矿物的溶解，还应有胶原蛋白的溶解。有时候，牙本质的脱矿现象可以很严重，但只要胶原蛋白的基本结构存在，一旦致龋因素和受细菌感染的牙本质去除后，仅为少量脱矿的部分仍可修复或再矿化。再矿化的牙本质有时可能较正常组织矿化程度要高，如在静止龋时的牙本质。

3. 牙骨质龋

发生在牙骨质的龋，多见于中老年患者因牙周病暴露的牙骨质表面。由于牙骨质是一种类骨的组织，对于牙骨质在龋的状态的破坏机制，至今没有明确的答案。但可以肯定的是，矿物溶解总应是先于有机质的破坏的。

4. 根龋

发生在暴露的牙根表面的龋。多见于中老年人，一部分是由于患者患牙周病而导致牙根较早暴露，另一部分是由于牙周组织的生理性退缩。临床上常可见到有一部分患者，牙冠的部分很少有龋，但到了老年牙根暴露则多龋，提示根面龋的发病机制有可能不同于冠部的釉质龋。

5. 窝沟龋

发生在牙的点隙沟裂处的龋。这种情况多与该处的发育和解剖有关，常见于牙齿初萌的头几年。

6. 平滑面龋

发生在颊舌平滑面的龋。常见于唇颊牙颈部，由于菌斑聚集并得不到及时清洁而致。

7. 邻面龋

发生在牙的近远中面的龋。两个相邻的部位是最不易清洁的位置，因而更易患龋。

（四）按发病特点的分类与诊断

1. 继发龋

在已有修复体边缘或底部发生的龋。临床可见修复体边缘牙组织着色变软，X 线片显示修复体周围牙组织密度降低。

2. 再发龋

已对原发龋病灶修复后在同一牙齿其他部位发生的龋损。用以与继发龋区别。另外，在临床上有根据致病因素命名龋的，如放射治疗龋、喂养龋、奶瓶龋、青少年龋，不一一列举。

二、鉴别诊断

（一）与牙齿发育和矿化不良的鉴别

局部的或全身的疾病可导致牙齿的发育和矿化不良，表现为牙表面有实质性的缺损和色泽变化。如釉质发育不全时牙表面可出现陷窝状的缺陷，应与龋齿鉴别。一般这种缺陷呈不规则形、表面有光泽、质地坚硬。发生在咬合面常累及牙尖，而龋则主要累及窝沟。发育不全的缺陷还常发生在前牙的唇面和切缘，容易与龋鉴别。但是釉质的这种缺陷也可能继发龋，表现为缺陷部位菌斑聚集，牙体组织脱矿变软。导致牙齿发育和矿化不良的非龋疾病还有氟牙症、四环素牙等多种疾病，多有矿化不良和色泽改变。多数情况下，牙表面组织有光泽、质地硬，容易与龋鉴别。有表面发育缺陷的牙，菌斑不易被清除，也可能成为龋的好发部位。

（二）与其他非龋疾患的鉴别

楔状缺损是发生在牙颈部的牙体组织缺损，但病变部位质地同正常组织，表面有光泽、无菌斑积累。酸蚀症和其他非龋性牙体组织缺损致牙本质暴露可出现牙本质敏感症，表现为对过冷和过热的敏感，但用暂封性材料覆盖敏感部位后，敏感症状消失。楔状缺损的部位有时也是菌斑易积聚的部位，有时可同时发生龋。

（三）深龋与可逆性牙髓炎的鉴别

龋深达牙本质深层，去腐干净后也未露髓，但进行常规温度诊检查时，出现较正常对照牙敏感的反应，如刺激时的一过性敏感症状。询问病史中从未出现自发痛症状，应考虑牙髓充血的可能，可诊断为可逆性牙髓炎。治疗应为间接盖髓观察，暂时充填，待充血症状消失后，再行永久充填。部分可逆性牙髓炎也可能进展为不可逆的牙髓炎。

（四）深龋与死髓牙的鉴别

有些情况下，尤其是在急性龋的时候，深龋时的毒素可以在龋还没有到达牙髓的情况下感染牙髓，致牙髓坏死，而患者可以没有临床症状。应通过温度诊、探诊和电活力测试予以鉴别。有时龋的过程缓慢，形成修复牙本质层后，可能降低牙对温度的反应性。遇到这种情况可以将温度测的部位放在窝洞内进行测试。必要时应拍摄X线片，观察根尖周组织的情况。

（五）深龋与慢性牙髓炎的鉴别

龋可以到达牙本质深层但未露髓，但龋坏过程产生的毒素可以穿过部分脱矿的牙本质刺激牙髓引起牙髓的慢性炎症。慢性牙髓炎一般会有相应的自发痛症状，但也因人而异。对于临床症状不明显的病例，可通过仔细询问病史、温度诊和电活力测试仔细鉴别。如临床有自发痛的经历，温度诊时较正常牙敏感或有延迟性疼痛，则应诊断为慢性牙髓炎。X线片有助于诊断。深龋时根尖周膜应该是正常的，而慢性牙髓炎时，有时可见根周膜的轻度增宽。

对于诊断不清或无法确定的病例，可先行间接盖髓治疗，随访观察，确诊后再行永久充填。

第六节　龋齿治疗方案

龋病的临床表现决定了确定其治疗方案时的特殊性。首先，由于龋的早期主要表现为矿物盐溶解，临床无症状，因此不易发现。其次，龋又是进行性发展的疾病，不能通过组织再生自行修复，龋洞必须由受过专门训练的口腔医师修复。同时，因龋就诊的患者常常存在其他的口腔卫生或口腔保健方面的问题，医师应该在修复局部龋洞的同时，指出患者口腔保健中的问题，指导患者养成好的口腔卫生习惯，使其具备正确的口腔科就诊态度和主动防治早期龋齿的主观意愿。

一、个案综合分析

（一）个案的龋危险性

评估龋病的发病因素很多，但对于每个就诊的患者来说，应该有其特殊或主要的原因。要全面询问患者的饮食习惯、口腔卫生保健方法、用氟情况和全身健康状况，同时要仔细检查患者每个牙齿的发育和矿化、牙面菌斑聚集、牙的排列、有无修复体和唾液分泌情况，要对患者当前的龋患情况有完整的了解，结合所收集的资料和已有的知识对其给出综合的龋危险性评估，以便有针对性地给患者以具体的指导和制订治疗方案。龋危险性评估要根据患者年龄、目前患龋程度、以往龋病史、牙齿发育排列状态、唾液分泌情况等综合考虑。多个龋齿同时存在、唾液分泌量少、牙齿矿化程度差，都应该判断为高危患者。

（二）具体而有针对性的饮食分析

尽管糖的消耗尤其是糖的进食频率是与龋齿最为密切的因素，但糖又是人类快速获取能量的最佳来源。因此笼统地对患者讲不吃糖或少吃糖是起不到防止或减少龋齿的作用的。只有让患者真正了解了糖在龋齿发病中的作用，同时具体地与患者共同分析其在饮食方面存在的问题及应该了解和注意的事项，才可能有助于预防和减少龋。要告诉患者什么时候不宜吃糖，如睡前或患口干症；吃糖后应该做些什么，如漱口和刷牙；应该怎样合理安排吃糖，如减少零食的次数；哪些食物更容易产酸致龋，如蔗糖、果糖等；哪些食物不致龋，如蔬菜、肉类等。

（三）菌斑控制指导

口腔卫生指导最主要的目的是教会患者自我控制菌斑的方法。让患者知道，清洁的牙面是不会得龋齿的。多数患者都有刷牙的习惯，但多数人做不到有效地清洁各个牙面。医师应该让患者了解哪些部位需要清洁，具体指导患者有效的清洁方法，包括如何使用牙线等。

（四）使用氟化物

氟的抗龋作用已被临床实践所证明，要教育每一个患者尤其是龋高危者，有规律地使用含氟牙膏。对儿童患者和高危患者，还应在每次就诊时，为牙面局部涂布氟化物，加强抗龋效果。

（五）定期看医师

要求患者定期到口腔科医师处检查，以便早期发现和处理早期的龋齿。一般患者每年检查一次。对于高危患者要加大频率，最少每年 2 次，必要时每 3 个月一次。对于猖獗龋的患者除了严密观察，更应该积极预防和治疗。

二、制订治疗计划

（一）告知义务

医务人员要对患者尽到告知义务，使患者充分了解自己口腔患龋的实际情况，了解医师计划采取的措施，知道自己应做的事情和应付的费用。制订治疗计划需要患者或其家属和监护人的参与。

（二）处理主诉牙

患者寻医就诊，一般都有主诉症状。医师首先应该针对患者的主诉症状或主诉牙进行诊断并制订治疗计划、采取措施。即使对于多发的问题，也必须遵循上述原则。对患龋的牙，如果确定没有牙髓病变的临床表现和X线影像表现，可以直接充填修复。如果存在牙髓充血或可疑炎症表现，则最好采取两步法充填，即先将龋坏的组织清理干净，用对牙髓无刺激或有安抚作用的暂时充填材料充填，一周至数周后无反应，则可进行永久性充填修复或嵌体修复。对于龋坏范围尚未波及牙髓的病例应尽可能地保存牙髓活力。

（三）停止龋的发展

在对主诉牙进行了适当的处理后，要针对全口患龋的情况采取措施。对于口腔内同时发现多个牙齿患龋或者患龋呈急性发展的患者，应该采取措施，首先阻止龋的发展和蔓延。对于已有的龋洞，首诊时就应尽可能去净龋坏组织，以暂时封闭材料封闭窝洞，停止龋的发展。然后，再根据情况逐个修复龋损的牙齿。在处理龋坏牙的同时，应对易感牙齿采取措施，如牙面局部涂氟和窝沟封闭。

（四）修复龋损、恢复功能

对于多个牙齿同时患龋的病例要在停止和控制了龋发展之后，逐个的修复缺损的部分。修复龋病缺损可根据情况选择充填修复或嵌体修复。要根据个案与患者讨论选择修复的方法和所用材料。

（五）制订和落实预防措施

治疗期间和治疗后患者的口腔保健情况直接决定牙体修复体的效果和寿命。为此，必须针对患者的具体情况，制订个性化的口腔保健方法。复诊时应该检查患者执行的情况。

（六）定期复查

防止复发龋齿的治疗仅靠门诊的工作或只是修复了龋坏的部分是不够的。补了洞，不等于治了病。患者要定期复查。复查的频率依据患龋的程度和危险性而定。一般应间隔6～12个月的时间。对于个别高危个体，应3个月一次。复查时除了检查口腔卫生和患龋情况之外，还应检查患者执行口腔保健计划的情况。

三、龋损修复治疗的基本原则

对于尚未形成窝洞的早期龋，可以通过去除病原物质、改变局部环境和再矿化的方法予以处理，并应定期复查。对于已形成龋洞的病损，只能人工修复，修复时应该遵循下述原则。

（一）生物学原则

去除龋损感染的组织，保护正常牙髓组织不受损害，尽可能保留健康的牙体组织，修复龋损、恢复功能、恢复美观，是治疗龋齿需要遵循的基本生物学原则。

感染的牙齿组织含有大量细菌和细菌毒素，修复前如果不能将其彻底去除，势必会使感染扩散。不能阻止病变的进一步发展，是造成龋复发的主要原因。另一方面，脱矿后的牙体组织渗透性增加，如果没有去净存在于洞缘的脱矿牙体组织，势必使洞缘的封闭性降低，增加微渗漏，增加外界刺激对窝洞深部组织的刺激，是治疗失败的重要原因。

牙本质-牙髓复合体是富含神经的生物组织。目前治疗龋齿时，主要依赖高速旋转的器械去除病变组织和预备窝洞。机械操作时的压力，器械摩擦产生的热、冷却过程造成的组织脱水及治疗所用药物和材料等因素都可能对牙本质，牙髓复合体尤其是牙髓组织造成不可逆的损伤。因此治疗过程要特别注意对牙本质-牙髓复合体的保护。对所用器械设备要经常检查，及时更换损坏的部件，如变形的齿轮、钝旧的钻、喷水不准确的手机等。临床操作要十分地轻柔和仔细，避免过度用力、牙齿脱水及长时间切削等。同时，要充分了解所使用的材料和药物特性，避免药物或材料对牙髓的刺激。备好的窝洞应该立即封闭，避免牙本质小管的二次感染。

（二）功能和美学的原则

龋损修复的根本目的是恢复功能和美观。功能的恢复除了考虑外形，还要考虑咬合。修复完好的牙齿应有良好的咬合关系。对美观的考虑，一是外形，二是色泽。良好的外形和色泽是恢复自然美的两要素。目前的直接黏合修复术和间接嵌体修复术均可达到较理想的美观修复效果。

（三）固位和抗力的原则

修复龋损需用生物相容的材料，这种材料必须与牙齿紧密结合或牢固地存在于窝洞中才可以行使功能。寻求合适的固位方法一直是龋损修复的重点。概括起来，目前获取固位的方法主要有两种，机械固位和化学黏合固位。

1. 机械固位

机械固位是应用银汞合金充填术修复牙体组织缺损的主要固位方法。充填前要求制作一定洞形，利用洞形的壁和形状通过摩擦和机械锁扣使充填材料获得固位。为了获得足够的抗力形，对抗咀嚼过程的各种力，充填体必须有一定厚度和强度。然而所有这些都不利于保留更多的健康牙体组织，不是理想的固位方法。黏合修复技术依赖材料与牙齿的化学黏合获取固位，是牙体修复所追求的目标。

2. 化学黏合固位

理想的黏合修复技术只需要全部或部分去除病变的牙体组织，在不破坏健康牙体组织的情况下，利用材料的化学黏合作用获得固位，利用材料的优越物理性能获得抗力。

近些年，黏合修复技术有了很大的发展。一方面，黏合剂的发展，已经突破了单纯黏合牙釉质或牙本质的界限，一种黏合剂可以同时对牙釉质和牙本质获得类似釉质和牙本质自然黏合的力量；另一方面，充填材料尤其是高分子的树脂类材料通过增加填料和改变填料特性的方法，已经获得基本能够满足咀嚼功能要求的复合树脂。然而，由于黏合修复材料中的基质材料为高分子的聚合材料，所以存在聚合收缩和材料老化的问题。尽管近年来的研究已经在克服这些问题方面有了巨大的发展，相关的材料也有了很大的改进，但是仍需要更多的长期临床观察和临床效果评估。

第六章　牙体硬组织非龋性疾病

第一节　牙发育异常和着色牙

一、釉质发育不全

釉质发育不全指在牙发育期间，由于全身疾病、营养障碍或严重的乳牙根尖周感染导致釉质结构异常。根据致病的性质不同，分为釉质发育不全和釉质矿化不全两种类型。前者系釉质基质形成障碍所致，临床上常有牙体组织实质缺损；后者则由釉质基质形成正常而矿化不良所致，临床上一般无牙体组织实质缺损。发育不全和矿化不全既可单独发病，也可同时存在。

（一）病因

1. 严重营养障碍

维生素 A、维生素 C、维生素 D 及钙磷的缺乏，均可影响成釉细胞分泌釉质基质和矿化。维生素 A 缺乏，对上皮组织的影响很明显，而釉质为上皮组织的成釉细胞所形成；维生素 C 缺乏时，成釉细胞不能分化成高柱状细胞而蜕变成扁平细胞，使釉质发育不全。对天竺鼠的动物实验证明，维生素 C 缺乏首先导致成牙本质细胞变性，不能形成正常的牙本质，而是不规则的、排列不齐的牙本质小管钙化组织，严重时甚至可使牙本质发育停止。成牙本质细胞变性后可影响釉质正常发育。维生素 D 严重缺乏时，钙盐在骨和牙组织中的沉积迟缓，甚至停止；一旦形成釉质基质，由于得不到及时的矿化，基质不能保持它的形状而塌陷，这些都是釉质表面上形成凹陷和矿化不全的原因。

2. 内分泌失调

甲状旁腺与钙磷代谢有密切关系。甲状旁腺功能降低时，血清中钙含量降低，血磷正常或偏高。临床上出现手足抽搐症，其牙也可能出现发育缺陷，肉眼能见到牙面横沟或在镜下能见到加重的发育间歇线。

3. 婴儿和母体的疾病

患儿的一些疾病，如水痘、猩红热等均可使成釉细胞发育发生障碍。严重的消化不良也可成为釉质发育不全的原因。而妊娠女性患风疹、毒血症等也可能使胎儿在此期间形成的釉质发育不全。发病急、病程短的疾病，仅使釉质形成一条窄的横沟缺陷，如果正值牙发育的间隙期，则不致引起釉质发育不全。

4. 局部因素

常见于乳牙根尖周严重感染，导致继承恒牙釉质发育不全。这种情况往往见于个别牙，以前磨牙居多，又称特纳牙。1912 年，首先由 Tumner 报道：一个小男孩因患严重的麻疹，萌出的恒牙在牙面上呈对称性的白色条纹，与相邻牙釉质截然不同，说明牙釉质形成时曾受到干扰。另一患者为小女孩，表现为局部牙釉质发育不良，牙面上有稍淡的黄斑，釉质完整。追问病史，曾有乳牙因根尖周脓肿而拔除的病史。

特纳牙不同于其他釉质发育不全累及口内多数牙，其往往只涉及单个牙。若患牙为尖牙或前磨牙，通常是因乳牙根尖感染较重，影响了后继恒牙的发育。若为前牙，则多由创伤因素所致，受创乳牙被推入下方发育中的恒牙胚，从而扰乱了恒牙釉质的发育。

（二）病理变化

在磨片上，釉质部分有凹陷，凹陷处的釉护膜能历经数年而不被磨掉。在凹陷底部，有加重的釉质发育间隙线（芮氏线）。釉丛和釉梭明显且数目多。釉质易被染料浸透，故釉质中常有色素沉积。与釉质发生障碍同一时期发生的牙本质部分，也有增多的球间牙本质和牙本质发育间隙线（欧氏线）。

（三）临床表现

根据釉质发育不全的程度可将其分为轻症和重症。

1. 轻症

釉质形态基本完整，仅有色泽和透明度的改变，形成白垩状釉质，这是由于矿化不良、折光率改变而形成的，一般无自觉症状。

2. 重症

牙面有实质性缺损，即在釉质表面出现带状或窝状的棕色凹陷。

（1）带状（横沟状）缺陷：在同一时期釉质形成全面遭受障碍时，可在牙面上形成带状缺陷。带的宽窄可以反映障碍时间的长短，如果障碍反复发生，就会有数条并列的带状凹陷出现。

（2）窝状缺陷：由于成釉细胞成组的破坏，而其邻近的细胞却继续生存并形成釉质。严重者牙面呈蜂窝状。

另外，还有前牙切缘变薄，后牙牙尖缺损或消失。由于致病因素出现在牙发育期才会导致釉质发育不全，故受累牙往往呈对称性。所以可根据釉质发育不全的部位，推断致病因素作用的时间。

（四）防治原则

釉质发育不全系牙在颌骨内发育矿化期间所留下的缺陷，而在萌出以后被发现，并非牙萌出后机体健康状况的反映。所以，对这类患牙再补充维生素 D 和矿物质是毫无意义的。由于这类牙发育矿化较差，往往容易磨耗。患龋后发展较快，应进行防龋处理。

牙发生着色、缺陷的可通过光固化复合树脂修复、烤瓷冠修复等方法进行治疗。

二、遗传性牙本质障碍

遗传性牙本质障碍可分为遗传性牙本质发育不全（DGI，DI）及遗传性牙本质发育不良（DD）。

牙本质发育不全共有 3 种类型：牙本质发育不全Ⅰ型（DGI-Ⅰ）；牙本质发育不全Ⅱ型（DGI-Ⅱ）；牙本质发育不全Ⅲ型（DGI-Ⅲ）。

牙本质发育不良分为 2 种类型：牙本质发育不良Ⅰ型（DD-Ⅰ）；牙本质发育不良Ⅱ型（DD-Ⅱ）：又称遗传性乳光牙本质。

本节仅讨论第Ⅱ型：遗传性乳光牙本质。因具有遗传性，牙外观有种特殊的半透明乳光色而得名。其发病率为 1/8000～1/6000。

（一）病因

本病属于常染色体显性遗传病，可在一家族中连续出现几代，亦可隔代遗传。男、女患病率均等，乳、恒牙均可受累。亲代一人患病，子女有 50% 发病概率，符合常染色体显性遗传规律。

我国科研人员通过对 3 个遗传性乳光牙本质家系的分析，发现了位于 4 q21 区域染色体长臂的 DSPP 几种不同类型的突变都可导致该病的发生。该基因的突变在其中 2 个家系还引发进行性高频耳聋。科研人员不仅鉴定了部分遗传性乳光牙本质的一个新的表型——进行性高频耳聋，还首次发现在牙中特异表达的基因 DSPP 在内耳中也有表达，表明 DSPP 基因产物在牙本质发育及内耳正常功能中发挥了极为重要的作用，为该病的诊断和治疗带来了希望。

在这 3 个家系中，其中 1 个不伴有进行性耳聋的家系为 DSPP 基因内含子 3 的供点处发生了 1 个 G-A 的改变，在转录过程中可能导致 DSPP 基因外显子 3 的缺失；第 2 个家系在外显子 2 有 1 个 C-A 的变换，造成了 Pro-Thr 的改变；另一个家系在外显子 3 有 1 个 G-A 的转变，从而造成密码子 ValPhe 的改变，使蛋白跨膜区中 2 个相邻氨基酸残基发生错义突变，导致了疾病的发生。

近年来随着基因研究的发展，有观点认为遗传性牙本质发育不全与成骨不全是两种独立的疾病。目前除 DD-Ⅰ型外，其余各型牙本质缺损定位基因已明确。

（二）病理变化

釉质结构基本正常，釉牙本质界失去小弧形的排列而呈直线相交，有的虽呈小弧形曲线，但界面凹凸较正常牙浅。牙本质形成较紊乱，牙本质小管排列不规则，管径较大，数目较少，有的区域甚至完全没有小管，并可见未钙化的基质区域。由于不断较快地形成牙本质，成牙本质细胞蜕变消失，有的细胞被包埋于基质。

遗传性乳光牙磨片内，髓腔也由于被不断形成的牙本质充满而消失。

（三）临床表现

牙冠呈微黄色半透明，光照下呈现乳光。釉质易从牙本质表面分离脱落使牙本质暴露，从而发生严重的咀嚼磨损。在乳牙列，全部牙冠可被磨损至龈缘，造成咀嚼、美观和语言等功能障碍。严重磨损导致低位咬合时，还可继发颞下颌关节功能紊乱等疾病。X 线片可见牙根短。牙萌出后不久，髓室和根管完全闭锁。

（四）治疗原则

由于乳牙列常有严重咀嚼磨损，故需用覆盖面和切缘的殆垫预防和处理。在恒牙列，为防止过度的磨损，可用烤瓷冠，也可用殆垫修复。

三、先天性梅毒牙

先天性梅毒牙包括半月形切牙和桑椹状磨牙等。主要见于恒牙，乳牙极少受累。10%～30% 的先天性梅毒患者有牙表征。

（一）发病机制

在牙胚形态发生期，由于炎症细胞浸润，特别在成釉器中有炎性渗出，致使成釉细胞受损，部分釉质的沉积停止。又由于牙本质的矿化障碍，前期牙本质明显增多，因而牙本质塌陷，形成半月形损害。毒牙多见于第 11，16，21，26，31，32，36，41，42，46 号牙，少见于乳牙列，可能与下列因素有关：①梅毒对组织损害最严重的时期，是在胚胎末期及出生后第 1 个月；②如果梅毒在胚胎早期即严重侵犯组织，则可导致胎儿流产，当然不会遗留畸形牙；③梅毒螺旋体不易经过胎盘而直接作用于胎儿。

（二）病理变化

牙胚周围有螺旋体，牙乳头和牙囊有炎症。在发育共同胚胎镜下可发现梅毒牙的病理改变是：釉质明显缺少或完全缺失，牙本质生长线明显，球间牙本质增多，前期牙本质明显增宽，牙颈部可见含细胞牙本质和骨样牙本质。

（三）临床表现

1. 半月形切牙

亦称哈钦森牙。Hutchinson 发现先天性梅毒患者有 3 个特征：①间质性角膜炎；②中耳炎或耳聋；③半月形切牙。这种切牙的切缘比牙颈部狭窄，切缘中央有半月形缺陷，切牙之间有较大空隙。

2. 桑椹状磨牙

Fourmier 于 1884 年首次发现先天性梅毒患者第一恒磨牙的牙尖皱缩，表面粗糙，釉质呈多个不规则的小结节和坑窝凹陷，散在于近咬合面处，故有桑椹状之称；牙尖向中央凑拢，牙横径最大处在牙颈部。

3. 蕾状磨牙

Henry Moon 于 1877 年第一次进行描述：第一恒磨牙较正常牙小，圆顶状；近中面观，牙尖聚拢，但冠部无沟隙或缺损环绕；除了外形畸形外，牙表面光滑。

同其形态的特异性 Jacobi 等（1992 年）和 Putkonen（1962 年）将其称为蕾状磨牙。

1924 年，Pluger 对此类牙又进行如下描述：牙尖处横径缩窄，咬合面收缩，颈部为全牙横径最大处，他认为第一磨牙虽不似桑椹状，但牙尖向中央凑拢，致使咬合面收缩，有如花蕾，因而得名。Moon 则称此类牙为圆屋顶式牙，这也是先天性梅毒牙特征之一。

另外，牙萌出过早或过迟；先天性无牙畸形；由口角向颊部的放射状瘢痕；前额隆突而鼻梁塌陷等都可用作辅助诊断的标志，更有力的证据应是血清学检查。

（四）防治原则

在妊娠早期治疗梅毒，是预防先天性梅毒的有效方法。若在妊娠后 4 个月内用抗生素行抗梅毒治疗，95% 的婴儿可免得先天性梅毒。这样也就可以防止梅毒牙的发生。对梅毒牙可用修复学方法或光固化复合树脂修复。

四、着色牙

（一）概述

着色牙是口腔中常见的疾病，各个年龄组人群均可发生；既可以发生在乳牙，也可以发生在恒牙。根据病因的不同，又可以分为内源性着色牙和外源性着色牙两大类。

内源性着色牙指的是由于受到疾病或药物的影响，牙内部结构包括釉质、牙本质等均发生着色，常伴有牙发育的异常，活髓牙和无髓牙均可以受累。外源性着色牙主要指由于药物、食物、饮料（如茶叶、咖啡、巧克力等）中的色素沉积在牙表面引起牙着色，牙内部组织结构完好，只影响牙的美观，不影响牙的功能。

1. 病因

着色牙的病因众多，大致可分为外源性着色和内源性着色。

（1）外源性着色：外源性着色由多种原因造成，包括附着在牙表面的菌斑、产色素细菌、饮料、食物等。

（2）内源性着色：内源性着色的病因根据牙萌出情况有所不同。在牙未萌出前，影响牙胚胎发育及硬组织形成的原因包括系统性疾病，如婴幼儿高胆红素血症、血液系统疾病、四环素类药物的应用等；而在牙萌出后，由于化学物质、外伤、抗生素使用等也可引起内源性牙着色。

2. 临床表现

（1）外源性着色：主要表现为在牙的表面，如牙颈部、牙近远中邻面、下颌牙舌面和上颌牙腭面有条状、线状或者块状的色素沉着。根据着色原因不同，可有多种色素沉着，严重者覆盖整个牙面，极大影响了美观。

（2）内源性着色：由于许多内源性着色均发生在牙萌出前牙冠形成时期，因此，通常为多个牙同时受累，且常伴有牙结构的发育缺陷，如四环素牙、氟斑牙。而外伤引起的牙着色主要是由于创伤时血管破裂，血细胞游离到髓腔，发生溶血，释放出血红蛋白及铁离子，与硫化氢结合形成硫酸铁进入牙本质小管而导致牙着色。

3. 治疗

（1）外源性着色牙：一般采用常规口腔卫生清洁措施包括超声波洁牙、喷砂洁牙，二者均可去除着色，严重者可能需经过多次反复清洁才能去除。

（2）内源性着色牙：内源性着色牙的治疗方法主要包括树脂修复、牙漂白、烤瓷冠修复等，可根据牙着色的程度不同而选择不同治疗方法。

（二）氟牙症

氟牙症又称氟斑牙或斑釉，具有地区性分布特点，为慢性氟中毒早期最常见且突出的症状。氟牙症在世界各国均有报道。我国氟牙症流行区很多，如东北、内蒙古、宁夏、陕西、山西、甘肃、河北、山东、贵州、福建等地都有慢性氟中毒区。氟中毒除了影响牙外，严重者同时患氟骨症，应引起高度重视。

1. 病因

1931 年，Churchill 首先肯定水中氟含量过高是本症的病因。同年 Smith 用氟化物做大鼠实验，证明氟含量过高可产生此症。一般认为水中含氟量以 1 ppm（1 mg/L）为宜，该浓度既能有效防龋，又不致发生氟牙症。但个体因素及其生活条件，包括对氟的感受性也有一定差异。饮用水是摄入氟的一个最大来源，水氟摄入是按年龄、气候条件和饮食习惯综合决定的。水氟的最适浓度主要取决于当地的年平均最高气温，美国为 0.7～1.2 ppm，广州约为 0.7 ppm。我国地域辽阔，南北气温相差甚大，因此不能只有一个适宜浓度，故我国现行水质标准氟浓度为 0.5～1 ppm 是适宜的。

食物中氟化物的吸收，取决于食物中无机氟化物的溶解度以及钙的含量。如果加入钙的化合物，则氟的吸收就显著减少。动物实验证实，充足的维生素 A、维生素 D 和适量的钙、磷，可减轻氟对机体的损害。这说明氟含量过高并不是造成氟牙症的唯一原因，因为水中含氟量较高的地区，也不是人人罹患此症。

另外，能否发生氟牙症还取决于过多氟进入人体的时机。氟主要损害釉质发育期牙胚的成釉细胞，因此，过多的氟只有在牙发育矿化期进入机体，才能发生氟牙症。若在 6～7 岁之前，长期居住在饮水中含氟量高的流行区，即使日后迁往他处，也不能避免以后萌出的恒牙受累，反之，如 7 岁后才迁入高氟区者，则不出现氟牙症。

2. 发病机制

碱性磷酸酶可以水解多种磷酸酯，在骨、牙代谢中提供无机磷，作为骨盐形成的原料。当氟浓度过高时，可抑制碱性磷酸酶的活性，从而造成釉质发育不良、矿化不全和骨质变脆等骨骼疾病。

3. 病理表现

为柱间质矿化不良和釉柱的过度矿化。这种情况在表层的釉质更显著，表层釉质含氟量是深层釉质的 10 倍左右。由于氟牙症表层釉质呈多孔性，易于吸附外来色素（如锰、铁化合物）而产生氟斑。重型氟牙症的微孔量可达 10%～25%，位于釉柱间，并沿横纹分布。如果这种多孔性所占的体积大，釉质表面就会塌陷，形成窝状釉质发育不全。

4. 临床表现

（1）氟牙症临床表现的特点是在同一时期萌出牙的釉质上有白垩色到褐色的斑块，严重者还并发釉质的实质缺损。临床上常按其程度而分为白垩型（轻度）、着色型（中度）和缺损型（重度）3 种类型。

（2）多见于恒牙，发生在乳牙者甚少，程度亦较轻。这是由于乳牙的发育分别在胚胎期和婴儿期，而胎盘对氟有一定的屏障作用。但如氟摄入量过多，超过胎盘筛除功能的限度时，也能不规则地表现在乳牙上。

（3）对摩擦的耐受性差，但对酸蚀的抵抗力强。

（4）严重的慢性氟中毒患者，可有骨骼的增殖性变化，骨膜、韧带等均可钙化，从而产生腰、腿和全身关节症状。急性中毒症状为恶心、呕吐、腹泻等。由于血钙与氟结合，形成不溶性的氟化钙，可引起肌痉挛、虚脱和呼吸困难，甚至死亡。

5. 鉴别诊断

本病主要应与釉质发育不全相鉴别。

（1）釉质发育不全白垩色斑的边界比较明确，而且其纹线与釉质的生长发育线相平行吻合；氟牙症为长期性的损伤，故其斑块呈散在的云雾状，边界不明确，并与生长发育线不相吻合。

（2）釉质发育不全可发生在单个牙或一组牙；而氟牙症发生在多数牙，尤以上颌前牙为多见。

（3）氟牙症患者有在高氟区的生活史。

6. 防治原则

最理想的预防方法是选择新的含氟量适宜的水源，或分别应用活性矾土（Al_2O_3）或药用炭（活性炭）去除水源中过量的氟，但后者费用昂贵，难以推广。对已形成的氟牙症可用磨除、酸蚀涂层法、复合树脂修复和烤瓷冠修复等方法处理。

（三）四环素牙

四环素是由金霉素催化脱卤生物合成的抗生素，早在 1948 年即开始用于临床。1950 年，国外有报道四环素族药物引起牙着色称四环素牙；其后又陆续报道四环素沉积于牙、骨骼及指甲等，而且还能引起釉质发育不全。国内直至 20 世纪 70 年代中期才引起注意。目前，随着四环素类药物使用的减少，这类疾病的发病已逐渐少见。

1. 发病机制

在牙的发育矿化期，服用的四环素族药物，可被结合到牙组织内，使牙着色。初呈黄色，在阳光照射下则呈明亮的黄色荧光，以后逐渐由黄色变成棕褐色或深灰色。这种转变是缓慢的，并能被阳光促进，所以切牙的唇面最先变色。一般说来，前牙比后牙着色明显；乳牙着色又比恒牙明显，因为乳牙的釉质较薄、较透明，不易遮盖牙本质中四环素结合物的颜色。牙着色程度与四环素的种类、剂量和给药次数有关。一般认为，缩水四环素、地美环素、盐酸四环素引起的着色比土霉素、金霉素明显。在恒牙，着色程度与服用四环素的疗程长短成正比关系，但是短期内的大剂量服用比长期服相等总剂量的作用更大。

由于釉质和牙本质同时形成在同一基底膜的相对侧，所以同一次的剂量能在两种组织中形成黄色层；但在牙本质中的沉积比在釉质中高4倍，而且在釉质中仅为弥散性的非带状色素。这是由于牙本质磷灰石晶体小，总表面积比釉质磷灰石晶体大，因而使牙本质吸收四环素的量较釉质为多。又由于黄色层呈波浪形，似帽状，大致相似于牙的外形，所以一次剂量引起的着色能在一个牙的大部分表面看到。在牙着色的同时，还有骨组织的着色，但是后者可随骨组织的生理代谢活动而使着色逐渐去除，然而牙的着色却是永久的。此外，四环素还可在母体通过胎盘引起乳牙着色。

四环素对牙的影响主要是着色，有时也并发釉质发育不全。四环素分子有螯合性质，可与牙组织形成稳固的四环素正磷酸盐复合物，此物质能抑制矿化的2个相，即核化和晶体的生长。

2. 临床表现

四环素对牙着色和釉质发育不全的影响与下列因素有关：①四环素族药物本身的颜色，如地美环素呈镉黄色、土霉素呈柠檬黄色；②降解而呈现的色泽，四环素对光敏感，可以在紫外线或日光下变色；③四环素在牙本质内，因结合部位的深浅而使牙本质着色的程度有所不同，当着色带越靠近釉牙本质界时，越易着色，因而在婴儿早期，形成外层牙本质时，用药影响最大；④与釉质本身的结构有关，在严重釉质发育不全、釉质完全丧失时，着色的牙本质明显外露，如果轻度釉质发育不全，釉质丧失透明度而呈白垩色时，可遮盖着色的牙本质，反而使牙色接近正常。

根据四环素牙形成阶段、着色程度和范围，四环素牙可以分为以下四个阶段。

（1）第一阶段（轻度四环素着色）：整个牙面呈现黄色或灰色，且分布均匀，没有带状着色。

（2）第二阶段（中度四环素着色）：牙着色的颜由黄色至黑灰色。

（3）第三阶段（重度四环素着色）：牙表面可见到明显的带状着色，颜色呈黄-灰色或黑色。

（4）第四阶段（极重度四环素着色）：牙表面着色深，严重者可呈灰褐色，任何漂白治疗均无效。

四环素牙引起牙着色和釉质发育不全，都只在牙发育期才能显现出来。一般说来，在6～7岁或以后再给药，不致引起令人注目的牙着色。

3. 防治原则

为防止四环素牙的发生，妊娠和哺乳的女性及8岁以下的小儿不宜使用四环素类药物。

着色牙可通过光固化复合树脂修复、烤瓷冠修复或漂白等方法进行治疗。

（1）牙的漂白治疗：着色牙的漂白治疗主要用于牙冠比较完整的轻、中度氟斑牙，四环素牙，变色无髓牙。漂白治疗的方法主要分为外漂白和内漂白两种。外漂白方法根据治疗地点又可分为诊室内漂白治疗和家庭漂白治疗。目前最常用的漂白剂为过氧化氢，其他还有过氧化脲、过硼酸钠等。

过氧化氢是一种强氧化剂，着色牙漂白时最常用的剂量为30%过氧化氢，其确切的漂白机制至今还不清楚，主要为一种氧化反应，当过氧化氢和牙接触时，形成具有巨大氧化能力的游离根，在这个反应过程中被漂白物质向漂白剂提供电子。由于过氧化氢的分子量与水相似，所以，易被吸收进釉质从而氧化牙中的色素。漂白治疗的成功很大程度上取决于牙变色的程度、着色原因及色素进入牙组织中时间的长短。过氧化氢不仅对釉质产生作用，而且对牙本质、牙骨质也会产生作用，甚至对牙髓组织造成损害。

过氧化脲的漂白作用是利用它逐渐分解生成过氧化氢来实现的。过氧化脲分解后可生成过氧化氢、脲、二氧化碳、氨等。

诊室内漂白术：诊室内漂白术使用药物大多为强氧化剂，如30%过氧化氢、10%～15%过氧化尿素等药物，置于牙冠表面进行漂白。在放置药物的同时还可辅助加用激光照射、红外线照射等方法增加脱色效果。

1）适应证：由于诊室内漂白使用的药物由釉质表面向牙本质渗入，因此，药物的漂白作用是由外向内逐步深入，越到牙本质深层效果越不明显。对于重度的四环素牙等疗效就相对较差。一般适用于完整的氟斑牙，轻、中度四环素牙，外染色牙和其他原因引起的轻、中度变色牙，而且主要是活髓牙。

2）漂白方法：①由于漂白剂对牙龈及口腔软组织有灼伤，因此，在治疗前可先用凡士林涂布牙龈及软组织表面以保护牙龈及软组织；②在治疗前应去除牙表面附着的菌斑及色素，然后用小刷子蘸不含氟的漂白粉清洁牙面，冲洗后隔湿橡皮障；③在牙表面放置含过氧化氢漂白液的纱布或凝胶；④使用漂白灯或激光、红外线等加热装置照射，注意温度不要过高，以免引起组织损伤；⑤治疗结束后，冲洗牙面，移去橡皮障及凡士林；⑥询问患者是否有牙敏感症状或其他不适，给予适当处理；⑦治疗时间一般为每周1次，每次30～45 min，根据治疗效果持续2～6次。

（2）家庭漂白术：家庭漂白术又称夜间漂白技术或托盘漂白术，该技术采用托盘和10%～15%过氧化脲进行治疗。它不仅大大缩短了患者的就诊时间和次数，而且可以同时对全日牙进行漂白。对于外源性着色、内源性着色和因年龄增长所致的颜色改变效果较好，对于氟斑牙也有不同程度的漂白效果，但对于四环素牙，尤其是中、重度四环素着色牙效果稍差。

操作步骤：①藻酸盐印模材料取模，灌制石膏模型；②在石膏模型上加工、修整托盘，托盘达龈下0.5 mm处；③经医师指导，在托盘内加入漂白凝胶，戴上后去除多余漂白剂；④治疗期间勿饮水及漱口，睡觉前戴入，第2天晨取出，再用清水漱口。若在白天使用，平均每1.5～2小时更换1次漂白剂，但每天使用不超过12小时；⑤2～6周为1个疗程；⑥若有问题及不良反应出现，及时向医师汇报。

家庭漂白技术治疗的效果与漂白的时间和剂量有关，取决于每日戴托盘的时间长短、天数、患者本身的条件及内部颜色对漂白剂的敏感性等因素。根据目前的临床治疗效果分析，没有一种漂白术在所有情况都有效，尤其是四环素着色牙的治疗，因此，诊室内漂白术和家庭漂白术联合应用可能比单独使用一种方法效果更好。

（3）无髓牙漂白术：无髓牙漂白术最早出现于1884年，又称内漂白术或诊间漂白术。主要是将漂白剂置于打开的牙髓腔内进行漂白治疗的一种方法，常用漂白剂有过氧化氢、过氧化脲等，其适应证主要是完成根管治疗术后的着色牙。漂白时，首先去除根管充填材料至根管口下2～3 mm处，以光固化玻璃离子黏固剂封闭根管。把蘸有漂白药物的棉球封于髓腔内，隔2～3天复诊，4～7次为1个疗程。漂白结束后，冲洗髓腔，然后用复合树脂充填窝洞。

无髓牙漂白术的主要并发症为牙的再着色和牙颈部外吸收。

经随访发现，内漂白的远期效果与近期效果存在差别，1～5年或以后明显再着色的发生率为3%～7%，45%～60%的牙有染色，牙颈部外吸收发生率约为6.9%。牙颈部外吸收发生的确切机制尚不清楚，大多数学者认为与漂白剂渗出有关。过氧化氢可能通过牙本质小管进入牙颈部牙周膜，使之防御功能减弱，细菌在暴露的牙本质小管中繁殖，引起周围组织感染，继发牙颈部硬组织吸收，如果漂白后发生牙外吸收，只能拔除。

五、牙形态异常

（一）过小牙、过大牙、锥形牙

牙的大小若与骨骼和面部的比例失去协调，就有过大或过小之感。个别牙若偏离了解剖上正常值的范围，且与牙列中其他牙明显不相称时，称为过小牙或过大牙。过小牙多见于上颌侧切牙、第三磨牙和额外牙。如为圆锥形时则称锥形牙，即牙的切端比颈部狭窄。有时上颌中切牙牙冠过大，而牙根并不长，过大牙应和临床上更为常见的融合牙相区别。全口牙都呈过大或过小的情形极少，这种情形可能与遗传或内分泌有关，全口性过小牙，可发生于外胚层发育不良、Down 综合征、先天性脑垂体功能减退的患者。单侧牙过大，可见于颜面偏侧肥大者。前牙区的过小牙常影响美观，如有足够长度的牙根，可用复合树脂或冠修复，以变得美观。过大牙冠而牙根小者，导致菌斑的积聚和牙周病的发生，加上又有碍美观，可考虑拔牙后修复。

（二）融合牙、双生牙、结合牙

1. 融合牙常由2个正常牙胚融合而成。在牙发育期，可以是完全融合，也可以是不完全融合。引起融合的原因，一般认为是压力。如果这种压力发生在2个牙钙化之前，则牙冠部融合，如果这种压力发生在牙冠发育完成之后，则形成根融合为一，而冠分为二的牙。牙本质总是相通连的。无论是乳牙或恒牙均可发生融合牙，最常见于下颌乳切牙。此外，正常牙与额外牙有时也可发生融合。

2. 双生牙系由一个内向的凹陷将一个牙胚不完全分开而形成不完全的双生牙。通常双生牙为完全或不完全分开的牙冠，有一个共同的牙根和根管。双生牙在乳牙列与恒牙列皆可发生。双生乳牙常伴有其继承恒牙的先天性缺失。

3. 结合牙为 2 个牙的牙根发育完全以后发生粘连的牙。在这种情况下，牙借助增生的牙骨质结合在一起。引起结合的原因可能为创伤或牙拥挤，以致牙间骨吸收，使两邻牙靠拢，以后增生的牙骨质将两牙粘连在一起。结合牙偶见于上颌第二磨牙和第三磨牙区，这种牙形成时间较晚，而且牙本质是各自分开的，所以结合牙容易与融合牙或双生牙相区别。

乳牙列的融合牙或双生牙，有时可延缓牙根的生理性吸收，从而阻碍其继承牙的萌出。因此，若已确定有继承恒牙，应定期观察，及时拔除。发生在上颌前牙区的恒牙双生牙或融合牙，由于牙大且在联合处有深沟，因此，对美观有影响。对这种病例应用复合树脂处理，一则可改善美观，再则可消除菌斑滞留区。此外，还可做适当调磨，使牙略微变小，以改进美观。

（三）畸形中央尖

畸形中央尖多见于下颌前磨牙，尤以第二前磨牙最多见，偶见于上颌前磨牙。常为对称性发生。一般均位于䳌面中央窝处，呈圆锥形突起，故称中央尖。此外，该尖也可出现在颊嵴、舌嵴、近中窝和远中窝。形态可为圆锥形、圆柱形或半球形等，1～3 mm 高。半数的中央尖有髓角伸入。

1. 病因

一般认为发生此种畸形是由于牙发育期，牙乳头组织向成釉器突起，在此基础上形成釉质和牙本质。

2. 临床表现

中央尖折断或被磨损后，临床上表现为圆形或椭圆形黑环，中央有浅黄色或褐色的牙本质轴，在轴中央有时可见到黑色小点，此点就是髓角，但在此处即使用极细的探针也不能探入。圆锥形中央尖，萌出后不久与对颌牙接触，即遭折断，使牙髓感染坏死，影响根尖的继续发育。这种终止发育的根尖呈喇叭形，但也有一些中央尖逐渐被磨损，修复性牙本质逐渐形成，或属无髓角伸入型。这类牙有正常的活力，牙根可继续发育。因此，发现畸形中央尖时，应根据不同情况，给予及时相应的处理。

3. 治疗

（1）圆钝而无妨碍的中央尖可不作处理。

（2）尖而长的中央尖容易折断或被磨损而露髓。牙刚萌出时若发现这种牙尖，可在麻醉和严格的消毒下，将此尖一次磨除，然后制备洞形，按常规进行盖髓治疗。另一种方法是在适当调整对䳌牙的同时，多次少量调磨此尖，这样可避免中央尖折断或过度磨损，且可在髓角部形成足够的修复性牙本质而免于露髓。

（3）中央尖折断，已引起牙髓或根尖周病变时，为保存患牙并促使牙根继续发育完成，可采用根尖发育形成术或根尖诱导形成术。

（四）牙内陷

1. 概述

牙内陷为牙发育时期，成釉器过度卷叠或局部过度增殖，深入到牙乳头中所致。牙萌出后，在牙面可出现一囊状深陷的窝洞。常见于上颌侧切牙，偶发于上颌中切牙或尖牙。根据牙内陷的深浅程度及其形态变异，临床上可分为畸形舌侧窝、畸形根面沟、畸形舌侧尖和牙中牙。

（1）畸形舌侧窝：是牙内陷最轻的一种。由于舌侧窝呈囊状深陷，容易滞留食物残渣，利于细菌滋生，再加上囊底存在发育上的缺陷，常引起牙髓的感染、坏死及根尖周病变。

（2）畸形根面沟：可与畸形舌侧窝同时出现。为一条纵行裂沟，向舌侧越过舌隆突，并向根方延伸，严重者可达根尖部，甚至有时将根一分为二，形成一个额外根。畸形根面沟尚未引起病变时，一般很难被诊断。有时在X线片上显示线样透射影，易被误认为副根管或双根管。畸形根面沟使龈沟底封闭不良，上皮在该处呈病理性附着，并形成骨下袋，成为细菌、毒素入侵的途径，易导致牙周组织的破坏。

（3）畸形舌侧尖：除舌侧窝内陷外，舌隆突呈圆锥形突起，有时突起成一牙尖。牙髓组织亦随之进入舌侧尖内，形成纤细髓角，易遭磨损而引起牙髓及根尖周组织病变。

（4）牙中牙：是牙内陷最严重的一种。牙呈圆锥状，且较其固有形态稍大，X线片示其深入凹陷部好似包含在牙中的1个小牙，其实陷入部分的中央不是牙髓，而是含有残余成釉器的空腔。

2. 治疗

（1）对牙内陷的治疗，应视其牙髓是否遭受感染而定。早期应按深龋处理，将空腔内软化组织去净，形成洞形，行间接盖髓术。若去腐质时露髓，应将内陷处钻开，然后根据牙髓状态和牙根发育情况，选择进一步处理的方法。若牙外形也有异常，在进行上述治疗后酌情进行冠修复，以恢复牙原来的形态和美观。

（2）对畸形根面沟的治疗，应根据沟的深浅、长短及对牙髓牙周波及的情况，采取相应的措施。

1）如牙髓活力正常，但腭侧有牙周袋者，先做翻瓣术，暴露牙患侧根面，沟浅可磨除，修整外形；沟深制备固位形，常规玻璃离子黏固剂或复合树脂黏结修复，生理盐水清洗创面，缝合，上牙周塞治疗剂，7天后拆线。

2）如牙髓无活力伴腭侧牙周袋者，可在根管治疗术后，即刻进行翻瓣术兼裂沟的处理。若裂沟已达根尖部，由于相互交通造成了牙周组织广泛破坏，则预后不佳，应予拔除。

（五）釉珠

釉珠是牢固附着于牙骨质表面的釉质小块，大小似粟粒，呈球形。它多位于磨牙根分叉内或其附近，或见于釉牙骨质界附近的根面上。

釉珠的发生起因于一小团错位的成釉细胞或者由于上皮根鞘的一小团上皮异常分

化，再度出现成釉功能而形成釉珠。在显微镜下观察，常见的釉珠完全由釉质构成，釉珠基底直接附着在牙本质上。有的釉珠包含有牙本质，但含有牙髓者甚为罕见。釉珠能影响牙龈与牙体之间的良好附着关系，形成滞留区，引起龈炎。它还可能妨碍龈下刮治术。另外，釉珠在X线片上可被误为髓石或牙石，故应加以鉴别。釉珠一般不必治疗，必要时可将其磨去。

六、牙数目异常

牙数目异常主要是指额外牙和先天性缺额牙。正常牙数之外多生的是额外牙，而根本未曾发生的牙是先天性缺额牙。

额外牙的发生可能来自形成过多的牙蕾，也可能是牙胚分裂而成。额外牙可发生在颌骨任何部位，但最多见的是“正中牙”，位于上颌两中切牙之间，常为单个，但也可成对。“正中牙”体积小，牙冠呈圆锥形，根短。上颌第四磨牙也较常见，位于第三磨牙远中侧。此外，额外牙还可在下颌前磨牙或上颌侧切牙区出现。额外牙可萌出或阻生于颌骨内，如有阻生，常影响邻牙位置，甚至阻碍其正常萌出，亦可导致牙列拥挤，成为牙周病和龋病的发病因素。乳牙的额外牙少见。

先天性缺额牙又可分为个别缺牙、多数缺牙和全部缺牙3种情况。个别缺牙多见于恒牙列，且多为对称性，最多见者为缺少第三磨牙。其次为上颌侧切牙或下颌第二前磨牙缺失。缺额牙也可为非对称性，在下颌切牙区内缺少个别牙。缺额牙在乳牙列很少见。个别缺额牙的原因尚不清楚，但一般认为有家族遗传倾向。

全口多数牙缺额或全口缺额牙，称无牙畸形，常为全身性发育畸形的局部表现。无牙畸形常伴有外胚叶发育不全，如缺少毛发、指甲、皮脂腺、汗腺等，如追溯家族史，可能找到遗传关系。部分无牙畸形比全口无牙畸形多见。

七、牙萌出异常

牙发育到一定程度，每组牙都在一定的年龄萌出，牙萌出异常有早萌、迟萌等现象。早萌即萌出过早，多见于下颌乳切牙。在出生时，或出生后不久即萌出，如系正常乳牙，因牙胚距口腔黏膜过近所致，也可能为多生牙。早萌的牙根常发育不全，甚至无牙根，因而附着松弛，常自行脱落，亦可尽早拔除。

个别恒牙早萌，多系乳牙早脱所致。多数或全部恒牙早萌极为罕见。在脑垂体、甲状腺及生殖腺功能亢进的患者，可出现恒牙过早萌出。

萌出过迟、异位和萌出困难：全口牙迟萌多为系统病或遗传因素的影响，个别乳牙迟萌可能与外伤或感染有关。一般乳牙很少有异位或萌出困难。恒牙迟萌或异位，往往因乳牙滞留，占据恒牙位置或乳牙过早脱落，造成邻牙移位，以致间隙不够。恒牙萌出困难，常见于上颌切牙，因乳切牙过早脱落，长期用牙龈咀嚼，使局部黏膜角化增强，龈质坚韧肥厚，必要时需切去部分龈组织，露出切缘以利萌出。

第二节 牙外伤

牙外伤多由外力所致，也可称为牙的急性损伤，包括牙周膜的损伤、牙体硬组织的损伤、牙脱位和牙折等。这些损伤既可单独发生，亦可同时出现。对牙外伤患者，首先应注意查明有无颌骨或身体其他部位的损伤，在受外力打击或车祸等，尤其要注意排除脑部的损伤情况，现将常见的牙急性损伤分述如下。

一、牙振荡

牙振荡是牙周膜的轻度损伤，通常不伴牙体组织的缺损。

（一）病因

由于较轻外力，如在进食时骤然咀嚼硬物所致，也可遭受轻微的外力碰撞所致。

（二）临床表现

伤后患牙有伸长不适感，轻微松动和疼痛，龈缘还可有少量出血，说明牙周膜有损伤。若做牙髓活力测试，其反应不一。通常受伤后无反应，而在数周或数月后反应开始恢复。3 个月后仍有反应的牙髓，则大多数能继续保持活力。伤后一开始牙髓活力测试有反应的患牙，若后来转变成无反应，则表示牙髓已发生坏死，同时牙可变色。

（三）治疗

1～2 周应使患牙休息。必要时降低咬合以减轻患牙的咬合力负担。松动的患牙应固定。受伤后 1 个月、3 个月、6 个月、12 个月应定期复查。观察 1 年后，若牙冠不变色，牙髓活力测试正常，可不进行处理；若有牙髓坏死迹象时，应进一步行根管治疗术。必须记住，年轻恒牙，其活力可在受伤 1 年后才丧失。

二、牙脱位

牙受外力作用而脱离牙槽窝者称为牙脱位。由于外力的大小和方向不同，牙脱位的表现和程度不一，轻者偏离移位，称为不全脱位；重者可完全离体，称为全脱位。

（一）病因

碰撞是引起牙脱位的最常见原因。在个别情况下，由于器械使用不当，拔牙时亦可发生邻牙脱位。

（二）临床表现

根据外力方向，可有牙脱出、向根尖方向嵌入或唇（舌）向移位等情况。牙部分脱位常有疼痛、松动和移位等表现，同时因患牙伸长而出现咬合障碍。X 线片示牙根尖与牙槽窝的间隙明显增宽。牙向深部嵌入者，则临床牙冠变短，其殆面或切缘低于正常邻牙。牙完全脱位者，则可见牙完全离体或仅有少许软组织相连，牙槽窝内空虚。牙脱位不论是部分还是完全性者，均常伴有牙龈撕裂和牙槽突骨折。牙脱位后，可以发生以下并发症。

1. 牙髓坏死

其发生率占牙脱位的 52%，占嵌入性脱位的 96%。发育成熟的牙与年轻恒牙相比，前者更易发生牙髓坏死。

2. 牙髓腔变窄或消失

发生率占牙脱位的 20%～25%。牙髓腔内钙化组织加速形成，是轻度牙脱位的反应，严重的牙脱位常导致牙髓坏死。牙根未完全形成的牙受伤后，牙髓常能保持活力，但也更易发生牙髓腔变窄或闭塞。嵌入性脱位牙，其牙髓坏死的发生率很高，故很少出现牙髓腔闭塞。

3. 牙根外吸收

有人认为坏死牙髓的存在能促使牙根的吸收。牙根吸收最早在受伤 2 个月后发生。此外，约有 2% 病例并发牙内吸收。

4. 边缘性牙槽突吸收

嵌入性和𬌗向性脱位牙特别易丧失边缘牙槽突。

（三）治疗

保存患牙是治疗牙脱位应遵循的原则。

1. 部分脱位牙

应在局部麻醉下复位，再结扎固定 4 周。术后 3 个月、6 个月和 12 个月进行复查，若发现牙髓已坏死，应及时做根管治疗。

2. 嵌入性的牙脱位

在复位后 2 周应做根管治疗术，因为这些牙通常伴有牙髓坏死，而且容易发生牙根吸收。对嵌入性脱位牙的年轻恒牙，不可强行拉出复位，以免造成更大的创伤，诱发牙根和边缘牙槽突的吸收。因此，对症处理，继续观察，任其自然萌出是最可取的处理方法，一般在 6 个月内患牙能萌出到原来的位置。

3. 完全脱位牙

在 0.5～2 小时进行再植，90% 患牙可避免牙根吸收。因此，牙脱位后，应立即将牙放入原位，如牙已落地污染，应就地用生理盐水或无菌水冲洗，然后放入原位。如果不能即刻复位，可将患牙置于患者的舌下或口腔前庭处，也可放在盛有牛奶、生理盐水或自来水的杯子内，切忌干藏，并尽快到医院就诊。

对完全脱位牙，还应根据患者年龄、离体时间的长短，做出如下具体的处理方案。

（1）根尖发育完成的脱位牙：若就诊迅速或复位及时，应在术后 3～4 周再做根管治疗术。因为这类牙再植后，牙髓不可能重建血循环，势必坏死，进而引起炎症性的牙根吸收或根尖周病变。如果再植前做根管治疗术，延长了体外时间，将导致牙根吸收。一般入牙再植后 3～4 周，松动度减少，而炎症性吸收又正好于此时开始。所以再植后 3～

4周做根管治疗是最佳时期。

如果脱位在2小时以后再就诊者，牙髓和牙周膜内细胞已坏死，不可能期望牙周膜重建，因而只能在体外完成根管治疗术，并经根面和牙槽窝刮治后，将患牙置入固定。

（2）年轻恒牙完全脱位：若就诊迅速或自行复位及时者，牙髓常能继续生存，不要贸然拔髓，一般疗效是良好的。动物实验证明，再植3个月后，93%的牙髓全部被造影液充盈，仅有7%的牙髓坏死。牙髓血管的再生主要由新形成的血管从宽阔的根端长入髓腔，也有部分与原来的血管发生吻合，说明这类牙再植后，有相当强的修复力。

当然，若就诊不及时或拖延复位时间，则只能在体外完成根管治疗术，搔刮根面和牙槽窝后再植，预后是欠佳的。

（四）牙再植后的愈合方式

1. 牙周膜愈合

牙与牙槽之间形成正常牙周膜愈合。这种机会极少，仅限于牙脱位离体时间较短，牙周膜尚存活，而且又无感染者。

2. 骨性粘连

牙根的牙骨质和牙本质被吸收并由骨质所代替，发生置换性吸收，从而使牙根与牙槽骨紧密相连。临床表现为牙松动度减少，X线片示无牙周膜间隙。这种置换性吸收发生在受伤后6～8周，可以是暂时性，能自然停止，也可以呈进行性，直至牙脱落。这个过程可持续数年或数十年。

3. 炎症性吸收

在被吸收的牙根面与牙槽骨之间有炎症性肉芽组织，其中有淋巴细胞、浆细胞和分叶粒细胞。再植前牙干燥或坏死牙髓的存在，都是炎症性吸收的原因。炎症性吸收在受伤后1～4个月即可由X线片显示，表现为广泛的骨透射区和牙根面吸收。如由牙髓坏死引起，及时采取根管治疗术，常能使吸收停止。

三、牙折

（一）病因

外力直接撞击，是牙折的常见原因，也可因咀嚼时咬到砂石、碎骨等硬物而发生。

（二）临床表现

按牙的解剖部位可分为冠折、根折和冠根联合折3型。就其损伤与牙髓的关系而言，牙折又可分为露髓和未露髓两大类。

1. 冠折

前牙可分为横折和斜折，后牙可分为斜折和纵折。

2. 根折

外伤性根折多见于牙根完全形成的成人牙，因为年轻恒牙的支持组织不如根形成后牢固，在外伤时常被撕脱或脱位，一般不会引起根折。引起根折的外力多为直接打击和面部着地时的撞击。根折按其部位可分为颈 1/3、根中 1/3 和根尖 1/3。最常见者为根尖 1/3。其折裂线与牙长轴垂直或有一定斜度，外伤性纵折很少见。X 线片检查是诊断根折的重要依据，但不能显示全部根折病例。摄片时中心射线必须与折裂线一致或平行时，方能在 X 线片上显示折裂线，如果中心射线的角度大于正、负 15°～20°时，很难观察到折裂线，在此种情况下，CBCT 有助于根折的诊断。X 线片和 CBCT 不仅有助于根折的诊断，而且也便于复查时比较。

一些患者就诊时，牙髓活力测试无反应，但 6～8 周或以后可出现反应。据推测，无活力反应是牙髓在外伤时血管和神经受损伤所引起的“休克”，随其“休克”的逐渐恢复而再出现活力反应。

根折恒牙的牙髓坏死率为 20%～24%，而无根折外伤恒牙的牙髓坏死率为 38%～59%，其差别可能是因为根折断端的间隙，利于牙髓炎症引流的缘故。根折后是否发生牙髓坏死，主要取决于所受创伤的严重程度，断端的错位情况和冠侧端的动度等因素。根折时可有牙松动、叩痛，如冠侧断端移位可有龈沟出血，根部黏膜触痛等。有的根折早期无明显症状，数日或数周后才逐渐出现症状，这是由于水肿和咬合使根折断端分离所致。

3. 冠根联合折

占牙外伤总数的一小部分，以斜行冠根折多见，牙髓常暴露。

（三）治疗

1. 冠折

缺损少，牙本质未暴露的冠折，可将锐缘磨光。牙本质已暴露，并有轻度敏感者，可行脱敏治疗。敏感较重者，用临时塑料冠，内衬氧化锌丁香油糊剂黏固，待有足够修复性牙本质形成后（6～8 周），再用复合树脂修复牙冠形态，此时须用氢氧化钙制剂垫底，以免对牙髓产生刺激。牙髓已暴露的前牙，对牙根发育完成者应用牙髓摘除术；对年轻恒牙应根据牙髓暴露多少和污染程度做活髓切断术，以利于牙根的继续发育，目前大多数观点认为，当根端发育完成后，还应行根管治疗术，因为钙化过程将持续进行并堵塞根管，而在以后做桩核冠修复需要做根管治疗时，却难以进行根管预备和桩的置入，导致难以完成桩核冠修复。牙冠的缺损可用复合树脂或烤瓷冠修复。

应该特别指出，凡仍有活力的牙髓，应在治疗后 1 个月、3 个月、6 个月及以后数年中，每 6 个月复查 1 次，以判明牙髓的活力状况。牙的永久性修复都应在受伤后 6～8 周进行。

2. 根折

根折的治疗首先应是促进其自然愈合，即使牙似乎很稳固，也应尽早用夹板固定，以防活动。除非牙外伤后已数周才就诊，而松动度又较小就不必固定。

一般认为根折越靠近根尖其预后越好。当根折限于牙槽内时，对预后是很有利的，但折裂累及龈沟或发生龈下折时，常使治疗复杂而且预后亦差。

对根尖 1/3 折断，在许多情况下只上夹板固定，无须牙髓治疗，就可能出现修复并维持牙髓活力，那种认为根折牙应进行预防性牙髓治疗的观点是不正确的。因为根折后立即进行根管治疗常有可能把根管糊剂压入断端之间，反而影响其修复。但当牙髓有坏死时，则应迅速进行根管治疗术。

对根中 1/3 折断可用树脂夹板固定，如牙冠端有错位时，在固定前应复位。复位固定后，每个月应复查 1 次，检查树脂夹板是否松脱，必要时可更换树脂夹板。复查时，若牙髓有炎症或坏死趋势，则应做根管治疗术。根管可用牙胶尖和 MTA 等材料进行根管充填，有利于断端的修复和根面的牙骨质沉积。当因治疗需要将根尖部断块用手术方法去除后，因冠侧段过短而支持不足时，常需插入钛合金根管骨内种植以恢复牙原来的长度，同时牙冠部用夹板固定。这样骨组织会在金属“根”周围生长而将病理动度消除，目前这种方法已较少采用，可以采用拔牙后种植的方法，这样疗效更佳。

颈侧 1/3 折断并与龈沟相交通时，将不会出现自行修复。如折断线在龈下 1～4 mm，断根不短于同名牙的冠长，牙周情况良好者可选用：①切龈术，使埋藏于软组织内的牙根相对延长；②正畸牵引术；③牙槽内牙根移位术，常规根管预备和充填。

根管口用磷酸锌黏固剂暂封。局部黏膜下浸润麻醉。唇侧弧形切口，翻开黏骨膜瓣，用骨凿去除根尖骨壁，暴露根尖，牙挺挺松牙根，再用牙钳将牙根断端拉出至龈缘，将唇侧牙槽骨骨板置入根尖部间隙，以维持牙根的理想位置，缝合黏骨膜瓣，置牙周塞治药固定牙根，术后 2 周去除敷料。术后 3 个月，行桩冠修复。

第三节 牙慢性损伤

一、磨损

（一）病因

单纯机械摩擦作用而造成的牙体硬组织慢性磨耗称为磨损。如果磨损是在正常咀嚼过程中造成的，这种生理性磨损称为咀嚼磨损。其他不是由于正常咀嚼过程所致的牙磨损，为一种病理现象，统称为非咀嚼磨损。

（二）临床表现

1. 咀嚼磨损

亦称磨耗，一般发生在䫔面或切缘，但在牙列紊乱时，亦可发生在其他牙面。由于乳牙的存留时间比恒牙短，因此其咀嚼磨损的程度不如恒牙。恒牙萌出数年至数十年后，后牙䫔面和前牙切缘就有明显的咀嚼磨损。开始在牙尖或嵴上出现光滑的小平面，切缘稍变平，随着年龄的增长，咀嚼磨损也更加明显，牙高度降低，䫔斜面变平，同时牙近远中径变小。在牙的某些区域，釉质完全被磨耗成锐利的边缘，牙本质暴露。咀嚼时由于每个牙均有轻微的动度，相邻牙的接触点互相摩擦，也会发生磨损，使原来的点状接触成为面状接触，很容易造成食物嵌塞、邻面龋及牙周疾病。磨损的程度取决于牙的硬度、食物的硬度、咀嚼习惯和咀嚼肌的张力等。磨损程度与患者年龄、食物的摩擦力和咀嚼力成正比，而与牙的硬度成反比。

2. 非咀嚼磨损

由于异常的机械摩擦作用所造成的牙硬组织损耗，是一种病理现象。不良的习惯和某些职业是造成这类磨损的原因。如女性用牙撑开发夹，木匠、鞋匠、成衣工常用牙夹住钉、针或用牙咬线。磨牙症也会导致严重的磨损。

（三）病理变化

在牙本质暴露部分形成死区或透明层，髓腔内相当于牙本质露出的部分形成修复性牙本质，牙髓发生营养不良性变化。修复性牙本质形成的量取决于暴露牙本质的面积、时间和牙髓的反应。随着修复性牙本质的形成，牙髓腔的体积可逐渐缩小。

（四）生理意义

均匀适宜的磨损对牙周组织的健康有重要意义。例如，由于牙尖被磨损，减少了咀嚼时来自侧方的压力，保持冠根长度的协调，从而不至于由于杠杆作用而使牙周组织负担过重。

（五）并发症

磨损也可引起各种并发症，或成为致病的因素。

1. 牙本质过敏症

这种酸痛的症状有时可以在数月内逐渐减轻而消失，有时可持续更长的时间而不见好转。敏感的程度常因人而异，一般说来磨损的过程愈快，暴露面积愈大，则酸痛越明显。

2. 食物嵌塞

咀嚼食物时，由于有由边缘嵴和发育沟所确立的殆面外形，通常有利于食物偏离牙间隙。牙被磨损后，平面代替了正常凸面，从而增加了牙尖向对颌牙间隙揳入食物的作用，因磨损牙冠变短及邻面磨损都可引起食物嵌塞，并促使牙周病和邻面龋的发生。

3. 牙髓和根尖周病

系由于过度磨损使髓腔暴露所致。

4. 颞颌关节功能紊乱综合征

严重的殆面磨损可导致颌间垂直距离过短，从而引起颞颌关节病损。

5. 咬合创伤

不均匀的磨损能遗留高陡牙尖，从而造成咬合创伤。

6. 创伤性溃疡

不均匀磨损遗留的过锐牙尖和边缘能刺激颊、舌黏膜，可引起局部溃疡。

（六）治疗

1. 生理性磨损，若无症状无须处理。

2. 去除和改正引起病理性磨损的原因。

3. 有牙本质过敏症时，应做脱敏处理。

4. 对不均匀的磨损需做适当的调殆，磨除尖锐牙尖和边缘。

5. 有牙髓和根尖周病时，按常规进行牙髓病、根尖周病治疗。

6. 有食物嵌塞者，应恢复正常的接触关系和重建殆面溢出沟。磨损过重且有颞颌关节综合征时，应做殆垫或覆盖义齿修复，以恢复颌间垂直距离。

二、磨牙症

睡眠时有习惯性磨牙或白昼也有无意识地磨牙习惯者，称为磨牙症。磨牙症是咀嚼系统的一种功能异常运动。上、下颌牙接触时间长，用力大，对牙体、牙周、颞颌关节、咀嚼肌等组织均可引起损害。

（一）病因

1. 心理因素

情绪紧张是磨牙症最常见的发病因素。惧怕、愤怒、抵触及其他各种情绪使患者难以及时发泄时，这些情绪便被隐藏在下意识中，但能周期性地通过各种方式表现出来，磨牙症就是这种表现方式之一。据观察，在精神病患者中，磨牙症是常见的现象。小儿的磨牙症，可能与长期咬玩具有关。

2. 咬合关系不协调

咬合关系不协调被认为是磨牙症的另一个主要因素。正中关系与正中殆之间的早接触是最常见的磨牙症始动因素，平衡侧接触则为另一始动因素。有时调磨这两种殆干扰可以治愈磨牙症。

3. 全身因素

磨牙症的全身因素已列举于早期文献，诸如：与寄生虫有关、与血压改变有关、与遗传因素有关、与缺钙有关及与胃肠功能紊乱有关等。

4. 职业

有的职业类型有利于磨牙症的发生。运动员常有磨牙症，要求精确性很高的工作如钟表工，也有发生磨牙症的倾向。

（二）临床表现

磨牙症可分为 3 种类型：①磨牙型，常在夜间入睡之后磨牙，又称夜磨牙，常为别人听见而被告知，患者本人多不知晓；②紧咬型，常在白天注意力集中时不自觉地将牙咬紧，但没有上、下磨动的现象；③混合型，兼有夜磨牙和白昼紧咬牙的现象。3 种类型中以夜磨牙较受重视，因常影响他人，特别是配偶。睡眠时患者做典型的磨牙或紧咬牙动作，并可伴有嘎嘎响声。当磨损超出生理运动范围时，则磨损面较大，全口牙的磨损均严重，前牙又更明显。磨损导致牙冠变短，有的仅为正常牙冠长度的 1/2。此时可出现牙本质过敏症、牙髓病、根尖周病及牙折等。由于牙周组织蒙受异常𬌗力，常引起𬌗创伤而出现牙松动，食物嵌塞。此外，磨牙症还可引起颌骨或咀嚼肌的疼痛或疲劳感，下颌运动受限，颞颌关节弹响等症状。

（三）治疗

1. 去除致病因素

特别是消除心理因素和局部因素，以减少紧张情绪。施行自我暗示，以进行放松肌肉的锻炼。

2. 𬌗板的应用

其目的有三：隔断𬌗干扰始动因素；降低颌骨肌张力和肌电活动；保护牙免受磨损。目的不同，𬌗板的设计也不尽一样。

3. 调磨咬合

戴用𬌗板显效之后，可以检查咬合，分次调磨。

4. 修复治疗

为磨牙症者做修复时，不仅要使𬌗关系良好，而且要达到理想𬌗，使正中𬌗与正中关系一致，前伸和侧向𬌗有平衡接触。

5. 肌电反馈治疗

对磨牙症患者应分两期训练，第 1 期通过肌电反馈学会松弛肌肉。第 2 期用听觉反馈，在一级睡眠期间可告诫磨牙症的发生。

6. 其他

治疗因过度磨损所引起的各种并发症。

三、楔状缺损

楔状缺损是牙唇、颊侧颈部硬组织发生缓慢消耗所致的缺损，由于这种缺损常呈楔形因而得名。

（一）病因

1. 刷牙

曾经一直认为这是发生楔状缺损的主要原因，因此，有人将楔状缺损称为刷牙磨损。其理由是：①不刷牙的人很少发生典型的楔状缺损，而刷牙的人，特别是用力横刷的人，常有典型和严重的楔状缺损；②不发生在牙的舌面；③唇向错位的牙楔状缺损常比较严重；④楔状缺损的牙常伴有牙龈退缩。

还有实验证明：横刷法刷牙作为单一因素，即可发生牙颈部缺损。

2. 牙颈部的结构

牙颈部釉牙骨质界处的结构比较薄弱，易被磨去，有利于缺损的发生。

3. 酸的作用

龈沟内的酸性渗出物与缺损有关。临床上有时见到龈缘下硬组织的缺损，就是这种关系的提示。

4. 牙体组织的疲劳

近来有研究表明颊侧牙颈部，是𬌗力应力集中区。长期的咀嚼𬌗力，使牙体组织疲劳，于应力集中区出现破坏。在上述病因中，目前认为牙𬌗部的结构特点，咬𬌗力量的分布及牙体组织的疲劳也是重要的原因。

（二）临床表现

1. 典型楔状缺损，由 2 个平面相交而成，有的由 3 个平面组成。缺损边缘整齐，表面坚硬光滑，一般均为牙组织本色，有时可有程度不等的着色。

2. 根据缺损程度，可分浅形、深形和穿髓形 3 型。浅形和深形可无症状，也可发生牙本质过敏症。深度和症状不一定成正比关系，关键是个体差异性。穿髓可有牙髓病、根尖周病症状，甚至发生牙横折。

3. 好发于前磨牙，尤其是第一前磨牙，位于牙弓弧度最突出处，刷牙时受力大，次数多，一般有牙龈退缩。

4. 随年龄增长，楔状缺损有增加的趋势，年龄愈大，楔状缺损愈严重。

（三）治疗和预防

1. 首先应改正刷牙方法，避免横刷，并选用较软的牙刷和磨料较细的牙膏。

2. 组织缺损少，且无牙本质过敏症者，不需做特别处理。

3. 有牙本质过敏症者，应用脱敏疗法。

4. 缺损较大者可用充填法，用玻璃离子体黏固剂或复合树脂充填，洞深或有敏感症状者，充填前应先垫底。

5. 有牙髓感染或根尖周病时，可做牙髓病治疗或根管治疗术。

6. 如缺损已导致牙横折，可根据病情和条件，行根管治疗术后，给予桩核冠修复。无保留价值者则拔除。

第七章　口腔黏膜疾病

第一节　口腔念珠菌病

口腔念珠菌病是由念珠菌感染引起的急性、亚急性或慢性真菌病。现已知念珠菌属有 200 余种，但对人类口腔致病的主要有 7 种，其中以白色念珠菌致病性相对最强，临床最常见其引起感染。其次为热带念珠菌、高里念珠菌、乳酒念珠菌、近平滑念珠菌、克柔念珠菌及季也蒙念珠菌等。念珠菌是正常人口腔、胃肠道、呼吸道及阴道黏膜常见的寄生菌。其致病力弱，仅在一定条件下才会造成感染，故称为机会致病菌。近年来随着广谱抗生素、皮质激素等药物的广泛应用，已使念珠菌感染日益增多。长期慢性口腔念珠菌病还有恶变的可能，故应给予重视。

一、病因

（一）病原菌

口腔黏膜念珠菌病的病原菌主要是白色念珠菌。有 25%～50% 正常人口腔中携带此菌，是以芽生孢子型存在，呈椭圆形酵母细胞样，并不致病。但在某些致病因素的影响下，白色念珠菌孢子可生出嫩芽，并逐渐向顶端延长，分枝，长成新的菌丝体而繁殖，成为白色念珠菌的菌丝型。因此，在病损涂片或切片中如见到菌丝说明已有白色念珠菌感染。

（二）致病诱因

1. 念珠菌本身毒力增强

当白色念珠菌由孢子型转为菌丝型时，菌丝可以抵抗宿主白细胞对它的吞噬。而且念珠菌本身毒性增强时所产生的毒性代谢产物，如水解酶，亦可损伤宿主组织，引起急性毒性反应。

2. 宿主的防御功能降低

年老体弱或长期患病，特别是恶性疾病患者，或大手术后，身体抵抗力极度低下时，易感染。新生儿体内的血清白色念珠菌抑制因子（运铁蛋白）含量比母体低，到出生后 6～12 个月时才达到成人水平，故新生儿亦易感染。

3. 药物的影响

大量应用免疫抑制剂，如激素或抗代谢药物可以减弱单核-吞噬细胞系统的吞噬功能，减少炎性反应，减少白细胞吞噬白色念珠菌菌丝的作用，而使真菌毒性增强，使宿主易感染白色念珠菌。大量应用抗生素，可破坏体内生态平衡，使菌群失调，促进白色念珠菌的繁殖及毒性增强。当感染念珠菌后再用抗生素时，往往使白色念珠菌感染的病情加重。

4. 原发性或继发性免疫缺陷

原发性免疫缺陷是以细胞免疫缺陷为基础的少见综合征。往往在婴幼儿时期就反复出现各种感染。获得性免疫缺陷综合征（艾滋病）的患者易感染。继发性免疫缺陷可能是因应用类固醇皮质激素或放疗等情况下所发生的暂时性细胞免疫功能低下，从而导致念珠菌感染。

5. 代谢性或内分泌疾病

（1）铁代谢异常：是引起念珠菌感染的重要因素。因血清中铁含量低，即可存在不饱和转铁素，可以使抑制念珠菌增殖的因子减少，从而使念珠菌增殖活跃，导致感染。此外缺铁时肠道菌丛平衡失调，亦可使白色念珠菌增殖，导致感染。

（2）糖尿病患者糖代谢异常：血糖量增加，皮肤表面 pH 值低，亦易感染白色念珠菌。

（3）内分泌功能变化：如妊娠期女性因内分泌变化，从阴道培养出的白色念珠菌明显多于非妊娠女性。其他如甲状腺、副甲状腺、肾上腺皮质功能低下者，均易感染白色念珠菌。

6. 维生素 A 缺乏

慢性皮肤黏膜念珠菌病患者血液中的维生素 A 含量低。因维生素 A 参与组织间质中黏多糖的合成，对细胞起黏合和保护作用。如维生素 A 缺乏，则上皮细胞角化变性，角层增厚。而白色念珠菌有嗜角质性，常在角质层增厚处繁殖，使毒性加强导致感染。

7. 维生素 B_{12} 及叶酸缺乏

当维生素 B_{12} 及叶酸缺乏时，可引起黏膜的退行性变而使白色念珠菌易于侵入，导致感染。

8. 局部因素

当口腔内有义齿或插有鼻咽管等情况下易有白色念珠菌感染，因白色念珠菌对树脂材料构成的义齿基托有一定的亲和性。又因义齿可妨碍唾液在口腔中的冲洗作用，故白色念珠菌能在义齿组织面及口腔黏膜间繁殖增多致宿主易感染。其他，如常在潮湿环境中工作，皮肤经常浸泡在水中，使皮肤抵抗力降低亦易感染。

二、临床分型

由于念珠菌病患病诱因、临床症状、体征及病程长短不同，表现多种多样，无论全身或口腔念珠菌病均易与其他疾病混淆。为了有利于诊断和治疗，应进行分型、分类。

（一）口腔念珠菌病分型

目前通用的分型是按 Lehner（1966 年）提出的分型法。我们根据临床情况将 Lehner 分型与易感因素结合进行分型，发现更有利于疾病的诊治和预防。

1. 原发性口腔念珠菌病

原发性口腔念珠菌病是指发病无任何全身疾病和口腔黏膜病的影响，仅与局部因素义齿、吸烟及短期用抗生素有关。此型治疗效果好，不易复发。

2. 继发性口腔念珠菌病

继发性口腔念珠菌病是指在有全身性疾病及其他口腔黏膜病的基础上发生的念珠菌感染。此型治疗较困难，易复发。

原发及继发性念珠菌病均再分 4 型。

（1）急性假膜型念珠菌病（鹅口疮、雪口）。

（2）急性萎缩（红斑）型念珠菌病。

（3）慢性萎缩（红斑）型念珠菌病。

（4）慢性增殖型念珠菌病：①念珠菌性白斑；②念珠菌性肉芽肿。

（二）全身念珠菌病分类

1. 急性黏膜皮肤念珠菌病

此类是由于全身大量应用抗生素、激素，久病后全身抵抗力降低，或因局部创伤、皮肤潮湿使局部抵抗力降低等引起的局部或全身的黏膜和皮肤的念珠菌病。口腔念珠菌病中的急性假膜型和急性萎缩型均属此类。这类仅为表层感染，一般并不发展为播散性的内脏器官感染。

2. 急性全身性念珠菌病

此类是由于全身严重的疾病，如白血病、恶性肿瘤等，使全身极度衰竭，抵抗力低下而引起的致命性内脏器官的感染。一般表层的感染并不严重，在口腔科临床上很少见。

3. 慢性黏膜皮肤念珠菌病

此类疾病的病因复杂，除常见引起念珠菌病的易感因素外还可能有遗传因素。可以是家族性，有些患者一家几代人有病。通常在婴幼儿期发病，偶见于成人期发病。其临床表现多样化，可以有组织萎缩或组织增生。在黏膜、皮肤、指（趾）甲等部位有慢性或反复发作性念珠菌感染。有些患者还可发生内分泌障碍，常见甲状腺、甲状旁腺、肾上腺皮质等功能低下，则称为念珠菌内分泌病综合征。口腔的慢性萎缩型和慢性增殖型念珠菌病属于此类。

三、临床表现

（一）急性假膜型念珠菌病

又称鹅口疮或雪口，多见于婴儿，可因母亲阴道有念珠菌感染，出生时被传染。成人较少见，但久病体弱者也可发生。病程为急性或亚急性。病损可发生于口腔黏膜的任何部位。表现为口腔黏膜上出现乳白色绒状膜，为白色念珠菌的菌丝及坏死脱落的上皮汇集而成。轻时，病变周围的黏膜无明显变化，重则四周黏膜充血发红。这些绒状膜紧贴在黏膜上不易剥离，如强行剥离则发生渗血，且不久又有新的绒膜形成。自觉症状为口干、烧灼不适、轻微疼痛。小儿则哭闹不安。艾滋病患者常见有口腔黏膜急性假膜型念珠菌感染，有些可呈慢性假膜型。

（二）急性萎缩型念珠菌病

此型又称抗生素性口炎，近年来又称为慢性红斑型，多见于大量应用抗生素或激素的患者。临床表现为黏膜上出现外形弥散的红斑，以舌黏膜多见，严重时舌背黏膜呈鲜红色并有舌乳头萎缩。但两颊、上腭及口角亦可发生红斑。唇部有时可见，但不如上述部位多发。由于上皮萎缩变薄故使黏膜表现发红。往往白色念珠菌菌丝已穿透到上皮层内，多在上皮浅层，故涂片时不易发现菌丝，但有时同急性假膜型同时发生，如取绒膜做涂片则可见大量菌丝。自觉症状主要为口干，亦可有烧灼感及疼痛。少数人有发麻不适等。艾滋病患者常见有口腔黏膜急性红斑型念珠菌感染。

（三）慢性萎缩型念珠菌病

此型又称为义齿性口炎、慢性红斑型念珠菌病，其多发生于戴义齿的患者。临床表现为义齿的承托区黏膜广泛发红，形成鲜红色界限弥散的红斑。基托组织面和承托区黏膜不密合时，可在红斑表面有颗粒形成。患者大多数为老年女性，晚上没有摘下义齿的习惯，但无明显的全身性疾病或免疫缺陷。有些患者合并铁质缺乏或贫血。绝大多数伴有口角炎。义齿性口炎按其原因及表现又可分为三型。

1. I 型义齿性口炎

是由于局部创伤或对牙托材料过敏引起的病变，与白色念珠菌感染关系不大。其表现为黏膜有点状充血或有出血点，或为局限性的小范围红斑。

2. II 型义齿性口炎

表现为广泛的红斑，整个基托相应黏膜区均发红，形成的红斑表面光滑。患者有口干、烧灼痛症状，与白色念珠菌感染有关。

3. III型义齿性口炎

为基托面与黏膜组织不贴合时在红斑基础上有颗粒形成。患者有口干及烧灼痛症状，此型亦与白色念珠菌感染有关。

有些患者有完整的牙列，未戴义齿，亦可发生慢性萎缩性白色念珠菌感染。在舌、腭、颊等处黏膜上同时有萎缩性红斑，亦可伴有口角炎及唇炎，有的学者称此类病例为慢性多灶性念珠菌病。患者的自觉症状有口干、烧灼感及刺激性痛。病程可持续数月至数年，病变反复发作，时好时坏。艾滋病患者常见有口腔黏膜慢性红斑型念珠菌感染。

（四）慢性增殖型念珠菌病

慢性增殖型念珠菌病由于临床表现不同，又可分为两种亚型。

1. 念珠菌性白斑

临床表现为黏膜上有白色斑块，为白斑样增生及角化病变，黏膜上亦间有红色斑块。严重时白斑表面有颗粒增生，黏膜失去弹性，与其他原因引起的白斑不易区别。病变常见部位为颊黏膜，口角内侧的三角区最多见，腭部、舌背等亦可发生，约半数患者伴有口角炎。自觉症状为口干、烧灼感及轻微疼痛。

2. 念珠菌性肉芽肿

临床表现为口腔黏膜上发生结节状或肉芽肿样增生，以舌背、上腭多见。有时颊黏膜亦可见到，颜色较红，在各型中比较少见。常与红斑同时存在，有时亦可同时伴发念珠菌性白斑。

以上所述各型口腔念珠菌病的临床表现，主要特点为形成白色绒膜及红斑，其次为白斑及结节状增生。糜烂较少见，仅在口角，极少数在唇红部偶有糜烂。口角及唇红部仍以红斑病损为主，多在红斑的基础上出现皲裂及糜烂。发病部位主要在舌背、上腭及口角，约占 80%，颊部约占 10%，唇及龈发病较少，在 10% 以下。

四、病理表现

念珠菌感染的病理特征是念珠菌能侵入组织内部引起上皮增生，且成为一种细胞内寄生物，在上皮细胞的胞浆内生长。此种现象已在实验动物上得到证实。急性念珠菌感染，如急性假膜型病损，表面有大量菌丝。可见上皮以增生为主，有时增生与萎缩同时存在。有急性或亚急性炎症反应，可见明显的炎症性水肿，上皮细胞之间广泛的有炎性渗出液潴留，且见细胞分离。有菌丝穿过上皮，停留在上皮浅层。并见白细胞移出，中性多形核白细胞在上皮浅层聚集，形成微小脓肿，使表层上皮与深层剥离形成裂缝。临床所见白色绒膜即为坏死脱落的上皮及念珠菌菌丝和孢子。当表层上皮剥脱时，深层上皮仍在不断增长，所以临床上将白色绒膜撕脱后很快又能形成新的绒膜。但由于增殖的上皮不能抵偿表层细胞的脱落，故而上皮总厚度仍见降低。念珠菌菌丝和孢子含有大量多糖类，因此 PAS 染色呈阳性反应。上皮下结缔组织中毛细血管充血，炎症细胞浸润，为中性多形核白细胞、淋巴细胞及浆细胞。

慢性增殖型的病理变化基本上与急性念珠菌感染相同，可见菌丝侵入上皮浅层，出现微小脓肿。主要的不同点为上皮有增生或异常增生，很少有上皮萎缩。上皮向下增殖，上皮钉突呈圆形或球根状突起，与急性假膜型的上皮钉突为细长形不同。基底膜可能有少数部位被炎症细胞浸润所破坏，炎症细胞以淋巴细胞及浆细胞为主，在固有层最密集。结缔组织中亦有慢性炎症细胞浸润，可见血管扩张、增生，胶原纤维水肿、断裂等表现。

五、诊断

1. 根据各型口腔念珠菌病的临床表现。

2. 在病损处或义齿的组织面做直接涂片，滴加 10% 氢氧化钾或用 PAS 染色法或革兰染色法染色，在镜下查看菌丝和孢子，如为阳性可以诊断为感染。义齿性口炎者在义齿的组织面取标本做涂片比在黏膜上取标本阳性率更高。

3. 收集患者非刺激性混合唾液 1～2 mL，接种于 Sabouraud 培养基，分离培养可得阳性结果。此法比棉拭子法阳性率能提高 10%。对口干患者，可选用含漱浓缩培养法。必要时可用 API 生化鉴定试剂盒鉴定念珠菌菌种，以及动物接种等鉴定其致病性，并进行抗真菌药物敏感试验，为临床选择药物治疗提供依据。

4. 检测患者血清和唾液抗念珠菌荧光抗体滴度，如血清抗念珠菌荧光抗体滴度＞1∶16，唾液抗念珠菌荧光抗体滴度＞1∶1，可以作为念珠菌感染的辅助诊断依据。

5. 检查血清铁含量部分患者可有血清铁降低，可作为辅助诊断的一个指标。

6. 对于慢性增殖型念珠菌病应做活检，用 PAS 染色找白色念珠菌菌丝，并观察上皮有无异常增生。

7. 仔细询问用药史，是否曾大量应用抗生素、激素等，有无潜在疾病，了解可能引起念珠菌感染的诱因，为诊断提供线索。

六、预后

口腔念珠菌急性感染主要在表层，多为原发性，病程短，经抗真菌治疗后效果好。一般 1 周至数周可痊愈，不易复发。慢性感染则病程长，可持续数月甚至数年。增殖型者，如念珠菌性白斑，曾有恶变的病例报道。电镜下可见白色念珠菌寄生于上皮细胞内，上皮细胞的胞浆内有侵入的菌丝。菌丝有高度发育的表现，清楚显示完整的细胞器，犹如含有正常核的细胞。这反映侵入的微生物对其所在细胞内环境发生了适应性变化，可以长期寄生，引起上皮增生，临床上表现为上皮增厚，形成白斑。但 Shear 等对白斑的产生有不同意见，认为念珠菌性白斑是白斑表面的继发感染，并非引起白斑的原因。虽然念珠菌性白斑产生的因果关系尚有争议，但念珠菌性白斑可以发生上皮异常增生已有临床报道及动物实验证实。研究显示，念珠菌性白斑 40%～50% 有上皮异常增生。也有白斑发生恶变的病例中 65% 局部有白色念珠菌感染的报道。所以对于白斑患者病损区的白色念珠菌感染要给以足够的重视，以防癌变。

七、治疗

念珠菌病的治疗原则是改善口腔环境，使口腔 pH 值偏碱性。用抗真菌药物治疗并纠正身体的异常状态，免疫功能低下者应提高免疫功能，特别是细胞免疫功能。缺铁者给予补铁治疗。各型念珠菌病有相应的治疗特点。

（一）急性念珠菌病的治疗

1. 对于婴儿的鹅口疮应注意卫生，奶瓶应严密消毒，哺母乳者喂奶前应洗净奶头。

2. 用弱碱性含漱剂，如 3%～5% 碳酸氢钠水溶液清洗口腔，亦可用 2% 硼砂或 0.05% 氯己定液清洗口腔病损，可以抑制真菌生长。

3. 病损处可涂 1% 甲紫或敷养阴生肌散、冰硼散等。

4. 病情严重者应给予抗真菌药物。临床常用制霉菌素，成人用量为每次 50 万单位，每日 3 次。1 岁以下儿童每次 7.5 万单位，1～3 岁每次 10 万单位，3 岁以上每次 25 万单位，每日 3 次。对急性感染者疗程不必太长，一般用 7～10 天即可有效。此药肠道不易吸收，可以将药物在口腔内含化后吞服，以增加药物对局部病损的作用。婴幼儿不宜含化，可将制霉菌素配成混悬液，每毫升含 10 万单位，于局部涂擦。制霉菌素一般在体内不易产生耐药性，但口服有肠道反应，如恶心、呕吐、食欲减退、腹泻等。也可选用氟康唑口服，每次 100 mg，连续服 7～14 天，首次剂量加倍。

5. 成人的急性念珠菌病多有诱发的全身因素，治疗时应注意，酌情暂时停用抗生素及激素等药物。

（二）慢性萎缩型念珠菌病的治疗

1. 首先除去发病的诱发因素。如有全身性疾病，或代谢、内分泌紊乱者给予相应治疗。口腔不洁者改善口腔卫生状况。吸烟者最好戒烟。

2. 对义齿的灭菌很重要。可用 5% 碳酸氢钠水溶液或 1 mL 10 万 U 新鲜配制的制霉菌素混悬液浸泡义齿。如果义齿组织面上的念珠菌不易杀灭，病情得不到控制，并感染经常复发时应重衬义齿或重新做义齿。晚上睡觉时应摘下义齿并浸泡在 5% 碳酸氢钠水等溶液中。

3. 抗真菌治疗用制霉菌素含化后吞服。如有口角炎及唇炎，可用 3% 克霉唑软膏、咪康唑软膏或制霉菌素混悬液局部涂抹。

4. 病损表面有颗粒增生时，将病损切除，除去增生的病变组织，并观察组织学变化。

5. 铁缺乏者应补充铁。根据情况口服硫酸亚铁，剂量为每次 0.3～0.6 g，每日 3 次，直至纠正铁质缺乏。

（三）慢性增殖型念珠菌病的治疗

1. 首先除去发病诱因，如有全身异常情况，予以纠正。吸烟者严格戒烟。

2. 抗真菌药物治疗，同前述。

3. 对念珠菌性白斑应做活检以确定有无异常增生。最好手术切除病损，并定期复查。严密观察病情的变化以防癌变。

（四）慢性黏膜皮肤念珠菌病的治疗

1. 一般情况

此型念珠菌病治疗较困难，易复发。治疗时首先要处理潜在性疾病，特别是铁质缺乏的纠正。如果缺铁得到补偿，有些病例免疫功能低下可得以恢复。如为免疫功能低下或缺陷，可使用转移因子，每次 1 mg，于腋窝或腹股沟淋巴回流较丰富的部位皮下注射。每周 1～2 次，1 疗程一般 10 次，根据情况用药 1～3 个疗程。

2. 抗真菌治疗

因本型较顽固，不易治愈，常反复发作，故使用抗真菌药物一定要治疗彻底，同时也应注意全身用抗真菌药物的肝肾毒性。根据情况可选择应用下列药物1～2种。

（1）制霉菌素：用法同其他型。可连续使用数月，一般不易产生耐药性。

（2）克霉唑：口服容易吸收，对黏膜、皮肤及内脏的真菌感染都有一定疗效。但为抑菌药，停药后可以复发，目前已极少应用。副作用为胃肠道刺激症状、泌尿系统黏膜烧灼感、转氨酶可升高，但停药后能恢复。用量为每千克体重每日 30～60 mg，成人一般每日1～3 g，可服用1～2个月。

（3）两性霉素B：有较广的抗真菌谱，与制霉菌素交替使用更有效，但副作用较大，目前应用较少。初用时可引起发热，寒战。长期用可引起消化道反应，甚至消化道出血及肾脏损害。所以，主要用于全身性深部感染。如黏膜、皮肤感染长期不能控制病情者可短期使用。

（4）酮康唑：为咪唑类广谱抗真菌新药，在体内吸收快，可集中药物作用抗真菌。但长期大量应用有对肝脏产生严重损害的报道。口服每次200 mg，每日1次，5日为一疗程。口腔念珠菌感染可用2～3个疗程。

（5）氟康唑：是一种较新的咪唑类抗真菌药物。其特点为抗菌谱广，副作用较小。用于口腔的白色念珠菌感染时，根据病情严重程度，首日剂量可用100～200 mg口服，以后每日50～100 mg，连续用药7～21天能收到较好疗效。

以上各型念珠菌病用药均应至症状和病损消失，病原菌检查转阴为止，并应在停药一周后复查临床表现及病原菌涂片培养。

第二节　唇部疾病

皮肤和黏膜共同构成唇。从解剖上看，唇红缘是从皮肤到黏膜的过渡，有人称其为半黏膜，因此，虽然黏膜皮肤病均可发生于唇，但临床表现有其自身的特点。唇暴露在外，易受外界物理化学刺激而发病。检查时应注意其形态、颜色，有无水肿、皲裂、脱屑、糜烂、色素、质地、结节、压痕和运动情况。

一、慢性唇炎

慢性唇炎为唇病中常见的慢性非特异性炎性疾病。

（一）病因

有时原因不明，多与各种慢性长期持续刺激有关，如气候干燥、风吹、寒冷以及机械、化学、温度、药物等因素，或嗜好烟酒、舔唇、咬唇等不良习惯。有人观察由舔唇、咬唇等不良习惯引起的“人工性唇炎”，可能与患者心理障碍有关，病情反复发作，在唇部形成干燥、皲裂、渗出、结痂等慢性损害。

（二）临床表现

病情特点为反复发作、时轻时重、寒冷干燥季节易发，唇部干燥、灼热或疼痛。唇肿、充血，唇红脱屑、皲裂，表面渗出结痂。有的患者唇部糜烂、脓肿或血性痂皮，疼痛明显。这些症状贯穿整个病程。部分患者唇周皮肤亦可受累。慢性反复发作时，肿胀渗出、炎症浸润，可引起持久的淋巴回流障碍，致使唇部长期肿胀，局部淋巴组织可因反复慢性感染而增生。下唇为好发部位，有时局部干胀发痒，患者常伸舌舔唇，试图用唾液湿润干唇。发痒时用手揉搓唇，用牙咬唇，唇部出现脱屑时用手撕扯屑皮，使唇破溃裂、出血渗出，继发感染后唇部充血肿胀明显，甚至影响唇部的活动。

（三）病理表现

黏膜上皮部分有剥脱缺损及角化不全，上皮内层细胞水肿。固有层有炎症细胞浸润，以淋巴细胞、浆细胞等为主，血管充血。

（四）诊断与鉴别诊断

1. 诊断

本病根据反复发作、时轻时重、寒冷干燥季节易发，唇部干燥脱屑、灼热或胀痒疼痛等特点不难作出诊断。重时可有水肿渗出结痂。

2. 鉴别诊断

（1）过敏性唇炎：常有服药或接触其他可致敏物质的病史。发病急骤，可有局部灼热发痒、充血发疱、肿胀渗出、糜烂和疼痛。患者常有过敏病史。

（2）盘状红斑狼疮：唇部盘状红斑狼疮表现为玫瑰红色斑，中心稍凹，边缘微突起而呈盘状。可向皮肤侧扩大，致唇红皮肤界限不清。皮肤可由桃红色逐渐变成褐色，发生色素沉着或色素脱失。唇部有脱屑，可有水肿糜烂和结痂。在病损周围可有放射状细微白色条纹环绕。除唇部病损外，在颊、腭、舌等处也可有类似表现。同时在颧部，额部、鼻部、手背等外露和易受太阳照射部位，亦可有红斑样表现。

（3）扁平苔藓：以颊部病损最常见，病损常呈多发，部位有对称性，以灰白色角化斑纹损害为主。发生于唇部的扁平苔藓，表现为细微灰白花纹，呈环网状或树枝条纹状，表面较平滑，日久可有色素斑。重者可有充血水肿、糜烂渗出和薄痂，一般较少有血痂。唇红缘及边缘皮肤较少受累。在糜烂面周围仍常可见灰白斑纹。

（4）多形性红斑：本病多为急性发作，病程短暂。口腔黏膜常有大片红斑充血和糜烂渗出。损害常呈多形性和多部位发生，包括斑疹、丘疹、大疱、小疱。多同时伴有皮肤损害和全身症状。典型皮损为靶形红斑。可在唇、颊、舌、腭等部位发生红斑、糜烂，疼痛明显。唇红部除水肿糜烂外，常覆盖有高低不平的血痂，由于唇干而影响张口，唇部活动可使血痂发生裂隙，造成出血而不断结痂。

（五）治疗

首先应除去一切刺激因素，改变舔唇、咬唇等不良习惯。避免风吹、寒冷等刺激，忌食辛辣食物。对有心理障碍者应进行心理治疗。干燥、脱屑、皲裂损害，可涂以抗炎软膏或激素类软膏，亦可用维生素 A、B_6及鱼肝油类软膏，以改善上皮代谢，减少鳞屑干裂症状。有急性渗出肿胀、糜烂结痂等损害时，可用 0.1% 依沙吖啶溶液湿敷，也可用金霉素液或金霉素甘油涂擦。在炎症较重时，可酌情给予抗生素以控制感染，或局部注射泼尼松龙混悬液等，以消除炎症、促进愈合。

二、腺性唇炎

腺性唇炎比较少见。特征是下唇肿胀，偶为上唇或上下唇同时发病。

（一）病因

病因尚不明了，一般认为有先天遗传及后天性两种可能。后天性可与龈炎、牙周炎、梅毒等口腔病灶或局部因素长期慢性刺激有关，如牙膏、吸烟、辛辣刺激及某些局部药物等。

（二）临床表现

1. 单纯型

以唇黏液腺增生为主，临床最常见。唇部肿胀增厚，自觉有紧胀感，唇红缘及唇内黏膜可见散在的针头大小紫色斑点，中心有凹陷的黏液腺导管口，边缘清晰，用手触之，黏膜下有多个粟粒大小硬韧结节，为肿大的唇腺，挤压或轻轻向外牵拉患唇，可见露珠样黏液由导管口流出。由于黏液不断分泌，在唇部常形成胶性薄膜，睡眠时唇部运动减少，唾液分泌降低，常使上下唇互相粘连。表面可有干燥脱屑，糜烂结痂。

2. 化脓型

是由单纯型继发感染而成，又称脓肿性腺性唇炎。感染表浅时局部形成浅溃疡、表面结痂、痂下有脓液、疼痛明显。感染较深时，可有脓肿和窦道形成。挤压唇部，有脓性分泌物从导管口排出。病程持久时可形成巨唇。

（三）病理表现

黏液腺体明显增生，腺管肥厚变大，黏膜深层有异位黏液腺，在黏液腺体及小叶内导管的周围有淋巴样细胞、组织细胞、浆细胞浸润。涎腺导管扩张，并含有嗜伊红物质。部分有纤维化。在脓肿性腺性唇炎，除上皮结缔组织有较多的炎症细胞浸润，部分有小脓肿形成。

（四）诊断与鉴别诊断

1. 诊断

本病依据临床表现，唇部肿胀、增厚，黏液腺体增大，有黏稠或脓性液体从腺导管口溢出，黏膜表面常有痂膜附着可以诊断。

2. 鉴别诊断

（1）肉芽肿性唇炎：一般常从唇一侧发病，另一侧也逐渐被侵犯，形成巨唇。唇皮肤潮红肿胀、有硬结感，触压时不产生压痕。在扪诊时有的可触及颗粒状结节。唇肿时轻时重，但不能完全恢复正常。

（2）良性淋巴组织增生病：可发生于唇、颊、腭等部位黏膜，以下唇多见。与慢性唇炎类似，反复发作、唇肿发红、干裂出血，也可糜烂脱皮、渗出结痂，局部可有痒感。也有表现为潮红充血，上有多发结节状突起，触之软，无破溃。病理表现为滤泡样淋巴细胞、组织细胞、网状细胞增生。

（3）淋巴管瘤：多为先天性，是淋巴发育异常产生组织畸形的结果。好发于唇、舌、颊、颈部。黏膜表面不平，常呈结节状，呈白或浅黄色、柔软有光泽的颗粒小球状突起。可形成巨唇。可作病理确诊。

（五）治疗

目前无满意的治疗方法，首先应去除诱因，治疗口腔病灶，保持口腔卫生。10% 碘化钾每次 10 mL，口服，每日 2 次。化脓感染时，用抗生素消除感染控制炎症。局部可注射激素或涂氟轻松软膏、金霉素甘油等。因本病多为慢性非特异性炎症，一般抗感染治疗多不理想。另外去除诱发因素及不良刺激也很必要。

对唇肿明显外翻，疑有癌变可能时，应及时切除做活检，唇肿明显外翻时，可考虑手术成形，亦可考虑放疗。

三、肉芽肿性唇炎

肉芽肿性唇炎特征是单发于上唇或下唇，而以上唇多见，上下唇也可同时受累，慢性反复性肿胀肥厚，最后形成巨唇或硬结。有认为此病与结节病有关，但未能证实。男性较多见，但性别无明显差异。20～40 岁发病较多，但也可见于儿童或老年人，一般多在青春期后发病。

（一）病因

病因不明确，有人认为与根尖炎、冠周炎、扁桃体炎有关，可能是对病灶、脂膜炎特发性迟发型变态反应，或对组织变性特别是皮下脂肪变性的一种异物反应。与局部血管运动性障碍及局部淋巴管系统闭塞性炎症有关。有人认为是结核或结节病，因为病理表现相似，但动物接种、细菌培养、结核菌素试验均未能证实。有人认为是矽肉芽肿，推测是由于使用含二氧化矽的牙膏或创伤时沾染含矽的污物，有人用偏光检查肉芽肿性唇炎的组织，发现其中有水晶样微粒，但确定是矽引起该病还缺少证据。亦有人认为是克罗恩病的局部表现。有人观察病损局部主要是 T-辅助淋巴细胞浸润和 IgM 沉积，推测局部有细胞免疫反应增加伴体液免疫参与，为免疫调节治疗提供依据。有人在患者血清中发现抗伯氏疏螺旋体抗体，BB 抗体，认为与螺旋体感染有关。

（二）临床表现

多在青春期后发生，先从一侧开始，唇肿发展较快，但病程缓慢持久，呈弥散性肿胀，肥厚而有弹性。早期触之柔软无压痛，亦无可凹性水肿，不出现糜烂溃疡。自觉厚胀感，可有轻微发痒。早期皮肤呈淡红色，日久呈暗红色，唇红部可有纵行裂沟，左右对称呈瓦楞状。可有渗出结痂，扪诊可触及颗粒样结节。病情时轻时重，早期多能恢复正常，多次反复发作则难恢复。若持续肿胀，可从一侧扩展至另一侧，发展成不同程度的巨唇。如同时伴有舌裂及面神经麻痹，应考虑为梅-罗综合征。如除口唇肿胀外，在前额、颏部、颊部、硬腭、眼睑或舌黏膜发生肿胀，称为复发性浮肿性结节性肉芽肿症。

（三）病理表现

为非特异性炎症，上皮下肉芽肿，上皮细胞形成的结节及朗汉斯巨细胞，间质水肿及血管炎，血管周围上皮细胞、淋巴细胞、浆细胞形成结节样聚集。

（四）诊断与鉴别诊断

1. 诊断

根据临床症状，上唇多见，外翘突起增厚，初起色红，炎症明显，并伴有沟裂，反复肿胀，不能完全恢复正常，色呈暗红，无可凹性水肿，不难诊断。

2. 鉴别诊断

（1）牙源性感染：有明显的炎症性病灶牙，有红、肿、热、痛的感染症状。

（2）血管神经性水肿：发病突然，唇部呈弥漫性肿胀，局部痒痛，唇有弹性，光亮如蜡，指压不生压痕，水肿消失快，不留痕迹。

（3）克罗恩病：有反复的腹泻、腹痛，口腔内可伴有溃疡。

（4）结节病：为细胞免疫缺陷引起的系统性肉芽肿性疾患，亦称为类肉瘤病。常侵犯大唾液腺、皮肤、淋巴、肺、肝、脾、眼、指（趾）、骨等器官组织。口腔表现为唇、颊暗红无痛性肿胀，触之可扪及光滑而有韧性的结节。腮腺、下颌下腺亦可肿胀，腭及颌骨也可受侵。病情进展缓慢，中年以上多见。

其组织病理特征为密集成团的上皮样细胞组成结节，有少量多核巨细胞，周围有少量淋巴细胞、浆细胞浸润，无干酪样坏死。晚期可见纤维化，上皮细胞变性。病损组织间质成分和血管壁周围有免疫球蛋白沉积，主要为 IgG、IgM。在上皮和基底膜区可见 IgM 颗粒状沉积。抗核抗体检查多为阳性，T 淋巴细胞功能缺陷。Kveim 试验呈阳性反应，有特异性。

（五）治疗

无特效疗法，去除可能的诱因，如口腔内及口腔周围各种慢性炎症病灶，治疗龋齿、牙周炎，拔除残根，给予适当的抗生素治疗，如甲硝唑、青霉素、四环素。可酌情应用 X 线浅层照射，类固醇皮质激素口服或局部注射，亦有采用氯喹治疗的报道。亦可采取唇整形术。

四、梅-罗综合征

梅-罗综合征又称唇肿-面瘫舌裂三联征，肉芽肿性唇炎综合征等。本征因最早由瑞士医师 Melkersson（1928 年）与德国医师 Rosenthal（1930 年）报道而命名。有些学者认为肉芽肿性唇炎是梅-罗综合征不全型，也有认为梅-罗综合征可能是结节病的变异型。这三者具有共同的发病因素及性质，组织病理学表现相似。

梅-罗综合征病因不明，青春期以后发病较多，男性略多于女性。唇肿，面瘫、舌裂病损多不同时出现，可相隔较长时间。唇部呈弥漫性肿胀，单侧或双侧，呈棕红色，触之有弹性，无凹陷，也无触压痛。可有沟裂但无溃烂结痂，唇周皮肤正常。颊、腭、牙龈也可发生肿胀。舌表面有深沟裂纹，使舌呈皱褶状。面神经麻痹多在青春期前后突然发生，属外周性麻痹，与周围性面神经炎所致麻痹难以区别。麻痹可为部分或全部，也可为双侧，开始可为间歇性，以后则呈永久性。面瘫与唇肿可不在同侧。还可出现嗅神经、听神经、舌咽神经和舌下神经麻痹的症状，以及嗅觉异常、头痛、头晕等。

组织病理表现上皮增厚，结缔组织明显水肿，胶原纤维紊乱断裂，血管周围有淋巴细胞浸润，在肌层可见孤立性肉芽肿。

三大症状俱全诊断为完全型，有两项症状诊断为不完全型，但唇肿为多数具备的症状。

治疗上可口服皮质激素，或用泼尼松龙混悬液加普鲁卡因局部注射。也有应用 X 线照射或物理治疗取得疗效者。

五、光线性唇炎

光线性唇炎是因过多接受日光照射而引起的唇黏膜损害，又称日光性唇炎。

（一）病因

本病为对紫外线过敏所致。正常人经受一定强度日光照射吸收紫外线后，皮肤暴露部位可以变黑产生晒斑，颈、颧、鼻及下唇都可发生。少数人对紫外线具有特殊敏感性而发生本病。夏季多发，下唇多见。

卟啉对紫外线具有高度敏感性，植物中含的叶绿素为卟啉衍生物，故食用一些蔬菜、生药等，可影响卟啉代谢，增强对日光敏感性而致病。肝脏疾病也可引起卟啉代谢障碍，使对日光敏感性增加。

有人认为，日光照射的最初时，细胞中的 DNA、RNA 与蛋白质合成及有丝分裂均被抑制，24 小时后逐渐恢复。细胞功能加速进行，有丝分裂明显增加，长期反复的照射可不断促进 DNA 合成和分裂，造成棘层肥厚以致癌变。

（二）临床表现

以下唇唇红部黏膜损害多见。按其发作程度分为急性和慢性两种类型。

1. 急性型

突然发作，整个唇红部水肿充血明显，灼热刺痛。有散在或成簇的小水疱，疱破溃形成表浅糜烂面，渗出结痂，并易于破裂出血，使疼痛加剧。损害重而深者，预后留有瘢痕。轻而表浅者，预后可留有色素沉着。

2. 慢性型

反复持久日光照射，唇部反复持续损害，症状逐渐加重。表现为干燥脱屑，充血肿胀，皲裂，血管扩张。唇红部不断出现灰白色秕糠状鳞屑，较少瘙痒和结痂。时间久之，口周皮肤可脱色，或有灰白色角化条纹和肿胀。

（三）病理表现

急性者表现为细胞内及上皮细胞间水肿和水疱形成，慢性者表现有不全角化、棘层增厚、基底细胞空泡变性，突出表现是胶原纤维嗜碱性变。在地衣红染色下，呈弹性纤维状结构。有人发现偶有异型核和异常有丝分裂区域存在，这部分最终导致浸润鳞状细胞癌。

（四）诊断与鉴别诊断

1. 诊断

依据临床表现，结合病史可以诊断。除唇部肿胀水疱、糜烂结痂损害外，结合皮损及日光照射史可明确诊断。慢性则表现为黏膜增厚脱落，口周粗糙等。

2. 鉴别诊断

（1）其他唇炎：与其他唇炎不易鉴别，其他唇炎均无明确光照史，病理无胶原纤维嗜碱性变。过敏性接触性唇炎，有接触变应原史。腺性唇炎，挤压唇部有露珠样黏液流出，唇部有颗粒样唇腺增生。

（2）扁平苔藓：下唇出现糜烂渗出结痂而白纹不明显时需要鉴别。扁平苔藓常伴口腔内白色角化纹，丘疹样皮损，无明显光照史。

（3）盘状红斑狼疮：典型皮损为面部蝴蝶斑，盘状萎缩充血，中心可糜烂，舌侧放射状短细白纹放射状排列，皮肤黏膜界限不清。

（4）过敏性唇炎：发病快，有接触变应原史，充血糜烂明显，渗出多，可有水疱。

（5）良性淋巴组织增生病：唇部病损脱屑、皲裂、充血、糜烂、白色角化纹。无明显光照史，取病理亦可鉴别。

（6）唇疱疹：无光照史，疱疹常发生在唇红皮肤交界处。

（五）治疗

有人认为，由于光线性唇炎可能转变成鳞状细胞癌，因此要尽快确定治疗方案。

1. 物理性遮光

避免日光直接照射，采取避光遮阳措施，如戴帽遮光和戴口罩等。

2. 化学性遮光

涂避光软膏，如 5% 奎宁软膏、50% 二氧化钛软膏或 20% 水杨酸霜等。立即停止食用诱发本病的蔬菜和药物。

3. 渗出水肿明显者

应用 1% 依沙吖啶溶液湿敷，去除痂膜可涂以激素类软膏及抗生素软膏。口服氯喹能吸收 280～350 nm 紫外线，稳定溶酶体膜，与体内外卟啉结合迅速排出体外，减轻光敏作用。避免长期直接的紫外线照射。其次是涂抹液状、胶状的防水、防光物品，对唇部起到保护作用。含有对氨基苯甲酸及其脂类物的保护品作用较好，如 5% 奎宁软膏、50% 二氧化钛软膏、20% 水杨酸霜。立即停用可能导致卟啉代谢障碍的植物、药物，服用氯喹。渗出结痂时用 0.1% 依沙吖啶溶液湿敷去痂，涂激素软膏或抗生素软膏。

4. 光线性唇炎

治疗重点之一是防止鳞状细胞癌的发生。氟尿嘧啶通过抑制胸腺嘧啶合成酶，在DNA合成方面起到抗代谢作用，用于有白色角化处。亦可用冷冻、CO_2激光治疗。

六、口角炎

口角炎是上下唇联合处口角区发生的各种炎症的总称。可单侧或双侧对称性发生，病损多由口角黏膜皮肤连接处向外扩散发生。如无明显充血水肿炎症，称为口角症。

（一）病因

口角炎发病因素较为复杂，如营养不良、维生素缺乏、感染，尤其是白色念珠菌感染、创伤、变态反应，主要是接触药物、化学物质以及牙齿磨耗或缺牙过多，而造成颌间垂直距离过短、口角流涎等，均可成为发病因素。其致病因素不同，临床表现和治疗也有差别。

（二）临床表现

上下唇联合处潮红充血、干燥脱屑皲裂糜烂、渗出结痂，张口裂开，可有出血，可伴继发感染，引起灼热疼痛。一般1～3周愈合，损害重者可留有灰色瘢痕。

1. 营养不良或维生素缺乏性口角炎

两侧口角皮肤黏膜区呈对称性非特异性炎症。有湿白糜烂、平行横纹皲裂，糜烂面覆以灰黄色或黄褐色粘痂。多无明显自发性疼痛。核黄素缺乏者还同时伴有唇炎、舌炎等症状。

2. 颌间垂直距离过短性口角炎

由于牙齿重度磨耗、牙齿大部分缺失或义齿修复不良等，造成颌间垂直距离过短，两侧口角凹陷下垂，常有唾液溢出，刺激局部组织发生炎症。局部浸润软化潮红、干燥脱屑、充血渗出，可有横纹或向外下裂口和糜烂，伴有灼痛，在进食时更为明显。

3. 细菌、真菌感染性口角炎

这种感染性口角炎主要为链球菌、葡萄球菌和白色念珠菌感染，在两侧口角区出现红色炎症，上皮发白状，局部皮肤黏膜变厚，伴有细小横行或放射状裂纹，覆以薄的痂，疼痛不重，可长期不愈。

4. 反应性口角炎

可由于变态性或毒性反应而发生的口角炎。局部炎症明显，充血水肿、糜烂渗出均较为突出，发病迅速，疼痛明显。

（三）诊断与鉴别诊断

依据临床病损特点，结合口腔和全身情况，以及病史过程，有无接触变应原、有无造成营养不良的客观条件或全身有营养不良的表现、是否曾长期服用抗生素或免疫抑制剂、是否有多牙缺失。亦可进行细菌、真菌涂片镜检或培养，或采用除外法试探性治疗以明确诊断。

（四）治疗

主要针对发病原因进行治疗。去除局部刺激因素和对症处理。如给予多种维生素，尤其是维生素 B2；修改修复体，矫正过短垂直距离，恢复正常颌间高度。

口角局部用 0.1% 依沙吖啶溶液湿敷，小檗碱软膏外涂。亦可外用抗生素软膏。在渗出皲裂结痂时，可于湿敷后涂以甲紫。

七、血管神经性水肿

血管神经性水肿亦称巨型荨麻疹或 Quincke 水肿，是变态反应的一种，属第一型变态反应局部反应型。特点是突然发作、局限性水肿，消退也较迅速。

（一）病因

引起发作的因素，如食物、肠道寄生虫、药物，寒冷刺激、感染、外伤、情绪波动等，都是致病诱发因素。某些抗原或半抗原物质第一次进入机体后作用于浆细胞，产生 IgE（反应素），这些抗体附着于黏膜下方微血管壁附近肥大细胞表面。当相同抗原第二次进入机体时，则立即与附着在肥大细胞表面的 IgE 相结合并发生反应，引起肥大细胞脱颗粒，释放出组胺、迟缓反应物质（SRS-A）、激肽等，使血管扩张通透性增加，引起水肿等相应症状。

（二）临床表现

多发于面部疏松组织，唇部好发，尤以上唇多见，表现为肥厚翘突，可波及鼻翼和颧部，反复发作则可形成巨唇。可发生于下唇，或上下唇同时受累。可发生于眼睑、耳垂、阴囊、舌、咽等组织疏松部位，手足也可发生。舌部肿胀如巨舌，影响饮食、说话及吞咽活动。局部表现广泛弹性水肿，光亮如蜡，扪之有韧性，无可凹性水肿。边界不清，皮肤颜色正常或微红，有灼热微痒或无不适。全身多无明显症状，偶有头晕乏力。肿胀常突然发生，亦可缓慢发作，持续数小时或半日以上，逐渐消退。一般消退较快，不留痕迹，但也可持续较长时间。慢性者往往在同一部位反复发作，持续更长时间，并难以恢复到正常状态。

（三）病理表现

血管及淋巴管扩张，充血渗出，形成局限性水肿，伴有炎性细胞浸润，病理改变可波及皮下。

（四）诊断与鉴别诊断

1. 诊断

发病突然，好发于面部疏松组织，局部水肿有弹性，色泽正常或微红，无压痛。根据病史及临床症状不难诊断。

2. 鉴别诊断

（1）蜂窝织炎：为牙源性感染，多有牙痛病史，在肿胀部位可找到患牙。局部有红、肿、热、痛炎症特点。有压痛或肿胀形成。抗生素治疗有效。

（2）丹毒：局部明显潮红肿胀，边缘清楚，局部有压痛，全身有发热头痛不适等症状。为急性感染性进行性炎症，好发于面唇部，也可呈慢性过程。

（五）治疗

寻找变应原，避免接触，但有相当数量的患者难以找到变应原。可用肾上腺素、激素、抗组胺等药物治疗。

咽喉发生水肿而窒息者，则需进行气管插管或气管切开术，以保证呼吸道通畅。

第三节 舌部疾病

舌是构成口腔的重要器官之一，也是口腔黏膜病最易发生的部位，它有着随意活动的肌群。舌的血管神经丰富，故能十分灵敏地反映机体的很多变化，并有感觉、触觉、温度觉及特殊的味觉。

一、地图舌

地图舌是一种非感染性炎性疾病，具有不定性和游走性，乳头在舌不同部位出现萎缩和恢复，故又称游走性舌炎。

（一）病因

尚不清楚，部分患者有遗传倾向，有人认为与遗传因素有关。儿童患病较多，可能与患儿神经系统尚不健全有关；有人认为本病的发生与精神、神经因素有关。另外也有人认为发病与体质因素、寄生虫、月经周期、面部炎症刺激等有一定联系。

（二）临床表现

病变主要发生于舌背部，也可发生于舌尖和舌侧缘。病损特征为丝状乳头萎缩，留下圆形或椭圆形红色光滑凹陷剥脱区，周围有丝状乳头增厚的黄白色边缘，相互衔接呈弧形边缘，丝状乳头角化并伸长。正常与病变区形成轮廓鲜明的地图形状，故称地图舌。损害形状大小不一，可单独或多个存在，可相互融合遍及整个舌背。一般多无明显的自觉症状，多为偶然发现，少数患者可有轻度烧灼及痒感。损害可突然出现，可持续多日或几周而无改变，也可一昼夜即发生变化，不断改变其位置和形状，因而常呈现恢复消失和新生萎缩的交替状态，所以又称游走性舌炎。本病有自限性，有间隔缓解期，舌黏膜表面能完全恢复正常。临床 50% 以上病例合并裂纹舌。

（三）病理表现

为非特异性炎症，萎缩区上皮变性，乳头消失，基底细胞层无改变，结缔组织有淋巴细胞、浆细胞及组织细胞浸润，损害边缘呈过度角化及角化不全，有上皮细胞碎屑及坏死物质。

（四）诊断与鉴别诊断

依据病损特征、轮廓形态及位置不断改变，不难作出诊断。有时与舌扁平苔藓不好区分。可借助病理检查确诊。还应与萎缩性念珠菌感染、银屑病、盘状红斑狼疮等区别。

（五）治疗

无特效治疗方法，一般不需治疗，向患者进行解释和定期观察即可。主要是消除不良刺激因素，去除口腔病灶，注意饮食及消化功能，保持口腔卫生。可用弱碱性溶液含漱，如2%碳酸氢钠液、2%硼酸钠液含漱。有炎症感染疼痛者，可用金霉素溶液含漱，局部涂金霉素甘油或其他抗生素软膏。还可给予维生素B族药物如烟酰胺等。合并念珠菌感染，口含制霉菌素或其混悬液外涂。必要时口服氟康唑。

二、沟纹舌

沟纹舌又称阴囊舌、裂纹舌或皱褶舌。

（一）病因

目前尚无一致的意见。过去多认为系先天性舌发育异常所致。舌上纵肌发育异常，舌黏膜随舌肌发育的裂隙出现沟纹。不少患者有家族发育倾向，所以认为与遗传因素有关。但通过对患者细胞遗传学分析，未发现患者染色体数目、结构方面有特异性改变和染色体诱变率异常增高现象。也有人认为可能是遗传因素和环境因素共同作用所致。现也不排除后天因素，如地理环境、饮食营养等因素影响。因本病可见地区性发作，常为后天发现，也有人认为病毒感染、迟发性变态反应、自主神经功能紊乱等，可能为其致病因素。

（二）临床表现

特征为舌背表面出现不同形态的裂隙，裂纹大小、数目、形态及深度不一。有时需将舌伸出，向下卷曲或用牙轻咬才能看得清晰。舌背中央呈前后向深纵行脉纹裂隙，两旁分叉若干但较浅，对称排列，支脉裂隙伸向两旁舌缘，有如叶脉状。脑纹舌沟纹则迂回舌背如大脑沟回。舌裂隙内上皮完整，乳头大部存在，多无明显不适，如上皮受到损伤破坏，经杂菌感染，则发生炎症，可有敏感症状。沟纹舌舌体较肥大，可形成巨舌。本病病程发展缓慢，发病可随年龄增长而增加，在性别上无明显差异。

（三）病理表现

沟纹可深达黏膜下层或肌层，沟纹表面上皮增生角化，上皮钉突增长，形状不规则。炎症时可见淋巴细胞、浆细胞及毛细血管扩张和组织水肿。扫描电镜可见丝状乳头、菌状乳头明显改变，乳头呈半球状或矮柱状，形成机制可能是由于上皮细胞内折成裂隙，裂隙逐渐加深增宽和延长。

（四）治疗

应向患者解释，消除恐癌疑虑。平时应保持口腔卫生，以避免裂沟内存在食物残屑和细菌并滋生感染。有继发感染可涂以甲紫或抗生素软膏，也可外用养阴生肌散。有报道采取广泛切除裂沟病灶恢复外形，在舌背前 2/3，从边缘向中央呈 W 形切口。

三、正中菱形舌

正中菱形舌炎为一种先天性发育异常或炎症引起局部舌乳头萎缩。

（一）病因

正中菱形舌是舌部发育不全的遗迹，为胚胎奇结节留存。正常时舌在发育中邻近的侧突生长超过奇结节，使之陷入舌体内不露出，而两侧突在中线连接起来。假如两侧突联合不全时，则奇结节在舌盲孔前露出舌面，而形成正中菱形舌炎样改变。也有认为这是良性炎性反应的结果。

（二）临床表现

1. 光滑型

临床以光滑型为多，在舌背人字沟前方，形成界限清楚、色泽深红的椭圆形病损，其前后径大于左右径，约 2 cm×1.5 cm 大小，质软、表面光滑。病损区乳头缺失、无硬结，不影响舌的功能，多无自觉症状。成年男性较多见。

2. 结节型

表现在菱形病损表面，出现大小不等，由粟粒到绿豆大小的暗红色或浅灰白色突起结节或乳头，一般为数个紧密排列，触之稍有坚韧感，基底无硬结，无功能障碍和明显症状。对结节型正中菱形舌炎应予追踪，如基底出现硬结或其他症状，应及时做活检。有人认为结节型有癌前损害倾向。

3. 其他

沟纹舌、地图舌、正中菱形舌患者，常诉有舌痛症状，应注意与频繁吐舌伸舌、对镜反复自检观察造成舌肌筋膜劳损而引起舌钝痛、灼痛区别。如精神紧张、疑虑加重，则症状更趋明显。

（三）病理表现

光滑型病损表面乳头消失，上皮萎缩，细胞形态无改变，固有层有少量炎症细胞浸润。结节型上皮有不同程度增生和不全角化，棘层增殖，上皮钉突伸长。有的上皮有异常增生，或伴有白色念珠菌感染。

（四）治疗

无症状者一般不需治疗。局部应保持清洁。若合并感染，局部可涂抗生素软膏或硼酸软膏、养阴生肌散等。如合并白色念珠菌感染，可涂克霉唑软膏，口含制霉菌素。如病损基底变硬，应做活检明确诊断。也可试用电凝烧灼或液氮冷冻。向患者解释病情，并嘱避免伸舌吐舌及自检，避免精神过度紧张。有人认为对结节型要追踪观察，因此型有发生癌变的可能。

四、毛舌

毛舌是舌背人字沟前方丝状乳头密集区域，丝状乳头过度伸长形成丝毛状改变，呈黑色或黑褐色称黑毛舌，如为白色称为白毛舌。

（一）病因

一般认为与口腔局部环境改变有关，如口腔卫生不良、过度吸烟、长期应用抗生素或某些含漱剂等，影响角蛋白酶的功能而延缓丝状乳头角化上皮细胞的脱落，上皮增生成毛状。唾液 pH 值降低、偏酸也有利于真菌生长繁殖。最常见的是黑根霉菌，由黑根霉菌孢子产生黑色素，将丝状乳头染成黑色，使舌背呈黑色绒毛状。吸烟过多或食用含有色素的食物，可加重色素沉着。有人认为与化学因素刺激有关，如长期使用发氧剂可诱发本病。如牙膏、含漱剂等内含过氧化氢、过硼酸钠、高锰酸钾等药物，因刺激舌而发生微小损伤，使口内硫化氢与血液结合，产生硫化物形成沉积着色。

此外，某些全身疾病，如发热、慢性炎症、放线菌病、贫血、糖尿病、放射治疗等，都会导致黑毛舌的发生。

（二）临床表现

在舌背中部和后部，可见丝状乳头伸长呈丛毛状，颜色呈黑或黑褐色，愈接近中心颜色愈深。用探针可拨开伸长的乳头，有如麦浪倒伏，如乳头过度增生伸长，可刺激软腭或腭垂，引起恶心不适。病损由后向前逐渐向中央发展，汇合于中线，多呈三角形，可波及全舌大部，靠近边缘则丛毛物减少。毛长由数毫米到 1 cm 以上，表面可有食物残渣停留而显污秽。多无自觉症状，也可伴有口臭、口干和口苦等。如只有黑色积滞而无长的丛毛，则称黑舌。少数患者毛舌呈黄、绿、白等色丛毛，但以黑色毛舌最多。

（三）病理表现

舌背丝状乳头角质细胞明显伸长，乳头之间有细菌和真菌团块及剥脱角质和其他残渣，上皮钉突显著伸长，固有层有淋巴细胞和浆细胞浸润，为非特异性炎症。

（四）诊断和鉴别诊断

根据临床表现，舌背丝状乳头呈毛状伸长，不难诊断。但应与没有丝状乳头增生，单纯由于食物、药物等引起的舌背颜色加深染成的黑苔鉴别。

（五）治疗

应找出诱发因素，采取相应措施，避免与之接触。停止吸烟与进食可疑食物或药物，加强口腔卫生，毛舌可逐渐恢复正常。亦可用 5% 水杨酸酒精溶液涂布局部以溶解角质。还可用 1% 鬼臼树脂（足叶树脂）之丙酮酒精溶液涂擦后冲洗。或涂 4% 尿素溶液后漱口刷牙，如为真菌感染，可用制霉菌素含化或混悬液外涂。

五、舌乳头炎

舌背有四种乳头，即丝状、菌状、轮廓、叶状乳头。当乳头受到刺激可发生炎症，并产生不同程度的疼痛和不适。

（一）病因

引起舌乳头产生炎症的因素以全身因素较为多见，如营养不良、维生素缺乏、内分泌失调、月经周期影响、贫血、血液疾病及真菌感染、滥用抗生素等。局部因素如锐利牙尖边缘、不良修复体，不良习惯及其他外界刺激因素。

（二）临床表现

舌乳头炎为一组疾病，发病部位和致病因素各有不同，因此其临床表现也有差别。

1. 光滑舌

为慢性舌乳头萎缩性炎症，多系全身疾病的口腔表现。可见于贫血（缺铁性贫血、恶性贫血），维生素 B 缺乏，营养吸收障碍绝经期、妊娠期，以及真菌感染、大量使用抗生素等。丝状乳头萎缩、上皮变薄，舌背呈火红色、有浅沟裂隙。菌状乳头可无萎缩，并可显得突出，晚期菌状乳头也可萎缩而成光滑舌。可伴有口干、麻木、灼痛、遇刺激食物可激惹疼痛。

2. 菌状乳头炎

菌状乳头分布于舌前及舌尖部，因有痛觉感受器，故对疼痛较敏感。发炎时表现为红肿光亮上皮薄而呈深红充血状，与贫血、维生素缺乏有关。局部刺激因素如牙石、不良修复体、锐利牙缘，以及辛辣食物、烟酒、牙膏等刺激均可引起本病。

3. 叶状乳头炎

叶状乳头位于舌两侧缘后部，在舌根部较明显，呈上下垂直排列的皱褶，因接近咽部、富于淋巴样组织，因此咽部炎症可波及此处。局部刺激亦可激惹和加重炎症。发炎时叶状乳头明显充血肿大，伴有轻度疼痛。如炎症长期不退、局部破溃长期不愈，则应取活检，明确诊断。

4. 轮廓乳头

较少发炎肿大，多无明显不适。因有味觉功能，在其受损发炎时，可有味觉障碍。部分患者常因偶然发现而误认为肿物而来就诊，应在检查后给予解释以消除顾虑。

（三）治疗

主要针对其发病原因进行对症治疗，给予维生素。炎症明显时，给予抗生素。要去除各种局部刺激因素，保持口腔清洁。

六、舌痛症

引起舌痛症的原因很多，有全身因素和局部因素，表现症状和轻重程度不一。

（一）病因

舌痛原因是多方面的，可由系统病引起，如贫血、糖尿病、肝病、硬皮病、营养不良、维生素缺乏，慢性酒精中毒、肿瘤等。局部因素如牙齿锐利边缘，不良修复体、长期伸吐舌自检、杂菌感染及牙膏、药物等刺激因素。另外为神经、精神因素，如三叉神经舌支及舌咽神经痛引起的舌痛。还有主诉舌痛，而无客观检查指标的，如 Costen 综合征舌痛，更年期女性常见的舌灼痛等。

（二）临床表现

全身系统性疾病引起的舌痛，除有全身症状外，局部可见某些表征，如舌干质红少津、舌乳头萎缩、上皮变薄、充血发红或上皮浅层剥脱等。局部因素引起的，多见于舌某些部位表现充血水肿、糜烂溃疡等炎症。神经性因素引起的则可有阵发性短暂的剧烈疼痛，说话、进食等动作可激发疼痛，病史较长，可用局部麻醉法确定诊断。由颞下颌关节功能紊乱和咀嚼功能障碍引起的舌痛，从临床检查、X 线片、肌电图等可确诊。精神因素舌痛，以更年期女性多见，但舌部多无异常表现。有灼痛、钝痛或刺痛，短暂或持续性。发作时间、部位可固定也可不固定，多不影响进食和睡眠。舌部无触痛和味觉异常，舌体运动自如，局部无刺激因素。全身可有兴奋性增高或情绪抑郁、失眠忧虑及恐癌心理。严重者可有奇特感觉异常、游走性舌痛，常固执认为有严重躯体疾病，影响正常生活。

（三）治疗

主要针对不同病因，进行相应处理。去除局部刺激因素，停用可能致敏药物、牙膏、含漱剂及刺激性食物。精神因素性舌痛，应进行心理治疗，消除悲观恐癌心理，适当应用调整神经功能药物和镇静药物，如谷维素、维生素 B_1、B_6、B_{12} 等以及烟酰胺、罗通定等。亦可用 0.5%～1% 普鲁卡因或加维生素 B_{12} 局部或舌神经封闭。

七、淀粉样变性

淀粉样变性是一种少见的新陈代谢紊乱疾病，是一种不可溶性淀粉样蛋白物质在一个或多个器官的细胞外基质中沉积综合征。这些沉积物质侵入实质性组织影响器官功能并产生各种临床症状。

（一）病因

病因不明。可能为蛋白质代谢紊乱所致。部分患者有家族遗传史。本病淀粉样物质是一种球蛋白与黏多糖的复合物，因其对碘的化学反应类似淀粉而得名。免疫学表明这种淀粉样蛋白含有 γ 球蛋白，以 IgG 最多，还有补体 C1、C3、C4，纤维蛋白原和 α 球蛋白。亦有认为淀粉样蛋白的产生是由于在抗原刺激下，浆细胞功能紊乱，释放出免疫球蛋白所致。但亦有认为本病的发生与长期慢性炎症刺激有关。

（二）临床表现

本病分原发性与继发性两种类型。后者常继发于长期慢性伴有严重组织分解破坏的传染病或感染之后，如结核、结缔组织病。恶性肿瘤也可引起，如霍奇金病、多发性骨髓瘤等。淀粉样蛋白主要沉积于肝、脾、肾等实质器官。

原发性淀粉样变可分为局限型和系统型。局限型多累及上下肢伸侧和背部皮肤，呈密集丘疹，融合或苔藓样斑片。伴剧烈瘙痒，病程迁延经过缓慢，可自行消退，但易复发。原发性系统型则内脏及皮肤黏膜均可受累，无明显痒感。眼睑、鼻、口等皮肤黏膜均好发。心肌，骨骼均可受损，可伴有多发性骨髓瘤、骨痛、自发性骨折。

舌炎、巨舌常为本病早期症状，约占原发性系统型 40% 以上。舌痛范围显著增大，舌广泛而对称肿大，表面正常，舌缘因舌体受压迫而有齿痕，舌缘可有黄色结节突起，舌背部可发生丘疹、结节、斑块、紫癜、出血及坏死化脓，并可形成斑块和沟纹。舌系带增厚而发硬，口底增厚影响舌功能，进食、吞咽、说话均受影响，甚至妨碍闭口。上下唇及颊黏膜均可肥厚，舌根及咽侧索也可显示增厚。黏膜上由于毛细血管脆性增加及继发性凝血因子不正常，可发生瘀斑、血疱并可破溃糜烂。牙龈黏膜常见淀粉样浸润，故牙龈活检在诊断全身性淀粉样变时有较高的阳性率。

肾易受损，可有蛋白尿、血尿及管型。

（三）病理表现

苏木精伊红染色淀粉样物质呈粉染均质化。刚果红染色呈黄红色，偏光显微镜观察，可见绿色光亮的双折射物质。淀粉样物质的条索或团块的边缘部分，着色多较模糊，轮廓渐淡。淀粉样物质沉积于黏膜乳头层及血管周围，在舌肌及间质均可有淀粉样物质浸润。

（四）诊断

病变组织刚果红染色，标本显示特征性苹果绿双折射可以帮助诊断。尿中出现凝溶蛋白，谓本周蛋白尿。现本病可用电镜和组织化学方法确诊。

（五）治疗

现本病缺少特效治疗方法。可试用地塞米松 2～5 mg 或泼尼松龙 0.5～1.0 mL 加等量 2% 普鲁卡因病损局部注射，每周 1 次。也可口服免疫抑制剂或氯喹。

第八章　口腔颌面部感染

第一节　面部疖痈

面部疖痈是一种常见病，它是皮肤毛囊及皮脂腺周围组织的一种急性化脓性感染，发生在一个毛囊及所属皮脂腺者称疖。相邻多个毛囊及皮脂腺累及者称痈，由于颜面部局部组织松软，血运丰富，静脉缺少瓣膜且与海绵窦相通。如感染处理不当，易扩散逆流入颅内，引起海绵窦血栓性静脉炎、脑膜炎、脑脓肿等并发症。尤其是发生在颌面部的“危险三角区”内更应注意。

一、病因

绝大多数的病原菌为金黄色葡萄球菌，少数为白色葡萄球菌。在通常情况下，人体表面皮肤及毛囊皮脂腺有细菌污染但不致病，当皮肤不洁，抵抗力降低，尤其是某些代谢障碍的疾病，如糖尿病患者，细菌侵入时很易引起感染。

二、临床表现

疖是毛囊及其附件的化脓性炎症，病变局限在皮肤的浅层组织。初期为圆锥形毛囊性炎性皮疹，基底有明显炎性浸润，形成皮肤红、肿、痛的硬结，自觉灼痛和触痛，数日后硬结顶部出现黄白色脓点，周围为红色硬性肿块，患者自觉局部发痒、灼烧感及跳痛，以后发展为坏死性脓栓，脓栓脱去后排出血性脓液，炎症渐渐消退，创口自行愈合，轻微者一般无明显全身症状，重者可出现发热，全身不适及区域性淋巴结肿大。如果处理不当，如随意搔抓或挤压排脓以及不适当的切开等外科操作，都可促进炎症的扩散，甚至引起败血症。有些菌株在皮肤疖肿消退后还可诱发肾炎。发生于鼻翼两旁和上颌者，因此处为血管及淋巴管丰富的危险三角区，如果搔抓、挤捏或加压，感染可骤然恶化，红肿热痛范围扩大，伴发蜂窝织炎或演变成痈，因危险三角区的静脉直接与颅内海绵窦相通，细菌可沿血行进入海绵窦形成含菌血栓，并发海绵窦血栓性静脉炎，进而引起颅内感染、败血症或脓毒血症，常可危及生命。疖通常为单个或数个，若病菌在皮肤扩散或经血行转移，便可陆续发生多数疖肿，如果反复出现，经久不愈者，则称为疖病。

痈是多个相邻的毛囊及其所属的皮脂腺或汗腺的急性化脓性感染，由多个疖融合而成，其病变波及皮肤深层毛囊间组织时，可顺筋膜浅面扩散波及皮下脂肪层，造成较大范围的炎性浸润或组织坏死。

痈多发生于成年人，男性多于女性，好发于上唇部（唇痈）、项部（对口疮）及背部（搭背）。感染的范围和组织坏死的深度均较疖为重。当多数毛囊、皮脂腺、汗腺及其周围组织发生急性炎症与坏死时，可形成迅速扩大的紫红色炎性浸润块。感染可波及皮下筋膜层及肌组织。初期肿胀的唇部皮肤与黏膜上出现多数的黄白色脓点，破溃后呈蜂窝状，溢出脓血样分泌物，脓头周围组织可出现坏死，坏死组织溶解排出后可形成多数蜂窝状洞腔，严重者中央部坏死、溶解、塌陷，似“火山口”状，内含有脓液或大量坏死组织。痈向周围和深层组织发展，可形成广泛的浸润性水肿。

唇痈除了剧烈的疼痛外，可引起区域淋巴结的肿大和触痛，全身症状明显，如发热，畏寒，头痛及食欲减退，白细胞计数增高，核左移等。唇痈不仅局部症状比疖重，而且容易引起颅内海绵状血栓性静脉炎、败血症、脓毒血症及中毒性休克等，危险性很大。

三、诊断

有全身及局部呈现急性炎症症状，体温升高、白细胞升高、多核白细胞增多、左移。单发性毛囊炎为“疖”，多发性为“痈”。注意疖肿的部位是否位于“危险三角区”，有无挤压、搔抓等有关病史，有无头痛、头晕、眼球突出等海绵窦血栓性静脉炎等征象。

四、治疗

（一）局部治疗

尽量保持局部安静，减少表情运动，尽量少说话，进流食等，以减少肌肉运动时对疖肿的挤压刺激，严禁挤压、搔抓、挑刺，忌用热敷、苯酚或硝酸银烧灼，以防感染扩散。

1. 毛囊炎的局部治疗

止痒杀菌，局部保持清洁干燥。可涂 2%～2.5% 的碘，每日数次。毛囊内脓肿成熟后，毛发可自然脱出，少量脓血分泌物溢出或吸收便可痊愈。

2. 疖的局部治疗

杀菌消炎，早期促进吸收。早期可外涂 2%～2.5% 的碘酊，20%～30% 的鱼石脂软膏或纯鱼石脂厚敷，也可用 2% 的鱼石脂酊涂布。也可外敷中药，如二味地黄散、玉露散等。如炎症不能自行消退，一般可自行穿孔溢脓。如表面脓栓不能自行脱落，可用镊子轻轻夹除，然后脓液流出，涂碘酊即可。

3. 痈的治疗

促使病变局限，防止扩散。用药物控制急性炎症的同时，局部宜用 4% 的高渗盐水或含抗菌药物的盐水行局部湿敷，以促使痈早期局限软化及穿破，对已有破溃者有良好的提脓效果，在溃孔处可加用少量化腐丹，以促进坏死组织溶解，脓栓液化脱出。对脓栓浓稠，一时难以吸取者，可试用镊子轻轻钳出，但对坏死组织未分离彻底者，不可勉强牵拉，以防感染扩散。此时应继续湿敷至脓液消失，直到创面平复为止。过早停止湿敷，可因阻塞脓道造成肿胀再次加剧。面部疖痈严禁早期使用热敷和按一般原则进行切开引流，以防止感染扩散，引起严重并发症。对已形成明显的皮下脓肿而又久不破溃者，可考虑在脓肿表面中心皮肤变薄或变软的区域，作保守性切开，引出脓液，但严禁分离脓腔。

（二）全身治疗

单纯的毛囊炎和疖无并发症时，一般全身症状较轻，可口服磺胺和青霉素等抗菌药物，患者应适当休息和加强营养。

面部疖合并蜂窝织炎或面痈时应常规全身给予足量的抗菌药物，防止炎症进一步扩散。最好从脓头处取脓液进行细菌培养及药物敏感试验，疑有败血症及脓毒血症者应进行血培养。但无论是脓液培养还是血培养，可能因为患者已用过抗菌药物，或因为取材时间和培养技术的影响，培养结果可能为假阴性，药物敏感试验也可能出现偏差。为提高培养结果的阳性率和药物敏感试验的准确性应连续3～5日抽血培养，根据结果用药，如果一时难以确定，可先试用对金黄色葡萄球菌敏感的药物，如青霉素、头孢菌素及红霉素等，待细菌培养和药物敏感试验有确定结果时，再做必要的调整。尽管细菌药物敏感试验结果是抗菌药物选择的重要依据，但由于受体内、体外环境因素的影响，体外药物敏感试验的结果不能完全反映致病细菌对药物的敏感程度。

另一个给药的重要依据是用药后症状的好转程度，如症状有明显好转，说明用药方案正确，如症状没有好转或进一步恶化，应及时调整用药方案。此外，在病情的发展过程中，可能出现耐药菌株或新的耐药菌株的参与，所以也应根据药物敏感试验的结果和观察脓液性质及时调整用药方案。败血症和脓毒血症常给予2～3种抗菌药物联合应用，局部和全身症状完全消失后，再维持用药5～7日，以防病情的复发。唇痈伴有败血症和脓毒血症时，可能出现中毒性休克，或出现海绵窦血栓性静脉炎和脑脓肿等严重并发症，应针对具体情况予以积极的全身治疗。

第二节　智齿冠周炎

一、病因

阻生智齿及智齿在萌出过程中，牙冠可部分或全部被龈瓣覆盖，龈瓣与牙冠之间形成较深的盲袋，食物及细菌极易嵌塞于盲袋内；加上冠部牙龈常因咀嚼食物而损伤，形成溃疡。当全身抵抗力下降、局部细菌毒性增强时可引起急性冠周炎的急性发作。

二、临床表现

（一）慢性冠周炎

慢性冠周炎因症状轻微，患者就诊数不多。盲袋虽有食物残渣积存及细菌滋生，但引流通畅，若无全身因素、咬伤等影响，常不出现急性发作。在急性发作时，症状即与急性冠周炎相同。慢性者如反复发作，症状可逐渐加重，故应早期拔除阻生牙，以防止发生严重炎症及扩散。

（二）急性局限型冠周炎

阻生牙牙冠上覆盖的龈瓣红肿、压痛，挤压龈瓣时，常有食物残渣或脓性物溢出。龈瓣表面常可见到咬痕。反复发作者，龈瓣可有增生。

（三）急性扩展型冠周炎

局部症状同上，但更严重、明显。有颊部肿胀、开口困难及咽下疼痛。有学者认为，由于龈瓣中含有颊肌及咽上缩肌纤维，可导致开口困难及吞咽疼痛；另有学者认为开口困难的原因可能是：①因局部疼痛而不愿张口；②由于炎症致使咀嚼肌组织张力增大，上颌牙尖在咬合时直接刺激磨牙后区的颞肌腱，引起反射性痉挛而致；③由于炎症时组织水肿的机械阻力使张口受限。也有学者认为，如果炎症向磨牙后区扩散，可侵犯颞肌腱或翼内肌前缘，引起开口困难。

阻生的下颌第三磨牙多位于升支的前内侧，在升支前下缘与牙之间形成一骨性颊沟，其前下方即为外斜嵴，有颊肌附着。炎症常可沿此向前下方扩散，形成前颊部肿胀（以第一、第二磨牙为中心）。扩散型冠周炎多有明显的全身症状，包括全身不适、畏寒、发热、头痛、食欲减退、便秘，还可有白细胞计数及体温升高。颌下及颈上淋巴结肿大、压痛。

（四）扩散途径及并发症

炎症可直接蔓延或经由淋巴道扩散。由于炎症中心位于几个间隙的交界处，可引起多个间隙感染。一般先向磨牙后区扩散，再从该处向各间隙扩散。最易向嚼肌下间隙、翼颌间隙、颌下间隙扩散；其次是向咽旁间隙，颊间隙、颞间隙、舌下间隙扩散。严重者可沿血循环引起全身的化脓性感染，甚至发生败血症等。磨牙后区的炎症（骨膜炎、滑膜下脓肿）可从嚼肌前缘与颊肌后缘之间的薄弱处，向前方扩散，引起颊间隙感染。嚼肌下间隙的感染可发生于沿淋巴道扩散或直接蔓延。嚼肌内侧面无筋膜覆盖，感染与嚼肌直接接触，引起严重肌痉挛，发生深度张口困难。嚼肌下间隙感染如未及时治疗，或成为慢性，可引起下颌升支的边缘性骨炎。炎症向分支内侧扩散，可引起翼颌间隙感染，亦产生严重的开口困难，但程度不及嚼肌下感染引起者。炎症向内侧扩散，可引起咽旁间隙感染或扁桃体周围感染。炎症如向下扩散，可形成颌下间隙或舌下间隙感染。炎症如沿舌侧向后，可形成咽峡前间隙感染。

三、诊断

本病多发生于青年人，尤以18～30岁多见。有全身诱发因素或反复发作史，重者有发热、周身不适、血中白细胞计数升高。第三磨牙萌出不全，冠周软组织红、肿、痛，盲袋溢脓或分泌物，具有不同程度的张口受限或吞咽困难，面颊部肿胀、患侧颌下淋巴结肿痛。慢性者可有龈瘘或面颊瘘，X线片见下颌骨外侧骨膜增厚，有牙周骨质的炎性阴影。下颌智齿冠周炎合并面颊瘘或下颌第一磨牙颊侧瘘时，易误诊为下颌第一磨牙的炎症。此外不可将下颌第二磨牙远中颈部龋引起的牙髓炎误诊为冠周炎。

四、治疗

对于慢性冠周炎，应及时拔除阻生牙，不可姑息迁延。因反复多次发作，多形成急性扩展型而带来更多痛苦。对急性冠周炎，应根据患者的身体情况、炎症情况、牙位情况、医生的经验，进行适当治疗。

（一）保守疗法

1. 盲袋冲洗、涂药

可用2%的过氧化氢或温热生理盐水，并最好用一弯针头（可将尖部磨去，使之圆钝）深入至盲袋底部，彻底冲洗盲袋。仅在盲袋浅部冲洗则作用甚小。冲洗后用碘甘油或50%的三氯醋酸涂入，后二者有烧灼性，效果更好。涂药时用探针或弯镊导入盲袋底部。

2. 温热液含漱

能改善局部血循环，缓解肌肉痉挛，促使炎症消散，使患者感到舒适。用盐水或普通水均可，温度应稍高，每1～2小时含漱1次，每次含4～5分钟。含漱时头应稍向后仰并偏患侧，使液体作用于患区。但在急性炎症扩散期时，不宜用热水含漱。

3. 抗生素治疗

根据细菌学研究，细菌以绿色链球菌（甲型溶血性链球菌）为主，此菌对青霉素高度敏感，但使用24小时后即可能产生抗药性。故使用青霉素时，初次剂量应较大。由于厌氧菌在感染中亦起重要作用，故在严重感染时，应考虑使用克林霉素。亦可考虑青霉素类药物与硝基咪唑类药物（甲硝唑或替硝唑）同时应用。

4. 中药、针刺治疗

可根据辨证施治原则用药。亦可用成药如牛黄解毒丸之类。面颊部有炎性浸润但未形成脓肿时，可外敷如意金黄散，有安抚、止痛、消炎作用。针刺合谷、下关、颊车等穴位有助于止痛、消炎和开口。

5. 支持疗法

因常有上呼吸道感染、疲劳、失眠、精神抑郁等诱因，故应重视全身支持疗法，如适当休息、注意饮食、增加营养等。应注意口腔卫生，应视情况给予镇痛剂、镇静剂等。

（二）盲袋切开

如阻生牙牙冠已大部露出，则不需切开盲袋，只做彻底冲洗上药即可，因此种盲袋，多有通畅引流，保守疗法即可治愈冠周炎症。

如盲袋引流不畅，则必须切开盲袋。在牙冠露出不多或完全未露出、盲袋紧裹牙冠、疼痛严重或有跳痛者，盲袋多引流不畅，切开盲袋再彻底冲洗上药，能迅速消炎止痛并有利于防止炎症扩散。

切开盲袋时应充分麻醉。可将麻药缓慢注入磨牙后三角区深部及颊舌侧黏膜下，用尖刀片（11 号刀片）从近中颊侧起，刀刃向上、向后，将盲袋挑开。同时应将盲袋底部的残余牙囊组织切开，使盲袋彻底松弛、减压。但勿剥离冠周的黏骨膜，以免引起颊部肿胀然后用前法彻底冲洗盲袋后上药。

（三）拔牙

如临床及 X 线检查，发现为下颌第三磨牙阻生，不能正常萌出，应及早拔除阻生牙，可预防冠周炎发生。如已发生冠周炎，何时拔除阻生牙，意见不一，特别是在急性期时。不少学者主张应待急性期消退后再拔牙，认为急性期拔牙有引起炎症扩散的可能。

近年来，主张在急性期拔牙者颇多，认为此法可迅速消炎、止痛，如适应证选择得当，拔牙可顺利进行，效果良好，不会使炎症扩散。如冠周炎为急性局限型，根据临床及 X 线检查结果判断，阻生牙可用简单方法顺利拔除时，应为拔牙的适应证，如为急性扩散型冠周炎，或判断拔除困难（需翻瓣、去骨等），或患者全身情况差，或医者本身的经验不足，则应待急性期后拔牙。

急性期拔牙时，如患者开口困难，可采用高位翼下颌阻滞麻醉，同时在磨牙后稍上方用局麻药行颞肌肌腱处封闭，并在翼内肌前缘处封闭，可增加开口度。拔牙时如有断根，可不必取出，留待急性期过后再取除。很小的断根可不必挖取。总之，创伤越小越好。急性期拔牙时，应在术前、后应用抗生素，术后严密观察。

（四）龈瓣切除

如牙位正常，与对殆牙可形成正常殆关系，殆面仅为龈瓣覆盖，则可行龈瓣切除二龈瓣切除后，应暴露牙的远中面。但阻生牙因间隙不足，很难露出冠部的远中面，故龈瓣切除术的适应证很少，最好用圈形电灼器术切除，此法简便，易操作，出血少，且同时封闭了血管及淋巴管，有利于防止炎症扩散。用刀切除时，宜用小圆刀片，尽量切除远中及颊舌侧，将牙冠全部暴露。远中部可缝合 1～2 针。

（五）拔除上颌第三磨牙

如下颌阻生牙龈瓣对殆牙有创伤（多可见到牙咬痕），同时上颌第三磨牙也无保留价值（或有错位或已下垂等），应在治疗冠周炎时同时拔除。但如上颌第三磨牙有保留价值，可调殆，使之与下颌阻生牙覆盖之龈瓣脱离接触。

第三节 口腔颌面部间隙感染

口腔颌面部间隙感染是口腔、颌骨周围、颜面及颈上部肌肉，筋膜、皮下组织中的弥散性急性化脓性炎症，也称为蜂窝织炎。如感染局限称为脓肿。其中有眶下、颊、嚼肌、翼颌、咽旁、颞下、颞、颌下、口底等间隙感染。临床表现主要为发热，食欲缺乏，局部红、肿、热、痛及张口受限或吞咽困难，白细胞升高，可引起脑、肺部等并发症。本病成年人发病率较高，主要为急性炎症表现，感染主要来自牙源性，少数为腺源性或血源性，口底蜂窝织炎是口腔颌面部最严重的感染，未及时接受治疗可发生败血症、中毒性休克或窒息等严重并发症，因此，早期诊断、早期治疗是关键。

一、眶下间隙感染

（一）病因

眶下间隙位于眼眶下方上颌骨前壁与面部表情肌之间。其上界为眶下缘，下界为上颌骨牙槽突，内界为鼻侧缘，外界为颧界。间隙中有从眶下也穿出之眶下神经、血管及眶下淋巴结，此外尚有走行于肌间的内眦动脉、面前静脉及其与眼静脉、眶下静脉、面深静脉的交通支，眶下间隙感染多来自颌尖牙及第一双尖牙或上颌切牙的根尖化脓性炎症或牙槽脓肿；此外，上颌骨前壁骨髓炎、眶下区皮肤、鼻背及上唇的感染如疖、痈也可通过直接播散、静脉交通或淋巴引流致该间隙感染。

（二）临床表现

该间隙蜂窝织炎主要表现为眶下区，以尖牙窝为中心的红肿，可伴眼睑肿胀，睑裂变窄。眶下神经受累常伴有疼痛。从口腔前庭侧检查可见相当于尖牙及第一双尖牙前庭沟肿胀变平，从前庭沟向尖牙窝方向抽吸，可抽得脓液。有时可在眶下区直接扪及波动。向侧方可向颊间隙播散，引起颊部肿胀，向上播散可引起眶周蜂窝织炎，如引发内眦静脉、眶静脉血栓性静脉炎时，可造成海绵窦血栓性静脉炎。

（三）诊断

有剧烈疼痛，患侧眶下面部肿胀，鼻唇沟消失。下眼睑及上唇水肿。病牙松动，有叩痛尖牙及双尖牙前庭沟肿胀，脓肿形成时有波动感。

（四）治疗

脓肿形成后应及时做切开引流，一般在尖牙、第一双尖牙相对应的前庭沟底肿胀中心做与上牙槽突平行的切口，深度应切破尖牙窝骨膜。用盐水冲洗，必要时放置橡皮引流条，橡皮引流条应与尖牙或第一双尖牙栓结固定，以免落入尖牙窝底部。如脓肿主要位于皮下且局限时，也可在下睑下方眶下缘沿皮纹作切口。但一般原则是尽可能采用口内切开引流的方式，急性炎症减轻后应及时治疗病灶牙。

二、颊间隙感染

（一）病因

颊间隙有广义和狭义之分。广义的颊间隙指位于颊部皮肤与颊黏膜之间的间隙。其上界为颧骨下缘；下界为下颌骨下缘；前界从颧骨下缘，经口角至下颌骨下缘的连线；后界浅面相当于嚼肌前缘；深面为颧肌及翼下颌韧带等结构。间隙内除含蜂窝组织、脂肪组织（颊脂垫）外，尚有面神经、颊长神经、颌外动脉、面前静脉通过，以及颊淋巴结、颌上淋巴结等位于其中。狭义的颊间隙指嚼肌与颊肌之间存在的一个狭小筋膜间隙，颊脂垫位于其中，此间隙亦称为咬颊间隙。颊间隙借血管、脂肪结缔组织与颞下间隙、颞间隙、嚼肌间隙、翼颌间隙、眶下间隙相通。颊间隙感染可来源于上下颌后牙的根尖感染或牙周感染，尤其是下颌第三磨牙冠周炎可直接波及此间隙，也可从邻近间隙播散而来，其次为颊及上颌淋巴结引起的腺源性感染，颊部皮肤黏膜的创伤、局部炎症也可引起该间隙感染。

（二）临床表现

面部前部肿胀、疼痛，如肿胀中心区接近皮肤或黏膜侧，可引起相应区域皮肤或黏膜的明显肿胀，引起张口受限。脓肿可扪及波动感。该间隙感染易向眶下间隙、颞下间隙、翼颌间隙及嚼肌间隙扩散，也可波及颌下间隙。

（三）诊断

有急性化脓性智齿冠周炎或上、下颌磨牙急性根尖周炎史。当脓肿发生在颊黏膜与颊肌之间时，下颌或上颌磨牙区前庭沟红肿，前庭沟变浅呈隆起状，触之剧痛，有波动感，穿刺易抽出脓液，面颊皮肤红肿相对较轻。脓肿发生在皮肤与颊肌之间，特别是颊指垫全面受到炎症累及时则面颊皮肤红肿严重，皮肤肿胀发亮，炎性水肿扩散到颊间隙解剖周界以外，但是红肿压痛中心仍颊肌位置。局部穿刺可抽出脓液。患者有发热及白细胞升高。

（四）治疗

脓肿接近口腔黏膜时，宜在咬合线下方前庭沟上方作平行于咬合线的切口。如脓肿接近皮肤，较局限时可直接从脓肿下方沿皮纹切开，较广泛时应从颌下 1.5 cm 处做平行于下颌骨下缘的切口，将止血钳从颌骨下缘外侧伸入颊部脓腔。引流条放置时宜加固定，以免落入脓腔中。

三、颞间隙感染

（一）病因

颞间隙位于颧弓上方的颞区。借脂肪结缔组织与颞下间隙、翼下颌间隙、嚼肌间隙和颊间隙相通。主要为牙源性感染，由上颌后磨牙根尖周感染引起。其次，可由嚼肌间隙、翼下颌间隙、颞下间隙、颊间隙感染扩散而来直接播散。尚可继发于化脓性中耳炎、颞骨乳突炎，还可由颞部皮肤感染直接引起。该间隙感染可通过板障血管、直接破坏颞骨或通过颞下间隙的颅底诸孔、翼腭窝侵及颅内。患者出现硬脑膜激惹、颅内压升高的症状，如呕吐，昏迷、惊厥。

（二）临床表现

颞间隙临床表现取决于是单纯颞间隙感染还是伴有相邻多间隙感染，因此肿胀范围可仅局限于颞部或同时有腮腺嚼肌区、颊部、眶部、颧部等区广泛肿胀。病变区表现有凹陷性水肿，压痛、咀嚼痛和不同程度的张口受限。颞浅间隙脓肿可触到波动感，颞深间隙则需借助穿刺抽出脓液方能明确。由于颞筋膜坚韧厚实，颞肌强大，疼痛剧烈，可伴头痛、张口严重受限。深部脓肿难以自行穿破，脓液长期积存于颞骨表面，可引起骨髓炎。颞骨鱼鳞部骨壁薄，内外骨板间板障少，感染可直接从骨缝或通过进入脑膜的血管蔓延，导管脑膜炎、脑脓肿等并发症。感染可向颞下间隙、翼颌间隙、颊间隙、嚼肌间隙等扩散，伴多间隙感染时，则有相应间隙的症状和体征，并有严重的全身症状。

（三）诊断

有上颌第三磨牙冠周炎、根尖周炎史，上牙槽后神经阻滞麻醉、卵圆孔麻醉、颞下-三叉-交感神经封闭史。颞部或同时有腮腺嚼肌区有凹陷性水肿，压痛、咀嚼痛和不同程度的张口受限，疼痛十分剧烈。

（四）治疗

脓肿形成时，应根据脓肿大小及范围确定切口。颞浅间隙的脓肿可在颞肌表面做放射状切口，切口方向与颞肌纤维方向一致。勿在切开引流过程中横断颞肌，以免引起出血、感染播散；颞深间隙脓肿时，可沿颞肌附着线作弧形切口，从骨膜上翻开肌瓣彻底引流脓腔；颞间隙伴颞下间隙、翼颌间隙感染时可另在升支喙突内侧，上颌前庭沟后作切口，或经颌下作切口，使引流管一端经口内（或颌下）引出，另一端经口外引出建立贯通引流，加快创口愈合。颞间隙感染经久不愈者，应考虑是否发生颞骨骨髓炎，可通过 X 线片或经伤口探查证实，如有骨质破坏吸收的影像或是骨膜粗糙不平，尽早作颞骨刮治术。

四、颞下间隙感染

（一）病因

颞下间隙位于颞骨下方。前界为上颌结节及上颌颧突后面；后界为茎突及茎突诸肌；内界为蝶骨翼突外板的外侧面；外界为下颌支上份及颧弓；上界为蝶内大翼的颞下面和颞下嵴；下界是翼外肌下缘平面，并与翼下斃间隙分界。该间隙中的脂肪组织，颌内动静脉、翼静脉丛、三叉神经上下颌支的分支分别与颞、翼下颌咽旁、颊、翼腭等间隙相通；还可借眶下裂、卵圆孔和棘孔分别与眶内、颅内相通。上颌后磨牙根尖周感染特别是上颌第三磨牙冠周炎可直接引起本间隙的感染。也可从相邻的颞间隙、翼颌间隙、嚼肌下间隙染及颊间隙感染引起。深部注射麻醉药液如上牙槽后神经麻醉，网孔、卵圆孔阻滞麻醉，颞下封闭，如消毒不严密有可能造成该间隙感染。

（二）临床表现

首发症状是面深部疼痛及张口受限，张口型向患侧偏斜。额骨颧突后方，颧弓上方肿胀压痛，口内检查在颧牙槽嵴后方的前庭沟部分可扪及肿胀膨隆，可从此或乙状切迹垂直穿刺抽出脓液。由于本间隙与颞间隙、翼下颌间隙并无解剖结构分隔，往往同时伴有颞间隙及翼下颌间隙感染的症状和体征。颞下间隙感染时，除直接波及颞间隙及翼颌间隙，内上可波及眼眶及翼腭窝，通过颅底孔道、翼静脉丛与颅内血管交通，引起颅内感染。向外可波及嚼肌下间隙，向前下可波及颊间隙引起感染。

（三）诊断

有上颌第三磨牙冠周炎、根尖周炎史，上牙槽后神经阻滞麻醉、卵网孔麻醉、颞下-三叉-交感神经封闭史也不可忽视。颞下间隙感染早期症状常不明显；脓肿形成后也不易查及波动感。为早诊断，应用穿刺和超声检查帮助诊断。

（四）治疗

应积极应用大剂量抗生素治疗。若症状缓解不明显，经口内（上颌结节外侧）或口外（颧弓与乙状切迹之间）途径穿刺有脓时，应及时切开引流。切开引流途径可由口内或口外进行。口内在上颌结节外侧口前庭黏膜转折处切开，以血管钳沿下颌升支喙突内侧向后上分离至脓腔。口外切开多用沿下颌角下作弧形切口，切断颈阔肌后，通过下颌升支后缘与翼内骨之间进入脓腔。

五、嚼肌间隙感染

（一）病因

嚼肌间隙位于嚼肌与下颌升支外侧骨壁之间。由于嚼肌在下颌支及其角部附着宽广紧密，故潜在性嚼肌间隙存在于下颌升支上段的外侧部位。借脂肪结缔组织与颊、颞下、翼下颌、颞间隙相连。嚼肌间隙为最常见的颌面部间隙感染之一。主要来自下颌智齿冠周炎，下颌磨牙的根尖周炎、牙槽脓肿，也可因相邻间隙，如颞下间隙感染的扩散，偶由化脓性腮腺炎波及引起。

（二）临床表现

以下颌支及下颌角为中心的嚼肌区肿胀、变硬、压痛伴明显张口受限。由于嚼肌肥厚坚实，脓肿难以自行破溃，也不宜触到波动感。若炎症在 1 周以上，压痛点局限或有凹陷性水肿，经穿刺有脓液时，应积极行切开引流，否则容易形成下颌支的边缘性颌骨骨髓炎。

（三）诊断

有急性化脓性下颌智齿冠周炎史。以嚼肌为中心的急性炎性红肿、跳痛、压痛，红肿范围上方超过颧弓，下方达颌下，前到颊部，后至颌后区深压迫有凹陷性水肿，不易扪到波动感，有严重开口受限。用粗针从红肿中心穿刺，当针尖达骨面时回抽并缓慢退针即可抽到少许黏稠脓液。患者高热。白细胞计数升高，中性粒细胞比例升高。

（四）治疗

嚼肌间隙蜂窝织炎时除全身应用抗生素外，局部可和物理疗法或外敷中药；一旦脓肿形成应及时引流。嚼肌间隙脓肿切开引流的途径，虽可从口内翼下颌皱襞稍外侧切开，分离进入脓腔引流，但因引流口常在脓腔之前上处，体位引流不畅，炎症不易控制，发生边缘性骨髓炎的机会也相应增加。因此，临床常用口外途径切开引流。口外切口从下颌支后缘绕过下颌角，距下颌下缘 2 cm 处切开，切口长 3～5 cm，逐层切开皮下组织，颈阔肌以及嚼肌在下颌角区的部分附着，用骨膜剥离器，由骨面推起嚼肌进入脓腔，引出脓液，冲洗脓腔后填入盐水纱条引流，次日交换敷料时抽去纱条，换置橡皮管或橡皮条引流。如有边缘性骨髓炎形成，在脓液减少后应早期施行死骨刮除术，术中除重点清除骨面死骨外，不应忽略嚼肌下骨膜面附着之死骨小碎块及坏死组织，以利创口早期愈合。嚼肌间隙感染缓解或被控制后，应及早对引起感染的病灶牙进行治疗或拔除。

六、翼颌间隙感染

（一）病因

又称翼下颌间隙，位于翼内肌与下颌支之间，其前界为颞肌及下颌骨冠突；后界为下颌支后缘与腮腺；内侧界为翼肌及其筋膜；外侧界为下颌支的内板及颞肌内面；上界为翼外肌；下界为下颌支与翼内肌相贴近的夹缝。间隙内有舌神经、下牙槽神经、下牙槽动、静脉穿行，下牙槽神经阻滞术即将局麻药物注入此间隙内。翼颌间隙感染主要是由牙源性感染引起的，如下颌第三磨牙冠周炎、上下颌磨牙根尖周感染等。也可由注射麻醉药液感染或其他间隙感染如颞下间隙、颊间隙、咽旁间隙、嚼肌间隙等感染的直接播散。

（二）临床表现

翼颌间隙感染时，突出症状是面深部疼痛及张口受限。可在升支后缘、下颌角下内侧、升支前缘与翼下颌韧带之间扪及组织肿胀，压痛。由医源性引起者起病慢，症状轻微而不典型，牙源性感染引起或其他毗邻间隙感染播散引起者，则起病急骤。翼下颌间隙感染非常容易向嚼肌间隙、颊间隙颞下及颞间隙扩散。向其他间隙扩散时，局部及全身都会出现更为严重的炎性反应与毒性反应。可从间隙内抽出脓液，或超声波查见脓液平面。

（三）诊断

有急性下颌智齿冠周炎史，或急性扁桃体炎史，或有邻近的翼颌间隙、颊间隙、颌下间隙、舌下间隙感染史。面深部疼痛及张口受限，局部及全身都会出现更为严重的炎性反应与毒性反应，可从间隙内抽出脓液，或超声波查见脓液平面。

（四）治疗

可经口内途径或口外途径建立引流。口内途径是从翼下颌韧带外侧 0.5 cm 处作纵行切开，在升支前缘内侧分离直达脓腔，或从下颌角下缘下 1.5 cm 处做平行于下颌角下缘的切口，在保护面神经下颌缘支的条件下，用大弯止血钳从翼内肌下颌骨后缘间分离进入脓腔。感染病史超过 2 周时，应注意探查升支内侧骨板有无破坏，如有边缘性骨髓炎形成时宜及时处理。

七、舌下间隙感染

（一）病因

舌下间隙位于舌和口底黏膜之下，下颌舌骨肌及舌骨舌肌之上。前界及两侧为下颌体的内侧面；后部止于舌根。由颏舌肌及颏舌骨肌又可将舌下间隙分为左右两部，二者在舌下肉阜深面相连通。舌下间隙后上与咽旁间隙、翼下颌间隙相通，后下通入颌下间隙。舌下间隙感染可能是牙源性感染引起，如下颌切牙根尖周感染可首先引起舌下肉阜间隙炎症，尖牙、双尖牙及第一磨牙根尖周感染可引起颌舌沟间隙炎症，牙源性感染尚可通过淋巴及静脉交通途径引起该间隙的炎症。创伤、异物刺入、颌下腺导管化脓性炎症，舌下腺感染及同侧颌下间隙感染的播散也是可能的感染途径。一侧舌下间隙感染时主要向对侧舌下间隙及同侧颌下间隙播散。

（二）临床表现

舌下肉阜区及颌舌沟部位软组织肿胀、疼痛，黏膜表面可能覆盖纤维渗出膜，患侧舌体肿胀、僵硬、抬高，影响语言及吞咽。同侧颌下区也可能伴有肿胀。波及翼内肌时可出现张口受限。颌舌沟穿刺可抽得脓液。应注意与舌根脓肿鉴别。后者多由局部损伤因素引起舌体或舌根肌肉内感染，引起舌体或舌根肿胀，舌体运动受限，吞咽及呼吸困难。向舌根深部穿刺可抽出脓液。

（三）诊断

根据临床表现和舌下肿胀的部位进行感染的原因诊断。应与舌根部脓肿鉴别，舌根部脓肿较少见，常因刺伤舌黏膜或舌根部扁桃体的化脓性炎症继发；患者自觉症状有吞咽疼痛和进食困难，随着炎症加重可有声音嘶哑，甚至压迫会厌，出现上呼吸道梗阻症状；全身及局部症状均比舌下间隙感染重。

（四）治疗

应在舌下皱襞外侧作与下颌牙槽突平行的纵切口，略向下分离即可达脓腔，如放置引流条时，其末端应与下牙同定。患者应进流食，勤用盐水及漱口液含漱；诊断为舌根部脓肿时，可从口外舌骨上方做水平切口，应用钝头止血钳从中线向舌根方向钝分离，直到脓腔引流。如有窒息危险时可先行气管切开，再作脓肿引流手术。

八、咽旁间隙感染

（一）病因

咽旁间隙位于咽腔侧方的咽上缩肌与翼内肌和腮腺深叶之间。前为翼下颌韧带及颌下腺上缘；后为椎前筋膜。间隙呈倒立锥体形，底在上为颅底的颞骨和蝶骨，尖向下止于舌骨。由茎突及附着其上诸肌将该间隙分为前后两部，前部称咽旁前间隙，后部为咽旁后间隙。前间隙小，其中有咽升动、静脉及淋巴、蜂窝组织。后间隙大，有出入颅底的颈内动、静脉，第 9～12 对脑神经及颈深上淋巴结等。咽旁间隙与翼颌、颞下、舌下、颌下及咽后诸间隙相通；血管神经束上通颅内，下连纵隔，可成为感染蔓延的途径。多为牙源性，特别是下颌智齿冠周炎，以及腭扁桃体炎和相邻间隙感染的扩散。偶继发于腮腺炎、耳源性炎症和颈深上淋巴结炎。

（二）临床表现

表现为咽侧壁咽腭弓、舌腭弓乃至软腭肿胀、变红，扁桃体及悬雍垂偏向中线对侧，在翼颌韧带内侧翼内肌与咽上缩肌之间或下颌角后外方上、内、前方翼内肌内侧穿刺可抽得脓液，可伴张口受限、吞咽疼痛。重者可伴颈上部和颌后区肿胀、呼吸困难、声嘶、二咽旁间隙感染时可波及翼颌、颞下、舌下及颌下间隙，向上可引起颅内感染，向下可波及纵隔。波及颈动脉可引起出血死亡。

（三）诊断

有急性智齿冠周炎史，或急性扁桃体炎史，或有邻近的翼颌间隙、颊间隙、颌下间隙、舌下间隙感染史。多见于儿童及青少年。除严重全身感染中毒体征外，局部常表现有如下特征：①咽征，口腔内一侧咽部红肿、触痛，肿胀范围包括翼下颌韧带区、软腭、悬雍垂移向健侧，患者吞咽疼痛，进食困难，从咽侧红肿最突出部位穿刺可抽出脓液；②颈征，患侧下颌角稍下方的舌骨大角平面肿胀、压痛；③开口受限，由于炎症刺激该间隙外侧界的翼内肌发生痉挛，从而表现为一定程度的开口受限。

（四）治疗

脓肿较局限时，可从口内切开引流。可在翼颌韧带内侧作纵向切口，分开咽肌进入脓腔，切口达黏膜深层即可，止血钳分离脓腔时不能过深，以免伤及深部的大血管。要在有负压抽吸及气管切开抢救设备条件下进行手术，以免脓液突然流出阻塞气管。张口受限或肿胀广泛时，可从口外切开引流，在下颌角下方 1.5 cm 平行于下颌骨下缘切口。因脓肿位置紧邻气道，在治疗过程中应严密观察呼吸情况，有窒息症状时应及时进行气管切开。

九、颌下间隙感染

（一）病因

颌下间隙位于颌下三角内，间隙中包含有颌下腺，颌下淋巴结，并有颌外动脉、面前静脉、舌神经、舌下神经通过。该间隙向上经下颌舌骨肌后缘与舌下间隙相续；向后内毗邻翼下颌间隙、咽旁间隙；向前通颏下间隙；向下借疏松结缔组织与颈动脉三角和颈前间隙相连。因此颌下间隙感染可蔓延成口底多间隙感染。多见于下颌智齿冠周炎，下颌后牙尖周炎、牙槽脓肿等牙源性炎症的扩散。其次为颌下淋巴结炎的扩散。化脓性颌下腺炎有时亦可继发颌下间隙感染。

（二）临床表现

主要表现为以颌下区为中心的红肿、疼痛，严重者可波及面部及颈部皮肤红肿，患者可能伴有吞咽疼痛及张口困难。脓液形成时易扪及波动感。颌下间隙感染可向舌下间隙、颏下间隙、咽旁间隙及颈动脉三角区扩散。要注意与颌下腺化脓性炎症区别。颌下腺化脓性炎症常有进食后颌下区肿胀历史，双合诊颌下腺及其导管系统肿胀、压痛，挤压颌下腺及导管可见脓液从颌下腺导管口流出。多有相对长期的病史，反复急性发作。而颌下间隙蜂窝织炎起病急骤，颌下弥散性肿胀，病情在数日内快速进展。

（三）诊断

常见于成人有下颌磨牙化脓性根尖周炎、下颌智齿冠周炎史，婴幼儿、儿童多有上呼吸道感染继发颌下淋巴结炎病史。颌下三角区炎性红肿、压痛，病初表现为炎性浸润块，有压痛；进入化脓期有跳痛、波动感，皮肤潮红；穿刺易抽出脓液。患者有不同程度体温升高、白细胞增多等全身表现。急性化脓性颌下腺炎，常在慢性颌下腺炎的基础上急性发作，表现有颌下三角区红肿压痛及体温升高、白细胞增多的急性炎症体征，但多不形成颌下脓肿，并有患侧舌下肉阜区、颌下腺导管口红肿，压迫颌下有脓性分泌物自导管口流出：摄 X 线口底咬片多能发现颌下腺导管结石。

（四）治疗

颌下间隙形成脓肿时范围较广，脓腔较大，但若为淋巴结炎引起的蜂窝织炎，脓肿可局限于一个或数个淋巴结内，则切开引流时必须分开形成脓肿的淋巴结包膜始能达到引流的目的。颌下间隙切开引流的切口部位、长度应参照脓肿部位、皮肤变薄的区域决定。一般在下颌骨体部下缘以下 2 cm 做与下颌下缘平行之切口；切开皮肤、颈阔肌后，血管钳钝性分离进入脓腔。如系淋巴结内脓肿应分开淋巴结包膜，同时注意多个淋巴结脓肿的可能，术中应仔细检查，予以分别引流。

十、颏下间隙感染

（一）病因

颏下间隙位于舌骨上区，为颏下三角内的单一间隙。间隙内有少量脂肪组织及淋巴结，此间隙供下颌舌骨肌、颏舌骨肌与舌下间隙相隔。两侧与颌下间隙相连，感染易相互扩散。颏下间隙的感染多来自淋巴结炎症。下唇、舌尖、口底、舌下肉阜、下颌前牙及牙周组织的淋巴回流可直接汇于颏下淋巴结，故以上区域的各种炎症、口腔黏膜溃疡、口腔炎等均可引起颏下淋巴结炎，然后继发颏下间隙蜂窝织炎。

（二）临床表现

由于颏下间隙感染多为淋巴结扩散引起，故一般病情进展缓慢，早期仅局限于淋巴结的肿大，临床症状不明显。当淋巴结炎症扩散至结外后，才引起间隙蜂窝织炎，此时肿胀范围扩展至整个颏下三角区，皮肤充血、疼痛。脓肿形成后局部皮肤紫红，扪压有凹陷性水肿及波动感染。感染向后波及颌下间隙时，可表现出相应的症状。

（三）诊断

主要根据淋巴结扩散引起的颏下三角区皮肤充血、疼痛。脓肿形成后局部皮肤紫红，扪压有凹陷性水肿及波动感染可诊断。

（四）治疗

宜从颏下 1 cm 处做平行于下颌骨下缘的切口，分开皮下组织即达脓腔。

十二、口底蜂窝织炎

（一）病因

下颌骨下方、舌及舌骨之间有多条肌，其走行亦互相交错，在肌与肌之间，肌与颌骨之间充满着疏松结缔组织及淋巴结，因此，口底各间隙之间存在着相互关联关系，一旦由于牙源性及其他原因而发生蜂窝织炎时，十分容易向各间隙蔓延而引起广泛的蜂窝织炎。口底多间隙感染一般指双侧颌下、舌下以及颏下间隙同时受累。其感染可能是金色葡萄球菌为主引起的化脓性口底蜂窝织炎；也可能是厌氧菌或腐败坏死性细菌为主引起的腐败坏死性口底蜂窝织炎，后者又称为卢德维咽峡炎，临床上全身及局部反应均很严重。口底多间隙感染可来自下颌牙的根尖周炎、牙周脓肿、骨膜下脓肿、冠周炎、颌骨骨髓炎，以及颌下腺炎、淋巴结炎、急性扁桃体炎、口底软组织和颌骨的损伤等。

（二）临床表现

化脓性病原菌引起的口底蜂窝织炎，病变初期肿胀多在一侧颌下间隙或舌下间隙。因此，局部特征与颌下间隙或舌下间隙蜂窝织炎相似。如炎症继续发展扩散至颌周整个口底间隙时，则双侧颌下、舌下及颏部均有弥散性肿胀。

腐败坏死性病原菌引起的口底蜂窝织炎，软组织的副性水肿非常广泛，水肿的范围可上及面颊部，下至颈部锁骨水平；严重的甚至达胸上部，颌周有自发性剧痛，灼热感，皮肤表面略粗糙而红肿坚硬。肿胀区皮肤呈紫红色，压痛，明显凹陷性水肿，无弹性。随着病变发展，深层肌等组织发生坏死、溶解，有液体而出现流动感。皮下因有气体产生，可扪及捻发音，切开后有大量咖啡色、稀薄、恶臭、混有气泡的液体，并可见肌组织呈棕黑色，结缔组织为灰白色，但无明显出血。病情发展过程中，口底黏膜出现水肿，舌体被挤压抬高。由于舌体僵硬、运动受限，常使患者语言不清、吞咽困难，而不能正常进食。如肿胀向舌根发展，则出现呼吸困难，以致患者不能平卧；严重者烦躁不安，呼吸短促，口唇青紫、发绀，甚至出现“三凹”征，此时有发生窒息的危险。个别患者的感染可向纵隔扩散，表现出纵隔炎或纵隔脓肿的相应症状。

全身症状常很严重，多伴有发热、寒战，体温可达 39℃～40℃。如果腐败坏死在蜂窝织炎时，由于全身中毒症状严重，体温反可不升。患者呼吸短浅，脉搏频弱，甚至血压下降，出现休克。

（三）诊断

根据双侧颌下、舌下及颏部均有弥散性肿胀，颌周有自发性剧痛，皮肤表面红肿坚硬，肿胀区皮肤呈紫红色，压痛，明显凹陷性水肿，无弹性，皮下因有气体产生，可扪及捻发音，患者吞咽困难，不能正常进食。如肿胀向舌根发展，则出现呼吸困难，甚至出现“三凹”征，此时有发生窒息的危险，全身中毒症状严重，体温反可不升。患者呼吸短浅，脉搏频弱，甚至血压下降，出现休克可诊断。

（四）治疗

口底蜂窝织炎不论是化脓性病原菌引起的感染，还是腐败坏死性病原菌引起的感染，局部及全身症状均很严重。其主要危险是呼吸道的阻塞及全身中毒。在治疗中，除经静脉大量应用广谱抗菌药物，控制炎症的发展外，还应着重进行全身支持疗法，如输液、输血，必要时给以吸氧、维持水电解质平衡等治疗；并应及时行切开减压及使用引流术。

切开引流时，一般根据肿胀范围或脓肿形成的部位，从口外进行切开。选择皮肤发红、有波动感的部位进行切开较为容易。如局部肿胀呈弥散性或有副性水肿，而且脓肿在深层组织内很难确定脓肿形成的部位时，也可先进行穿刺，确定脓肿部位后，再行切开。如肿胀已波及整个颌周，或已有呼吸困难现象时，应做广泛性切开。其切口可在双侧颌下，颌下作与下颌骨相平行的“衣领”形或倒“T”形切口。术中除应将口底广泛切开外，还应充分分离口底肌，使口底各个间隙的脓液能得到充分引流。如为腐败坏死性病原菌引起的口底蜂窝织炎，肿胀一旦波及颈部及胸前区，皮下也触到捻发音时，应按皮纹行多处切开，达到敞开创口，改变厌氧环境和充分引流的目的，然后用 3% 的过氧化氢液或 1：5000 高锰酸钾溶液反复冲洗，每日 4～6 次，创口内置橡皮管引流。

第四节　颌骨骨髓炎

一、病因

（一）牙源性感染

临床上最多见，约占这类骨髓炎的 90%，常见在机体抵抗力下降和细菌毒力强时由急性根尖周炎、牙周炎、智齿冠周炎等牙源性感染直接扩散引起。

（二）损伤性感染

因口腔颌面部皮肤和黏膜的损伤，与口内相通的开放性颌骨粉碎性骨折或火器伤伴异物存留均有利于细菌侵入颌骨内，引起颌骨损伤性颌骨骨髓炎。

（三）血源性感染

本病多见于儿童，感染经血扩散至颌骨发生的骨髓炎，一般有颌面部或全身其他部位的化脓性病变或败血症史，但有时也可无明显全身病灶史。

二、临床表现

临床上可见四种类型的颌骨骨髓炎症状：急性化脓性、由急性转为慢性、起始即为慢性、非化脓性。下颌骨急性骨髓炎早期通常有下列四个特点：①深部剧烈疼痛；②间歇性高热；③颏神经分布区感觉异常或麻木；④有明显病因。

在开始阶段，牙齿不松动，肿胀也不明显，皮肤无瘘管形成，是真正的骨髓内骨髓炎。积极的抗生素治疗在此阶段可防止炎症扩散至骨膜。化验检查仅有白细胞轻度增多，X线检查结果基本正常。由于此时很难取得标本培养及做药敏试验，可根据经验选择抗生素。

发病后10～14天，患区牙齿开始松动，叩痛，脓自龈沟向外排出或形成黏膜、皮肤瘘管排出。口腔常有臭味。颊部可有蜂窝织炎，或有脓肿形成，颏神经分布区感觉异常。不一定有开口困难，但区域淋巴结有肿大及压痛，患者多有脱水现象。急性期如治疗效果欠佳，则转为慢性。临床可见瘘形成、软组织硬结、压痛。如起始即为慢性，则发病隐匿，仅有轻微疼痛，下颌稍肿大，渐有死骨形成，通常无瘘。

三、诊断

详细询问发病经过及治疗情况，注意与牙齿的关系，查明病原牙。有无积脓波动感，可疑时可做穿刺证实。脓液作细菌培养和抗生素敏感度测定。有无瘘管，用探针等器械探查有无死骨及死骨分离。X线片可显示慢性期骨质破坏情况，有无死骨形成。

四、治疗

（一）急性颌骨骨髓炎的治疗

在炎症初期，应采取积极有效的治疗，控制感染的发展。如延误治疗，则常形成广泛的死骨，造成颌骨骨质缺损。治疗原则与一般急性炎症相同，但急性化脓性颌骨骨髓炎一般发病快，病情重，并常有引起血行感染的可能。因此，在治疗过程中应首先注意全身支持及药物治疗，同时应配合必要的外科手术治疗。

1. 药物治疗

颌骨骨髓炎的急性期，尤其是中央性颌骨骨髓炎，应根据临床反应，细菌培养及药物敏感试验的结果，给予足量、有效的抗生素，以控制炎症的发展，同时注意进行全身必要的支持治疗。在急性炎症初期，物理疗法可有一定效果。

2. 外科治疗

目的是达到引流排脓及去除病灶。急性中央性颌骨骨髓炎，一旦判定骨髓腔内有化脓性病灶，应及早拔除病灶牙及相邻的松动牙，使脓液从拔牙窝内排出，既可以防止脓液向骨髓腔内扩散、加重病情，又能通过减压缓解剧烈的疼痛。如经拔牙未能达到引流目的，症状也不减轻时，则应考虑凿去部分骨外板，以达到敞开髓腔充分排脓，迅速解除疼痛的效果。如果颌骨内炎症自行穿破骨板，形成骨膜下脓肿或颌周间隙蜂窝织炎时，单纯拔牙引流已无效，此时可根据脓肿的部位从低位切开引流。

（二）慢性颌骨骨髓炎的治疗

颌骨骨髓炎进入慢性期有死骨形成时，必须手术去除颌病灶死骨后方能痊愈。慢性中央性颌骨骨髓炎，常常病变范围广泛并形成较大死骨块，可能一侧颌骨或全下颌骨均变成死骨，病灶清除应以摘除死骨为主，如死骨完全分离则手术较易进行。慢性边缘性颌骨骨髓炎，受累区骨质变软，仅有散在的浅表性死骨形成，故常用刮除方法去除。但感染侵入松质骨时，骨外板可呈腔洞状损害，有的呈单独病灶，有的呈数个病灶相互连通，病灶腔洞内充满着大量炎性肉芽组织，此时手术应以刮除病理性肉芽组织为主。

第九章　口腔颌面部损伤

第一节　软组织损伤的清创与早期修复

软组织损伤应尽早实施清创术，彻底清除伤口内的细菌和异物；完善止血、消灭无效腔；尽量保存组织；按成形原则进行组织对位和无张缝合；严重污染或感染的伤口应放置引流。腮腺和导管损伤的处理以防止涎瘘为原则；面神经断裂应争取同期吻合。抗感染治疗是早期处理的重要内容，包括选择性注射破伤风抗毒素和狂犬病疫苗。

颌面部创伤性异物的摘除应恰当掌握手术时机和指征。术前应确定：异物的大小、数量和部位；异物所在的解剖层次；伤道的方向和深度；异物与大血管和重要神经的关系。深部异物的摘除可借助解剖标志、针刺探查、X 线片、磁铁吸引等方法寻找。术中应避免对大血管或重要神经的损伤。

一、软组织开放性损伤的清创术

口腔颌面部软组织开放性损伤应在伤情允许的情况下尽早实施清创术，清创术包括冲洗伤口、清理伤口和关闭伤口三个基本步骤。

（一）冲洗伤口

目的是清除进入伤口内的细菌和异物，防止感染，促进伤口愈合。一般认为，细菌进入伤口 6～12 小时多停留在损伤组织的表面，尚未大量繁殖，通过冲洗，容易清除。先剪除伤口附近的毛发，用无菌纱布轻轻塞住伤口，再用肥皂水清洗皮肤。经伤口侧缘进针注入麻药，在局部麻醉下用大量外用盐水冲洗伤口。

清洗伤口时，各种毒性液（酒精、六氯酚、碘剂、强力肥皂液）都不应直接接触开放的伤口，因为这些物质能够杀伤细胞。防止伤口的感染主要靠高压冲洗的机械作用，应采用带 18 号针头的 20 mL 注射器用力推注。污染严重的伤口可以用清洁剂清洗，然后用大量生理盐水彻底冲洗。动物咬伤也应该用清洁剂和盐水冲洗，去除动物的涎液和其他污染物。

（二）清理伤口

常规消毒、铺巾。冲洗后的伤口内仍可能残留沙砾、金属物、牙碎片、玻璃、草木或各种有机物质，必须仔细检查，彻底清除。定位准确的深部金属异物最好同时取出。

面部伤口的扩创应遵循“保守原则”，组织切除只限于坏死和沾染尘土的部分。由于面部血供丰富，即使是蒂部窄小的撕裂组织也能成活，应予以最大限度地保留。不规则或斜面的皮肤创缘可以切除，形成整齐的创缘，以减少愈合瘢痕。清理伤口过程中，应注意完善止血。再次冲洗伤口，准备缝合。

（三）关闭伤口

原则包括保证组织床清洁，彻底止血；消除无效腔；沿皮肤张力线和自然皱褶扩大伤口，将移位的组织准确对位、分层缝合；皮肤创缘无张力对合，细线缝合、创缘外翻。

创缘的皮肤与皮下组织交界处可做少许潜行分离，以减小张力；创缘接触的部分要保持轻度外翻，缝合张力较大时，可采用褥式缝合。连续皮下缝合可以保留 3～4 周，有助于减少皮肤张力和瘢痕形成。关闭伤口时应准确复位移位的组织，经过睑缘、鼻翼边缘或转折、唇皮肤黏膜缘、眉毛的伤口，要对齐解剖标志，使这些缘、线、纹、折成平滑连接。

对污染严重或已有初期感染的伤口，关闭伤口时不要缝合过紧，要放置引流。组织严重肿胀或张力较大的伤口，可以先采用细钢丝铅丸、纽扣或碘仿纱块衬垫等褥式减张法拉拢缝合，待肿胀消退、张力减小时再进行细致缝合。此类损伤愈合后往往形成较明显的瘢痕，需Ⅱ期手术整复。

直接拉拢缝合有困难的或较小的皮肤缺损创面可以做附加切口，形成局部皮瓣，以便关闭伤口。遇有大范围的皮肤缺损的创面，可以考虑先行断层皮片游离移植，消除创面，后期采用皮肤扩张技术进行修复。

二、软组织损伤的分类处理

（一）擦伤

擦伤是皮肤与地面或粗糙物滑动摩擦产生的一种损伤。颜面部擦伤多发生于额、颧、颞、鼻等突出部位。临床表现为表皮片状破损或深浅不一的平行线条划痕，表面有少量渗血或附着沙砾或异物。由于皮肤感觉神经末梢暴露，常伴有烧灼样疼痛。

外科处理应尽早清除创面的尘土颗粒。在局部麻醉下先用肥皂液擦洗，然后用生理盐水冲洗，再用抗菌油纱和棉纱覆盖创面。如果损伤未擦除上皮钉，伤后不会留下明显的瘢痕。如果擦伤深达真皮层，将会形成明显的瘢痕，这时需要切除残余的真皮或继发的瘢痕组织，用细线做初期缝合。皮肤擦伤暴露于阳光下会引起色素沉着。局部涂抹防晒制剂有助于减少色素沉着。

（二）挫伤

是肌体受钝器撞击或摔跌，皮下和深部组织遭受瞬间冲击、挤压，造成皮下组织水肿、血肿和肌纤维断裂的一种损伤。耳部软组织挫伤可引起耳郭皮肤损伤、皮下淤血、局部血肿和肿胀。鼻部挫伤多由钝器打击所致，可引起外鼻皮下淤血、局部肿胀。咽喉挫伤见于局部挤压、麻醉插管等，可造成咽喉及颈部肿胀、皮下或黏膜下淤血、皮下气肿。轻度挫伤无须特别处理，早期可采取局部冷敷，以减少组织肿胀和血肿形成。组织内血肿一般可自行吸收或消散。如血肿过大或已液化，可行局部穿刺或引流。有些骨膜下挫伤造成的血肿可能引起骨膜下增生，导致局部膨隆，这种情况常见于青少年和儿童的眶下区或鼻旁，对此应在早期清除血肿。

（三）裂伤

根据致伤原因和机制可以分为切割伤、刺伤、撕裂和挫裂伤。

1. 切割伤

切割伤为刀、玻璃等锐器切划所致，特点是伤口整齐，污染较轻。特定部位的切割伤可造成特殊的或严重的问题。如割破血管引起大出血；切断面神经导致面瘫；切断腮腺或导管出现涎瘘。

2. 刺伤

刺伤系由锐器刺入身体所致，特点是伤口小且伤道多、深，可穿透颌面部薄层骨壁。如果刺入物是竹木器，可能造成异物残留和长期不愈的感染。撕裂伤是体表与突出物小范围接触，并呈小角度相对运动时，造成的软组织裂开。挫裂伤是由较大力量的钝器撞击和摔跌造成软组织裂开，可伴有组织破碎、水肿、血肿和骨折。

3. 裂伤

可以根据伤口形状做相应的缝合处理。简单裂伤可在清创后直接缝合。星状裂伤有多条裂口，创缘不规则，从一个中心点向四周放散，缝合前需要修剪创缘。三角形裂口可采用尖角缝合法，缝合后用胶带粘贴以减小创缘的张力。皮瓣样裂伤的软组织在皮下层或骨膜上层有明显分离，没有组织缺失，皮瓣下常可发现异物碎屑。皮瓣样裂伤缝合后应加压包扎，以消除无效腔、防止血肿或积液。头颈部半环形皮瓣样裂伤缝合时，可以采用 Z-成形或 W-成形法，使创缘与皮肤的张力线一致，避免局部隆起畸形和瘢痕形成。

（四）撕脱伤

是软组织撕裂并脱离肌体的一种较严重的软组织损伤，常造成皮肤等组织缺损，如发辫或头发被卷入转动的机器中，造成的大块头皮、有时是连同面部皮肤的撕脱。缺损的创面多不规则、出血多、骨面裸露、剧烈疼痛。

小的组织缺损可以通过皮下潜行分离关闭伤口。如果创面较大，则可采用局部皮瓣或游离植皮方法。任何情况都不应任由继发的肉芽组织愈合，以免形成过多瘢痕。如果撕脱的大块头皮瓣上带有知名血管，可以用显微外科技术吻合血管，直接做头皮回植。

（五）动物咬伤

常表现为多处不规则的撕裂、刺伤、抓痕，大动物咬伤可造成组织缺损。动物咬伤易继发感染，犬和猫咬伤的感染病菌多为 Pasteurella 菌属，其次是 S.aureus，这种感染一般在 24 小时内发生。24 小时以后发生的感染主要为葡萄球菌或链球菌属。

如果伤口周围肿胀明显或怀疑有骨折和异物残留，应做 X 线检查。伤口应做彻底清创。大多数撕裂性损伤可以初期缝合。而对刺入性伤口，由于伤口不易清洁，应延期缝合。伴有广泛的组织挤压碎裂、需要较大范围扩创的损伤，最好是延迟关闭伤口。预防感染可以选用青霉素或一代头孢菌素。如果伤口出现明显感染迹象，局部红肿、疼痛，并有明显的分泌物。应选用一代或二代头孢菌素，然后根据细菌培养和药敏结果，选择敏感抗生素进行治疗。动物咬伤应警惕破伤风的可能性，常规注射破伤风抗毒素。破伤风抗毒素目前多采用脱敏注射：分别抽取 0.1 mL、0.2 mL、0.3 mL 和 0.4 mL 原液（1500U），用生理盐水稀释至 5 L，分别肌内注射，每针间隔 20 分钟，注射结束后观察 30 分钟。

任何动物咬伤都应重视发生狂犬病的可能性。最好的预防措施是用肥皂液即刻和彻底冲洗伤口。被可疑狂犬病动物咬伤或狂犬病高发地区的患者，建议采取暴露后预防措施。具体预防措施如下：咬伤后预防，应于当天、3 天、7 天、14 天、30 天各注射狂犬病疫苗 1 针（身体条件较差者，需合用抗狂犬病血清），严重咬伤者当天、3 d 剂量加倍，并于当天同时用抗狂犬病血清（40 U/kg 体重）或狂犬病免疫球蛋白（20 U/kg 体重）浸润咬伤局部和肌内注射，并需在疫苗全部注射完再加强 2～3 针疫苗；未咬伤预防，应于当天、7 天、21 天各注射疫苗 1 针，1 年后加强 1 针，以后每隔 1～3 年再加强 1 针。

三、特殊结构损伤的处理

（一）唇损伤

唇部有红缘、唇弓、人中嵴、人中窝、口轮匝肌等特殊结构，表情功能活动丰富，具有显著的美观意义。唇损伤后常见的问题是唇红缘错位愈合、瘢痕或缺损，严重影响口轮匝肌的活动或出现肌肉运动不协调和扭曲畸形。

清创缝合最好在阻滞麻醉下完成，以免因组织肿胀影响唇红对位。损伤的组织应分层缝合。如果肌肉断裂、肌纤维回缩，错位愈合后会出现局部凹陷和隆突，要求采用 3-0 或 4-0 的可吸收线对位缝合。缝合皮肤时，特别要注意唇缘轮廓线的正确衔接，斜行经过唇红-皮肤交界的创缘应修整成与唇缘轮廓线 90°，唇缘轮廓线才会衔接整齐。上下唇组织缺失＜1/4，可以直接拉拢缝合。如果组织缺损超过 1/4，应采用交叉唇瓣或扇形瓣修复。

（二）舌损伤

舌体血供丰富，组织脆嫩，活动度大。舌损伤清创时注意清除可能存留的牙齿或修复体的碎片，用生理盐水彻底冲洗。深部伤口可能出现血肿，应予清除和妥善止血，并分层缝合。不规则伤口缝合时注意保留舌体的长度和活动度，应做纵向缝合。舌缝合要求用粗线、远离创缘（5 mm）、多带组织、打 4 叠结。

（三）颊部贯通伤

颊部损伤多为贯通伤。早期处理以关闭创口和消灭创面为原则。无组织缺损或缺损较少时，可由内向外分层缝合黏膜、肌肉和皮肤。口腔黏膜无缺损而皮肤缺损较多时，应立即行皮瓣转移或游离植皮，或做定向拉拢缝合，遗留缺损Ⅱ期整复。对于较大的面颊部全层洞穿型缺损，可直接将创缘的口腔黏膜与皮肤相对缝合，消灭创面。遗留的洞形缺损，后期再行整复治疗。如伤情和条件允许，也可在清创术时用带蒂皮瓣、游离皮瓣及植皮术行双层修复。

（四）腭损伤

多见于刺伤。硬腭软组织撕裂伤做黏骨膜缝合即可。软腭穿通伤，应分别缝合鼻侧黏膜、肌肉和口腔侧黏膜。如硬腭有组织缺损或与鼻腔、上颌窦相通，可在邻近转移黏骨膜瓣，封闭瘘口和缺损或在硬腭两侧做松弛切口，从骨面分离黏骨膜瓣后，将贯通口处拉拢缝合。硬腭骨面裸露处可自行愈合。如腭部缺损太大，不能立即修复者，可暂时做腭护板，使口腔与鼻腔隔离，II期手术修复。

（五）外鼻损伤

应先将关键点缝合以恢复解剖标志。鼻中隔软骨暴露，只要其一侧黏膜完整，一般能正常愈合；如果软骨分离，至少要将一侧黏膜修复完整。穿通性裂伤应先关闭黏膜伤口，将线结打在鼻腔侧，然后缝合皮肤伤口。皮肤缺损可用全厚皮片移植，一般取耳后皮肤，颜色和质地较为匹配。鼻翼缺损可用耳郭复合组织移植，适用条件为：①创缘切修整齐、有活力；②伤后时间短；③移植物的任何部分距创缘不超过 0.5 cm。

（六）腮腺、导管损伤

腮腺及其导管损伤多见于刀砍伤。由于解剖关系，常合并面神经损伤。腮腺及其导管断裂，如未妥当处理，可以导致涎液在组织内潴留或形成涎瘘。因此，治疗的重点在于防止涎瘘的形成。

（七）面神经损伤

可以分为挤压伤、牵拉伤和断裂伤，根据损伤性质和部位不同，可以表现出不同程度的神经支配区的面瘫。

四、颌面部异物的摘除

因创伤进入和存留于颌面部的异物有来源于自然环境的泥沙、碎石、草秸、竹木、金属和塑料碎块；来源于火器伤的子弹、弹片、铁砂；以及来源于自身的碎牙片。异物的大小、数量和分布范围各不相同。异物存留可能导致化脓性感染，以及咀嚼、吞咽、语言和表情等功能障碍。

火器伤、高速物体打击伤、牙齿碎裂散失、被草秸或竹木器物刺伤等，应考虑有异物存留的可能。怀疑异物存留时，应拍摄颅颌面正位和侧位片。拍片的方位必须准确，正位侧位互相成垂直角度，最好有头颅定位装置，以便异物定位。浅表的异物用扪诊的方法即可发现，但要注意与瘢痕硬结相区别。深部异物用探针或止血钳轻轻探察，可能触及异物。

（一）异物摘除的时机和指征

1. 异物摘除的时机

（1）现场或前线急救时，对于表浅、容易取出而不致引起严重出血的异物，可以直接取出。有一定难度的，如深部异物，异物所处部位结构复杂，或者伤情严重者，均不宜当时取异物，应及时包扎、止血，转送医院处理。

（2）清创时，如发现异物存留，应同时取出，通过伤口取异物一般最容易，也最直接。必要时可以扩大伤口或附加切口。

（3）如果在取异物前伤口已经感染，应先做伤口冲洗、换药、引流。在感染基本得到控制，而伤口尚未闭合时，经伤口探取异物。

（4）由于各种原因错过早期摘除异物时机、伤口已经愈合的伤员，可以择期取出异物。

2. 异物摘除的指征

（1）浅表异物。

（2）清创过程中发现的伤口内异物。

（3）引起反复化脓性感染的异物，经久不愈的单纯软组织伤口应考虑有异物存留。

（4）对功能有影响的异物，如舌、口底、咽旁、颞颌关节和肌肉内的异物。

（5）大血管和重要神经旁的异物，因日后可能造成继发性损害或危险。

（6）患者坚决要求取出的异物。

3. 禁忌证

（1）伤口有急性炎症者.

（2）定位不准确者。

（3）未做好技术准备者。

（4）异物与伤情无关者。

（5）手术可能造成严重损害而异物本身没有大的危害者。

（二）术前定位与分析

1. 术前定位

包括物理检查和影像学定位检查。物理检查包括扪诊和器械探查，适合于浅表的和开放伤口内的异物。影像学检查定位是最常用的方法，目前常规选择 CT 检查定位。三维 CT 图像结合不同角度的两维图像可以确定异物的数量、位置，以及与颅面骨结构之间的空间关系，增强 CT 图像可以显示异物和深部大血管的空间关系。

2. 术前分析

根据外伤史、临床检查和影像学定位所提供的资料，分析研究异物所在的位置、解剖层次和周围的结构，确定手术进路。异物分析主要包括以下四个方面。

（1）伤道的方向和深度。

（2）异物与骨骼的关系。

（3）异物与大血管和重要神经的关系。

（4）分析异物所在的解剖层次。

手术进路的选择有两种情况：一是伤道没有闭合，这种情况应争取从原伤道进入，如果原伤道过深或弯曲，异物距体表或体腔表面的垂直距离较远，应另做切口，二是伤道已经愈合，这种情况应另做切口。

手术切口进路的选择有3条原则：①近捷；②避开大血管和重要神经；③切口隐蔽。

（三）手术寻找和摘除异物

1. 浅表异物摘除

浅部异物一般容易取出。如果伤口未闭合，可直接伸入止血钳，将异物夹出，或用刮匙将异物挑刮出。如果是钢铁类异物，可用恒磁或眼科电磁吸铁器将其吸出。已经愈合的伤口，用左手的示、中两指固定异物，在异物的深部做浸润麻醉，右手持尖刀，沿皮纹方向挑开皮肤，用止血钳分离表面组织，夹住异物，即可取出。

2. 深部异物摘除

按照术前异物定位和切口进路的设计，分层切开组织，用手指摸清骨性标志或分离至一定的组织层次，再按照术前确定的异物的方位和距离，寻找异物。在软组织较厚的部位有时不易用手指触摸到异物，可用细针刺探，针尖抵触到硬物不能通过，可能就是异物。然后沿针刺硬物的方向寻找，常可找到异物。对于伤口愈合时间较长并且较小的异物，最好在X线透视下取出。分离至异物附近时，用血管钳夹持该处组织，观察异物是否随之移动，估计异物与钳尖的距离和方位，继续分离寻找。

在摘除异物的过程中，要注意防止异物移位。新鲜伤口内的异物容易移位，禁止在伤口内做不适当的挑拨，应轻柔探查。存留时间较长的异物，周围已形成纤维包裹，不易移位，取出前应用器械打开包膜。一旦找到异物，要稳妥夹持，不宜用力过大，以防异物滑脱或弹开，然后慢慢取出。形状不规则的较大异物，取出前应探明其大致的周界，取出时可做适当的旋转，使其最小周径顺向伤道，然后缓慢移出。靠近大血管或重要神经的异物，在取出时要注意保护，用手指或器械将血管或神经与异物分开，再稳妥取出异物。

3. 计算机导航辅助深部异物摘除

在颌面深部异物摘除手术中，通过外科导航技术对异物进行定位，可以减少手术创伤，缩短手术时间，提高手术的准确性和可靠性。患者术前行断层螺旋CT检查，扫描数据以DICOM格式导出，通过导航术前规划软件，直接将患者的CT数据转化为计算机导航工作站专用格式后导出，用于术中异物和重要解剖结构的实时定位。手术过程中，导航系统可以动态显示手术器械的位置，术者可以从多个角度观察器械和异物的相对位置和距离，实现快速、准确的定位和取出异物，同时最大限度避让重要结构。在手术过程中，也应注意轻柔操作，避免异物受外力发生移位，而使导航失去准确性。下颌骨是能活动的骨，在取出下颌骨及其周围异物时，可以通过确定其与上颌骨的相对位置关系，或直接将导航参考架固定在下颌骨上，以实现术中正确定位。

第二节　牙槽突骨折

牙槽突骨折以前牙区多见，临床表现是摇动伤区 1 颗牙，骨折牙槽段上几颗牙一起移动，骨折移位可致咬合关系错乱。牙槽突骨折的治疗原则是早期复位和固定，固定时间一般为 4～6 周。骨折如发生错位愈合，可继发𬌗和骨畸形，需通过截骨矫治术和牙槽突成形术等方法予以矫治。

牙槽突骨折主要由外力打击、撞击和跌倒所致。以上颌前牙区较多见，也可上、下颌同时发生，多为牙齿、牙槽骨和周围软组织合并损伤。牙槽突骨折若处理不当或不及时，可造成骨折错位愈合、𬌗关系紊乱及牙槽突的缺损畸形。

一、临床表现

牙槽突骨折可以是线型的，也可以是粉碎型的，有时为单纯的外骨板或内骨板折断，有时是一段牙槽骨完全折断。常伴有牙齿损伤（牙折或牙脱位）以及软组织撕裂。骨折片有明显的动度，摇动伤区 1 个牙时，骨折牙槽段上几个牙一起移动，可致咬合关系错乱。因此，临床上牙槽突骨折诊断不难，可用 X 线片协助诊断，曲面断层片因颈椎重叠影像的遮挡，有时会干扰诊断，最好加拍体腔片，可放大显示牙槽突局部骨折。上颌骨侧区牙槽突骨折，可伴有腭部骨折或上颌窦损伤，使口腔和上颌窦相通。

二、治疗

牙槽突骨折的治疗原则是早期复位和固定。具体方法是在局部麻醉下，手法复位骨折块，同时复位移位和脱位的牙齿。遇有骨折块嵌顿时，可在对应于骨折线的牙龈和黏膜上做纵向切口，暴露骨折线，撬动骨折块，解除嵌顿，然后复位。复位后即行固定，固定时间一般为 4～6 周。固定方法应根据伤情选用，常用的有以下三种。

（一）金属丝结扎固定

单纯线状牙槽骨骨折，损伤范围小且无明显移位者，可用金属结扎丝做简单的牙间结扎固定。即以一根长结扎丝围绕损伤牙及两侧 2～3 个健康牙之唇（颊）、舌（腭）侧，做一环绕结扎，再用短结扎丝在每两个牙之间做垂直结扎。

（二）牙弓夹板固定

适用于损伤范围较大，骨折有移位的情况。牙弓夹板可用铝丝或不锈钢预制的成品，将夹板弯成与局部牙弓一致的弧度，并使其与每个牙面相紧贴。然后用直径 0.25 mm 的不锈钢丝结扎，将每个牙与夹板结扎固定在一起（部位在牙颈部）。程序是先结扎两侧健康牙，后结扎受损伤的牙。也可用尼龙丝结扎，加复合树脂于尼龙丝周围，黏结后形成牙弓夹板固定。还可以用正畸托槽黏结固定。

(三) 腭托金属丝弓杠夹板弹力牵引

发生在上颌前磨牙或磨牙区的牙槽突骨折，骨折段向腭侧移位，手法复位不成功时，可用自凝塑料制成带卡环的腭托，再用卡环丝制成由腭侧通过牙缝隙至颊侧的弓杠形并粘固于腭托上。在移位骨折段的牙上用钢丝结扎并弯成小钩，然后用小橡皮圈挂于金属弓杠上，做弹力牵引复位和固定。

第三节 下颌骨骨折

下颌骨居面下 1/3，易受到打击造成骨折，交通事故是主要致伤原因。下颌骨骨折主要表现为局部疼痛、肿胀、面部畸形、张口受限和错𬌗。错𬌗类型与骨折移位有关，肌肉牵拉是造成骨折移位的主要原因。

颏/颏旁、下颌体及下颌角的简单骨折用牙弓夹板单颌固定或头帽颏兜制动 4～6 周。复杂骨折通常伴有明显的移位，应切开复位并坚固内固定。多数髁状突骨折经保守治疗后可以通过功能改建达到临床治愈，当骨折严重移位并造成升支高度明显降低及咬合关系紊乱时，应手术复位并做坚固内固定。早期功能训练是治疗髁状突骨折的一个重要原则。陈旧性骨折包括骨折错位愈合、延迟愈合和不愈合。治疗方法包括“再骨折”复位、植骨、局部截骨、牵引成骨等。康复治疗是骨折治疗的重要组成部分。

下颌骨位置突出，易受到打击致伤，道路交通事故伤是主要致伤原因。下颌骨骨折占颌面部骨折的 60% 左右。Ellis（1985 年）报道的 2137 例颌面部骨折中，下颌骨骨折占 45%。北京大学口腔医学院（2003 年）统计的 1084 例颌面部骨折中，下颌骨骨折占 68.9%。由于下颌骨承托下颌牙列，参与构成咬合系统，同时还参与颞下颌关节的构成，且是颌面部唯一能动的大骨，因此，伤后对咀嚼、语言和吞咽功能影响较大。

一、临床分类

(一) 按骨折性质分类

1. 青枝骨折

骨裂或皮质骨折裂，但骨连续性完好。

2. 闭合性骨折

骨折表面软组织完好，骨折呈封闭状态。

3. 开放性骨折

骨折表面软组织损伤，骨折部位与外环境直接相通。

4. 简单骨折

骨折单发，无移位或轻度移位。

5. 复杂骨折

在下颌骨多个区域发生骨折，有明显移位。

6. 粉碎性骨折

骨折部位骨碎裂，常伴有明显移位。

7. 骨折骨缺损

骨折伴骨缺损及移位。

（二）按骨折部位分类

分为髁突骨折（骨折线位于或延伸至乙状切记以上）、喙突骨折、升支骨折、下颌角骨折（磨牙𬌗平面向后水平延伸线与第二磨牙远中垂线之间的骨折）、下颌体骨折（颏孔后和下颌角前区域骨折）、颏正中及颏旁骨折（颏孔之前）、牙槽突骨折。

（三）按骨折线方向分类

分为有利型骨折和不利型骨折。前者指骨折线方向与肌肉牵拉方向垂直；后者指骨折线方向与肌肉牵拉方向平行。

二、临床表现

（一）症状与体征

骨折部位疼痛、肿胀；内出血在局部形成皮下瘀斑；当检查移动骨折时，可在骨折部位探知骨擦音和骨异常动度；功能障碍主要表现为张口受限和错𬌗，张口受限程度取决于骨折所发生部位和损伤严重度，错𬌗类型取决于骨折部位及骨折段移位。骨折发生移位后，可造成面部畸形，其中以下颌偏斜畸形较为常见。当骨折损伤下牙槽神经时，可引起下唇和颏部麻木。

（二）不同部位骨折的移位特点

下颌骨呈板状马蹄形，骨折后常发生移位，并导致错𬌗，影响移位的因素包括致伤力、肌肉牵拉、牙及牙列状态、骨折线类型，其中以肌肉牵引为主。不同部位和不同类型的骨折，移位及错𬌗表现各异。

1. 颏正中及颏旁骨折

额正中单线骨折因两侧肌肉力量对称，一般不发生移位，有时受外力或骨折线方向和斜度影响，也可以发生轻度重叠或错动移位，颏部双线或粉碎性骨折，中间骨段受颏舌肌和颏舌骨肌牵拉向后下移位，两旁骨段受下颌舌骨肌和二腹肌前腹牵拉向中线内聚，容易造成下颌弓缩窄，并出现舌后坠，以致影响呼吸：如果合并双侧髁突骨折，由于失去双侧翼外肌的内向牵拉力，下颌骨可以发生“翻页式”移位，在颏部典型表现为舌侧宽裂隙。该区骨折经常合并牙齿移位和脱位。

2. 下颌体骨折

将下颌骨分成前后两段。前段受降颌肌群和健侧翼外肌牵拉，向下、向后、向患侧移位，造成牙列内收、偏斜和早接触；后段受升颌肌群和患侧翼外肌牵拉，向上并偏向对侧移位，造成前牙区偏斜开𬌗。下颌体骨折除局部疼痛、肿胀和轻度张口受限外，还可因骨折移位挫伤下牙槽神经造成下唇及牙龈麻木。该区骨折经常发生牙齿根折，如果出现多个牙齿松动提示为斜面状骨折。

3. 下颌角骨折

发生在嚼肌和翼内肌附着之前的骨折，其肌肉牵拉作用方式与下颌体骨折类似，因此，骨折移位方式也类似，只是骨段移位更明显。如果骨折线位于下颌角后部和上部，骨折线两侧的骨段上均有咬肌和翼内肌附着，它们起着类似夹板的作用，骨折段可以没有移位或移位很小。如果出现明显移位，多因外力直接作用所致，在骨折裂隙内常有肌肉嵌顿。该区骨折常波及智齿，智齿的存在也会影响骨折复位。

4. 髁突骨折

约占下颌骨骨折的 1/3，儿童是高发人群。由于髁突是下颌骨的生长发育中心，骨折后可以导致下颌骨发育迟缓，继发下颌骨偏斜畸形。单侧骨折时，翼外肌牵拉髁突骨折段向前、内方向移位，咬肌、翼内肌和颞肌牵拉升支骨折段向上、后方向移位，导致前牙和健侧牙开𬌗；双侧骨折时，升颌肌群牵拉整个下颌骨向后、上方向移位，导致双侧磨牙早接触，前牙开𬌗。偶然情况下，颏部受猛烈暴力，受力时患者处于张口状态，可使髁突向上移位，突破关节窝顶，向颅内移位，而髁突本身并不发生骨折。实际上属于一种脱位。

三、骨折治疗

（一）颏正中、颏旁及下颌体骨折的治疗

发生于颏正中/颏旁及下颌体的简单骨折，局部麻醉下经手法复位后，用牙弓夹板做单颌固定，并辅助头帽颏兜制动 4～6 周即可。为了避免长时间的颌间固定，也可以做内固定。如为复杂骨折，特别是斜线、双线、层片状和粉碎性骨折，通常伴有明显的移位，则应在全身麻醉下通过手术实施解剖复位和加强内固定。

1. 直线和垂直断面状骨折

经口内入路显露和松解骨折，通过（暂时性）颌间固定维持咬合关系，同时用骨折复位钳关闭骨折线至解剖复位状态直至完成固定。颏正中/颏旁骨折用两个 2.0 mm 小型接骨板固定，接近根尖方的接骨板放置在根尖下 10～15 mm 处，第二个接骨板平行放置于 5 mm 以下或下颌下缘。固位螺钉长度 6～8 mm，固定于唇侧皮质骨板上即可，骨折线每侧至少要固定两颗螺钉。下颌体骨折经复位后再移位倾向不严重者（如简单骨折或有利型骨折），用一个接骨板固定即可，接骨板放在下牙槽管和牙根之间，用 6 mm 长的螺钉间位。如为双线或多线骨折则必须用两个接骨板固定。为了避免过度牵拉颞神经造成术后下唇麻木，固定前可以先分离颞神经。

2. 斜线和斜面状骨折

颏正中/颏旁斜线骨折可以采用 2.4 mm 拉力螺钉固定，一般用单颗螺钉横行贯穿固

定，再配合单颌牙弓夹板做张力带，即可获得稳定的固定效果。斜面状骨折可以采用 2～3 颗 2.0 mm 皮质骨螺钉按拉力螺钉方式作对穿固定。下颌体容易发生颊舌侧骨板分离的层片状的骨折，复位时要彻底清除断面间纤维骨痂和碎骨片，复位后要用颌间固定维持复位，并用骨折复位钳从颊舌向适度夹持骨折保持稳定，骨断面的任何错动或断面间嵌顿物都可能影响复位效果，术后出现殆干扰。此类骨折不宜使用小型接骨板固定，应采用皮质骨螺钉按拉力螺钉方式作对穿固定。通常用 3 颗螺钉固定，成角分布。

3. 粉碎性骨折

发生于颏/颏旁及下颌体的粉碎性骨折，应按骨折前殆关系实施功能复位，不必要求解剖复位，否则很可能造成小骨折片特别是唇颊侧的骨折片发生游离，以致影响愈合，甚至发生骨坏死。由于粉碎性骨折缺少骨有效的连续性支撑，应采用 2.4 mm 重建板固定，锁定板可以增加固定的稳定性。骨折区两侧的骨段用重建板桥接固定，中间用 3 颗皮质骨螺钉按拉力螺钉方式作对穿固定的小骨片可以用小型或微型板连接固定，也可以直接用螺钉做穿接固定。如果出现骨缺损，可以同时在重建板下方放置移植骨块，前提是必须有足够的软组织覆盖。

（二）下颌角骨折的治疗

下颌角是高应力集中区，骨断面薄、皮质骨厚、血运相对较差，加之第三磨牙存在，术后并发症较多。对于单发于下颌角的简单骨折，采用头帽颏兜制动 4 周即可。如果骨折移位，必须实行解剖复位和坚强内固定。复位过程中，如发现位于骨折线上的智牙碎裂、脱位，影响骨折复位时，应予以拔除。下颌角骨折的固定方法有多种，应根据骨折线类型合理选择。

1. 有利型骨折

常规采用小型接骨板张力带固定。手术入路采用磨牙后区角形切口，暴露骨折和外斜线。撬动远中骨折块，使骨折断面复位。由于外斜线处是张力部位，下颌角下缘是压力部位，张力部位复位后，压力部位可自动闭合。固定选用 2.0 mm 小型接骨板，沿外斜线放置，跨越骨折线，按解剖复位后的骨面弯制接骨板，使之与骨面贴合。骨折线每侧至少用两颗螺钉固定。螺钉长 6 mm，入单层皮质骨，一般不会伤及牙根和下牙槽管。

2. 不利型骨折

这种骨折移位倾向较大，需要更稳定的固定。由后外向前内的斜面状骨折特别适用于拉力螺钉沿外斜线固定。螺钉直径一般为 2.4 mm，长度 25～30 mm，应保证螺钉的有螺纹段把持在对侧皮质骨上，螺钉固定方向沿外斜线由前外向后内。如骨折严重移位或断面有缺损，单靠张力带固定很难保证其功能性稳定效果，术后下缘骨折线很容易出现张裂，不稳定的固定可能继发固位螺钉松动和感染。这时，应在张力带固定的基础上，进一步在下颌角下缘做补偿固定，补偿固定通常借助穿颊拉钩完成。

（三）髁突骨折的治疗

与下颌骨其他部位骨折不同，髁突骨折它可以通过两种形式达到临床治愈，一种是骨折复位后在正常解剖位置上愈合，另一种是骨折错位愈合后进行功能改建。但改建必须具备两个基本条件，即正确的殆关系和升支垂直距离。髁突骨折的治愈标准是颜面对称、下颌无痛性运动、殆关系正常。正是由于髁突具有较强的改建能力，多数髁突骨折经保守治疗后可以治愈。只有当骨折移位，难以通过保守治疗取得良好的殆关系和适当的升支垂直高度时，才考虑手术治疗。

1. 髁突骨折的分类

（1）按骨折分侧与合并骨折情况分为：单侧髁突骨折、双侧髁突骨折、合并其他部位的髁突骨折。

（2）按骨折部位分为：髁头骨折、髁颈骨折、髁颈下骨折、矢状骨折。

（3）按移位骨折块与关节窝的相对位置分为：移位性骨折和脱位性骨折。移位的方向主要有内移位、前内移位和外移位，脱位的方式可以是内弯脱位，也可以是分离脱位；脱位的方向主要有内脱位、前内脱位、前脱位和外脱位。

（4）按骨折移位方式分为：无移位、错动移位、弯曲移位、重叠移位。

囊内骨折属于特殊类型的骨折，是指骨折局限于关节囊内，呈局部碎裂或表层剥脱。有人将矢状骨折归入囊内骨折，实际上矢状骨折是跨越囊内和囊外的，且内髁 1/2～2/3 骨折者，多数伴有关节盘移位，预后不同于局限于囊内的骨折。因此，将囊内骨折归入探头骨折的一种特殊类型更妥。

2. 髁突骨折的保守治疗

关系正常者，用头帽颏兜制动 2 周，伤后 1 周开始关节区理疗，伤后 2 周开始张口训练，以自主张口训练为主，每日 2 次或每日 3 次，每次 20～30 分钟，张口前伸和侧方交替进行，配合关节区热敷。如骨折移位形成错殆，则必须通过颌间牵引恢复咬合关系。24～48 小时后，如仍然不能复位或撤除牵引皮圈随即又错殆者，预示手术的可能性。牵引复位后，增加牵引皮圈改为颌间固定，固定时间 2～3 周，骨折位置越低、要求固定时间越长。之后开始张口训练，并配合关节区理疗。

3. 髁突骨折的手术治疗

髁突骨折外移位，低位髁颈和髁颈下骨折明显内移位或脱位，伴升支垂直高度明显降低（>4 mm），并继发错殆者，应采用手术治疗。手术时机最好在伤后 12 小时内或骨折 5～7 天。

手术入路：髁颈下骨折通常采用环下颌角切口，乙状切记以上的髁颈骨折宜采用穿腮腺的颌后切口。暴露骨折后行解剖复位，固定前需校准殆关系。斜面状骨折用 2～3 颗 2.0 mm 的皮质骨螺钉做穿接固定；横断面骨折用髁突拉力螺钉固定；其他类型骨折用 2.0 mm 小型接骨板沿后外缘放置做张力带固定，髁颈下骨折还需要沿乙状切记或在髁颈前缘做补偿固定。

4. 儿童髁突骨折的治疗

治疗目的是促进髁突功能性改建，防止关节强直，避免颌骨发育畸形。关节强直的患病率为 0.4%～1%；颌骨畸形的患病率为 20%～30%。儿童髁突骨折具有很强的改建能力，骨折错位愈合后可以通过功能改建形成一个近似于正常形态的新的髁突。因此，骨折早期，几乎所有类型的骨折均应采取保守治疗。具体方法是伤后局部冷敷，用头颏绷带制动；3～5 天后，佩戴一个 2～3 mm 厚的软颌垫，以降低髁突，缓解关节内压力，促进损伤性炎症消散；7～10 天后开始张口训练，尤其是前伸开口训练；佩戴𬌗垫，通常要求 3 个月左右，期间通过咬合诱导纠正错𬌗。儿童髁突骨折要求伤后 3 个月、6 个月、12 个月连续追踪，如出现张口困难，应及时发现并干预。髁突骨折后引起的发育畸形，目前尚无有效的干预措施，有待研究。

如骨折移位导致明显的升支垂直高度降低、下颌后缩或偏斜畸形，则应采用夹板或正畸装置做颌间牵引，必要时增加颅颌牵引，以恢复下颌骨位置。乳牙期和替牙期儿童髁突骨折不要求严格复位咬合关系。关键要恢复升支垂直高度，并在此基础上尽早做功能训练。如发现持续性张口受限 8～12 周以上，强迫性开口训练收效甚微时，应警惕关节粘连和早期强直的可能，这时影像学检查并不能显示关节内强直骨球的形成，但应当采取积极态度进行治疗干预，松解关节粘连，复位关节盘，然后再配合理疗和张口训练。

四、陈旧性骨折的治疗

陈旧性骨折从组织学上可以分为错位愈合、延迟愈合及不愈合或骨不连接，错位愈合是指骨折在错误的解剖位置上的愈合，其组织修复过程是正常的。延迟愈合和不愈合是组织修复过程的异常，前者愈合速度较正常延缓，后者骨愈合进程完全终止。

所谓“陈旧性”是相对“新鲜骨折”而言的，需要时间概念予以区别，临床一般将其限定在骨折后 4 周以上者。延迟愈合的骨断端呈铰链式异常运动，X 线片上可以见到骨折线有不规则的，凹凸不平的透影区。骨不连的骨断端呈三维异常运动，X 线片上骨断面变得粗钝似象脚样或尖锐似竹等样改变，并有硬化征象。

陈旧性骨折的发生最常见于合并颅脑或四肢损伤而延误治疗者，其结果是多数形成错位愈合，治疗必须通过手术复位或截骨矫治。延迟愈合和不愈合多继发于骨折感染，也有因复位和固定不当所致。对没有错位的延迟愈合在消除感染因素并予以适当制动后，多数可自行愈合；对于存在骨折错位的延迟愈合，必须通过手术重新复位，并稳定固定。因感染继发的骨不连接首先要消除感染因素，待感染控制后再行手术，形成新鲜骨创面，骨缺损区植入松质骨。

（一）“再骨折”复位

适用于简单的、复位后不会形成骨与软组织缺损的陈旧性骨折。手术尽量沿原骨折线凿开，如为斜面状、已发生骨性愈合的骨折，可以用电锯或电钻从颊侧向舌侧做垂直截开。纤维性愈合者应彻底清除断面间骨痂组织，骨性愈合者应去除断端增生的骨组织，以便骨折正确对位。陈旧性骨折很难使断面密合，因此，本身不稳定，必须牢固固定。

（二）植骨骨折后骨缺损

主要见于三种情况：一是骨不连接，手术截除骨断端造成新鲜骨创面时形成骨缺损；二是骨折感染继发骨髓炎，行骨髓炎刮治或清理死骨后形成骨缺损；三是开放性粉碎骨折，清创过程中摘除了游离的碎骨片，形成骨缺损。伴骨缺损的陈旧性骨折的复位应以𬌗关系为标准，术中必须做暂时性颌间固定，术后还需要通过颌间弹性牵引维持复位后的𬌗关系。供骨源常选髂骨，可以做骨块移植，也可以做碎骨移植。稳定固定可以减少骨吸收，预防骨感染，最好用重建板桥接固定。

波及牙槽嵴区的骨缺损通常伴有软组织缺损和挛缩。骨折复位时可能造成黏膜撕裂，植骨后可能发现黏膜量不足，难以封闭植骨床。对此，术前应合理设计切口，如果缺损范围小，可以用局部颊黏膜滑行瓣修复，如果软组织缺损较大，必须考虑用游离皮瓣修复。

（三）局部截骨

下颌体及颏部骨折错位愈合，小范围骨缺损（5～10 mm）且无黏膜缺损者，可行下颌体“L”形截骨术。截骨的方式有两种：垂直形截骨的截骨线呈垂直阶梯形，水平形截骨的截骨线呈水平阶梯形。截骨完成后，滑行移动骨段，复位𬌗关系使骨段达到功能性复位，并做暂时性颌间固定。垂直“L”形截骨复位后用小型接骨板固定，骨缺损区可以从颏部取松质骨充填。水平“L”形截骨无须植骨，如果断面能紧密接触，可以用螺钉穿接固定，如果断面间不能紧密接触，要用小型接骨板固定。

（四）牵引成骨术

对于下颌骨骨缺损 5 cm 以内，伴软组织缺损，甚至存在慢性感染的下颌骨陈旧性骨折，尤其是青少年和儿童患者，特别适合于采用牵引成骨技术进行矫治。手术时机应选择在骨折已骨性愈合之后。下颌体和颏部骨折一般用口内牵引器，下颌角骨折用口外牵引器。术前取牙𬌗模型，上抬架，常规拍摄下颌曲面断层和头颅定位正、侧位片，通过头影测量和模型外科分析，确定牵引方向、牵引距离和牵引器的安置位置，并请正畸医师参与治疗，共同确定牵引后的牙矫治方案。牵引从术后第 5～7 天时开始，以每天 1 mm，分 3～4 次完成。牵引到位后，牵引器留置 3～4 周，在被牵引骨尚处于纤维骨痂的弹性阶段，适时进行颌间牵引以矫治开始，如果不需要弹性牵引，则需等 4 个月，经影像学检查骨愈合后手术取出牵引器。个别牙错𬌗行正畸矫治。

（五）康复治疗

是骨折全程治疗的重要组成部分，方法主要包括理疗、肌电刺激、下颌运动训练治疗等，肌功能训练主要针对陈旧性骨折的肌源性错　因素，因为长期错𬌗必然使颌周肌肉在错𬌗的基础上形成“错位肌平衡”，当手术矫治了骨源性错𬌗后，“错位肌平衡”并不能随之同步改善，必须通过在颌间弹性牵引引导下的肌功能训练逐步纠正，使之适应于正确的𬌗关系。

第四节　面中部骨折

面中部骨折约占颌面部骨折的40%，由于邻近颅底，常伴发颅脑损伤，骨折移位主要与外力性质和作用部位有关交通事故是主要致伤原因。上颌骨骨折主要造成咬合关系紊乱和面部畸形。依据骨折部位和骨折线类型不同，可采用手法复位、颌间牵引复位和切开复位。闭合性复位者需行单颌或颌间固定，固定时间一般为4周左右；切开复位者需行坚固内固定。陈旧性骨折采用 Le Fort 分型截骨术进行矫治。颧骨、颧弓骨折主要造成面侧塌陷畸形和张口受限。颧弓骨折可采用单齿钩复位法、口内或颞部切开复位法进行复位。颧骨骨折移位需行切开复位，并以颧牙槽嵴为主进行坚固内固定。眼眶骨折主要造成眼球内陷、眼球运动障碍和复视。手术治疗应复位眶缘，将患者上颌窦和筛窦内的眶内运动障碍和复视。手术治疗应复位眶缘，将患者上颌窦和筛窦内的眶内容物还纳，用自体骨片或骨代用品修补眶壁。鼻眶筛区骨折主要表现为眦距增宽和鼻梁塌陷，可伴发脑脊液鼻漏、嗅觉丧失、眼球内陷和复视。治疗内容包括复位和固定中央骨块、内眦韧带悬吊、重建眶壁和外鼻成形。

面中部骨骼包括上颌骨、颧骨、颧弓、鼻筛区诸骨和额骨的一部分，它们共同构成框架样结构支撑面部形态。面中部骨折的骨折类型主要取决于外力性质和作用部位，骨折常呈复合型。由于邻近颅底，常伴发颅脑损伤。交通事故伤是主要致伤原因。

一、上颌骨骨折

（一）临床分类

1. Le Fort 分类

Rene Le Fort 提出了三型分类。Le Fort Ⅰ型，牙槽嵴根部水平骨折，骨折线经梨状孔下缘、牙槽突基部，绕颧牙槽嵴和上颌结节向后至翼板下1/3；Le Fort Ⅱ型，即上颌中央三角区骨折，骨折线从鼻根部向两侧，经泪骨、眶下缘、颧上颌缝，绕上颌骨外侧壁向后至翼板上2/3；Le Fort Ⅲ型，呈颅面分离状骨折，骨折线经鼻额缝，横跨眼眶，再经颧额缝向后下至翼板根部，形成颅面分离。

2. 改良分类

Manson（1986年）在 Le Fort 分类的基础上增加了牙槽突骨折和矢状骨折，提出新的分类。但其亚类列项稍显复杂，可以简化为以下四型。

（1）低位（水平）骨折：上颌骨呈水平断裂，骨折线在 Le Fort Ⅰ型水平，但不涉及颧骨、眼眶、鼻筛区。临床主要表现为殆关系紊乱，骨折块或下垂或偏移，骨折有明显的异常动度。治疗原则是恢复殆关系。

（2）高位（水平）骨折：上颌骨呈水平断裂，骨折线在 Le Fort Ⅱ型和（或）Ⅲ型水平，骨折块呈锥形或粉碎，涉及颧骨、眼眶、鼻筛区。临床表现为𬌗关系紊乱，伴发颧面、眶周、鼻筛区畸形。治疗原则是恢复𬌗关系，同时要矫治面部畸形。

（3）矢状骨折：上颌骨呈垂直断裂，骨折线位于正中或正中旁，垂直或斜行向上，将上颌骨分裂为两半，可以形成“创伤性腭裂”。临床表现为牙弓增宽，有时一侧骨折块下垂使牙齿发生早接触而另一侧开始，骨折可能伤及颅底。治疗原则以解决𬌗关系为主，关闭“创伤性腭裂”。

（4）牙槽突骨折：骨折线局限于根尖水平，仅波及牙骨段。治疗原则是复位和固定牙骨段。

（二）临床表现

低位水平骨折多因前方外力所致，骨折块因致伤力、骨重力及翼肌牵拉向后下移位，造成面中 1/3 变长，前部塌陷，后牙早接触、前牙开𬌗。如骨折系侧前方外力所致，骨折块可能向一侧移位，出现偏颌。口腔检查很容易发现上颌骨异常动度，鼻腔检查可见鼻出血和鼻中隔撕脱；如果骨折发生在一侧或区段，骨折线纵裂牙槽突，可发现牙龈撕裂、骨台阶和区段骨折块活动。

高位水平骨折常波及鼻、眶、颧、额等周围结构，出现面部肿胀、眶周瘀斑、结膜下出血、眼球下陷和复视、鼻底黏膜撕裂和鼻出血、脑脊液鼻漏；损伤眶下神经，造成眶下区及上唇麻木。骨折移位多呈嵌顿性，骨异常动度不明显。骨折块向后下移位造成面中部塌陷，呈“盘状脸”。向一侧移位，造成面中部扭曲畸形。连带牙槽突移位，造成错𬌗，错𬌗表现类似于低位水平骨折。

矢状骨折约占上颌骨骨折的 15%，多发生在中线或中线旁，前部裂隙一般通过中切牙或侧切牙。如果骨折移位不大或只是轻度的上下移位，腭黏膜通常是完整的：如果骨折呈前后向错位或向外侧移位，腭部黏膜裂开，即可形成“创伤性腭裂”。矢状骨折常伴有鼻中隔和鼻旁窦损伤。骨折线侧向上行，断裂梨状孔或上颌骨额突、鼻骨至眼眶，可引起各种眼科症状。骨折线垂直上行至颅底，可引起脑脊液鼻漏和嗅觉障碍。单独矢状骨折发生频率并不高，多与高位或低位水平骨折同时发生。

（三）骨折治疗

1. 低位水平骨折的治疗

上颌牙槽突骨折或区段骨折可在局部麻醉下行手法复位，然后用牙弓夹板做单颌固定 4～6 周。单纯下垂移位的骨折可采用头帽颏兜托颌骨向上使之复位，并制动 4～6 周。偏斜移位的横断骨折手法复位困难时，可行颌间牵引复位，然后颌间固定 3～4 周，并辅以头帽颏兜托颌骨向上制动。骨折后移位造成反𬌗或向一侧旋转移位造成偏𬌗时，需切开复位，恢复咬合关系，并在颧牙槽嵴和梨状孔侧缘用接骨板做坚强内固定。当颧牙槽嵴粉碎或骨缺损＞5 mm 时，须植骨。

2. 高位水平骨折的治疗

高位骨折一旦发生骨折移位，通常需切开复位。手术应尽早进行。经冠状切口、口内切口和面部小切口联合入路暴露骨折。伤后 7～10 天的新鲜骨折，可以直接复位。如果骨折后超过两周，骨折已发生纤维性愈合，或者骨折块嵌顿，则需截断翼上颌连接，再行复位，骨折复位后行坚强内固定。高位上颌骨骨折多伴发眶底骨折，如术前 CT 提示有眶底破裂、眶内容物疝出时，需通过睑缘下或睑结膜切口，复位眶内容物，修补眶底。

3. 矢状骨折的治疗

矢状骨折的复位要考虑两种情况。一种是垂直骨折线与上颌骨低位水平骨折线连通，实际上这属于单侧水平骨折。这种骨折单纯采用颌间牵引即可获得良好的复位效果；另一种是骨折线垂直向上，延伸至颅底或眶底，采用颌间牵引难以复位，必须通过手术解决。单纯上颌骨骨折时，首先恢复上颌骨牙弓的宽度，然后再复位垂直力柱。矢状骨折的固定一般设在前鼻嵴区。

4. 陈旧性骨折的治疗

上颌骨呈框架结构，骨折断面常有嵌顿或重叠，错位愈合后很难像下颌骨那样，能准确地找到骨折线并沿骨折线重新凿开复位。通常需根据模型外科设计和定位　板进行 Le Fort 分型截骨复位。Le Fort Ⅰ型截骨适用于低位陈旧性骨折继发错㓚。矢状骨折并有移位时，需在 Le Fort Ⅰ型截骨的基础上，进一步分块截骨。高位陈旧性骨折单纯以解决错㓚为治疗目的时，也可以采用 Le Fort Ⅰ型截骨。Le Fort Ⅱ型和Ⅲ型截骨适用于高位陈旧性骨折继发面中部后缩畸形，要求上颌骨体完整，允许整体移动。陈旧性骨折较新鲜骨折需要更稳定的固定。

二、颧骨颧弓骨折

（一）临床分类

Knight 和 North（1961 年）将颧骨颧弓骨折分为 6 型：Ⅰ型，骨折无移位；Ⅱ型，单纯颧弓骨折；Ⅲ型，颧骨体骨折，向后外下移位，无转位；Ⅳ型，颧骨体骨折，内转位，左侧逆时针向，右侧顺时针向，X 线片显示眶下缘向下，颧额突向内移位；Ⅴ型，颧骨体骨折，外转位，左侧顺时针向，右侧逆时针向，X 线片显示眶下缘向上，颧额突向外移位；Ⅵ型，复杂性骨折。

北京大学口腔医学院（2004 年）通过采用计算机辅助 CT 测量对 206 例（212 侧）颧骨复合体骨折的破坏特征进行了分析。研究发现，颧骨复合体骨折的畸形特征是颧突点的移位和面宽改变。以颧骨体是否完整、颧突点和颧弓的形态改变，提出如下分类和相应的治疗原则。

1. A 型

局部骨折，颧骨体完整、无明显移位。A1 型，单纯眶缘骨折；A2 型，单纯颧弓骨折。骨折治疗以解决局部畸形和功能障碍为原则。

2. B 型

颧骨骨折移位，颧骨体完整，可伴有或不伴颧弓骨折。B1 型，颧骨体向后内侧移位；B2 型，颧骨体向前外侧移位。骨折治疗以解剖复位为原则，不涉及颧骨体外形重建。

3. C 型

颧骨体粉碎性骨折，颧骨体外形破坏。C1 型，颧骨体粉碎性骨折，颧弓完整；C2 型，颧骨体及颧弓均粉碎性骨折。骨折治疗不仅要复位颧骨、颧弓，而且要重建颧骨体外形轮廓，特别是外形高点、前突度和面宽，同时解决功能障碍。

（二）临床表现

颧骨颧弓位于面中部侧方最突出部位，多因受侧方或侧前方直接暴力而发生骨折。骨折块受外力作用，通常向后内移位或因颧骨体粉碎，造成面部塌陷畸形。少数情况下，骨折向外移位，可产生面侧隆突畸形。临床检查时，可于眶下缘、颧额缝处触及骨台阶。由于骨折块内陷移位，压迫颞肌和咬肌，阻碍喙突运动，可导致张口疼痛和张口受限。

颧骨骨折常与上颌骨骨折伴发，形成颧骨（上颌骨）复合体骨折。由于损伤了眶下神经，可造成神经支配区麻木。损伤了上颌窦壁，可造成鼻出血。

颧骨参与眶缘和眶外下壁构成，骨折常波及眶内容物，形成颧眶复合体骨折。骨折早期，眶周肿胀，皮下、眼睑和结膜下出血、瘀斑。颧骨移位或眶壁粉碎导致眶腔扩大，可继发眼球下陷移位，产生复视。如骨折损伤了眼外肌或眼外肌被卡在骨折裂隙内，造成眼球运动，也可产生复视。

（三）骨折治疗

1. 颧弓骨折的治疗

颧弓骨折无移位或轻度移位无须特别治疗，如骨折移位造成面部畸形和（或）张口受限，则应尽早复位。常用的复位方法有以下几种。

（1）单牙钩复位法：方法是于骨折凹陷区的颧弓下缘处经皮穿刺插入单牙钩，至钩尖深度略超过“M”形骨折最凹点。一手放在骨折表面感知复位程度，另一手用力提拉单牙钩，使骨折复位。

（2）经喙突外侧复位法：方法是于下颌升支前缘做纵行小切口，插入扁平骨膜分离器，经喙突外侧和颞肌浅面伸至颧弓下方，向外用力抬起骨折片。然后将钝器前后移动，以恢复颧弓完整的外形。

（3）颞部切开复位法：方法是于颧部发际内做长约 2 cm 的切口，切开皮肤、皮下组织和颞筋膜，显露颞肌，在颞筋膜与颞肌之间插入颧弓复位钳，伸至颧弓深面，用力将骨折片向外方复位。

单纯颧弓骨折以“M”形内陷型移位最较为常见。手术成功的关键在于尽早手术，复位着力点准确放置。验证复位的方法有 4 点：复位的同时可以听到骨折块回弹声响；复位后，张口度即刻改善；在颧弓的下方滑行探查，可感觉平滑的拱形结构；术后 X 线片证实复位效果。颧弓“M”形骨折一旦恢复拱形结构，自身便可获得较好的稳定性，无须特别固定。但术后应予以保护，避免重新受力，避免过早大张口。

2. 颧骨骨折的治疗

B 型颧骨骨折移位常常造成面部畸形、张口受限和眼球内陷，需行切开复位。手术多采用口内切口和面部小切口联合入路，复位至少需三点对位，根据骨折移位类型选择性地做坚强内固定。颧骨向后或后内移位时，复位相对容易，方法是用单牙钩经口内入路钩住颧骨结节后面，向前或向前外提拉颧骨使之复位。颧骨向外或后外移位时，复位有一定难度，要从口内、眉弓外、下睑缘下切口联合入路，暴露骨折断面，充分松解骨折块，进行多点协同复位。

颧骨骨折复位后的稳定性与骨折移位类型及各骨折端的粉碎程度有关，复位后稳定性越好的骨折需要固定的点越少。仅下端内陷或外翘移位的骨折，只做颧牙槽嵴固定即可。如果骨折内陷并有下垂，还须固定颧额缝。当骨折移位发生旋转时，必须增加第三点眶下缘固定。伴发颧弓骨折移位，且为多段或粉碎骨折时，必须增加颧弓固定。颧骨骨折复位固定后，要根据 CT 提示进一步探查眶底。如果球后部分眶底缺损＞5 mm，应当通过植骨或植入骨代用品，也可以用钛网修复眶底。植骨片不宜太厚，放置的位置要准确，目的是恢复眶容积。骨折复位过程中，如果外眦韧带被剥脱，应予以游离，然后用不可吸收的丝线缝合悬吊于颧额缝下 1 cm、眶外缘稍内侧突起上。

3. 颧骨陈旧性骨折的治疗

（1）截骨矫治术：适用于颧骨体完整、骨折移位后发生错位愈合，并继发面侧畸形的陈旧性骨折。根据术前三维定量测量所确定的颧骨移位方向和距离，并以颧弓弧度和长度决定面中部宽度和颧突点前突度，进行截骨矫治。截骨前先于颧弓截骨线两侧做定位标记，完成各部位截骨后充分松解颧骨，再以颧弓上的定位标记作参照，根据术前确定的颧突点前移距离移动颧骨。骨缺损区植骨，并予以固定。

（2）植骨矫治术：适用于颧骨体粉碎、外形轮廓破坏、面颊部塌陷的陈旧性骨折。手术主要通过在塌陷区植骨或植入代用品进行外形重建。由于骨折没有复位，内陷的骨折块可能阻挡喙突，造成张口受限，可在植骨同期切除喙突。

三、眼眶骨折

（一）临床分类

按骨折发生机制分类可分为爆裂性骨折和非爆裂性骨折两种。爆裂性骨折又称为单纯性眼眶骨折，是指大于眼眶的钝性物体击打眶缘时，眶缘不骨折，而眶内容物受外力冲击急速后缩，致使眶内压力剧增，造成的眶底、眶内壁和眶尖粉碎性骨折。非爆裂性骨折又称为非单纯性眼眶骨折，一般指眶缘和眶壁的联合骨折，是相对爆裂性骨折而言的。这种骨折多由颧骨和上颌骨骨折伴发所致，常发生眶缘连带眶壁的移位，眶壁有时粉碎或缺损。

（二）临床表现

骨折急性期可出现眶周水肿、眶内出血和眶周瘀斑。当骨折波及眶下管眶下裂时，损伤眶下神经，可引起眶下区麻木。眼眶爆裂性骨折造成眶内壁及眶底粉碎或缺损，眶内容疝出，可继发眼球内陷。骨折急性期由于眶内软组织肿胀，眼球内陷不易分辨，10～14 天后肿胀消退，眼球内陷即可显露出来。

颧上颌复合体骨折常常造成眼眶外下壁向外下移位，使附着于眶外壁的外眦韧带随之移位，并连带眼球下移，加之眶腔扩大，可造成眼球下陷。由于眼位发生倾斜，使双眼瞳孔水平面出现变位。眼外肌损伤多见于眶底和眶内壁骨折造成下直肌和内直肌挫伤和嵌顿，出现相应的眼球运动障碍。眼球下陷（内陷）、眼外肌损伤和眼运动神经损伤均可产生复视。

（三）骨折治疗

眼眶骨折经 CT 和临床检查发现有导致眼球内陷及复视的危险因素存在时，应尽早手术。早期手术的适应证：视觉障碍性复视持续存在；被动牵拉试验阳性，CT 显示眼外肌嵌顿；眼球内陷＞3 mm 和眶壁缺损＞2 cm^2。

眶缘的解剖连续性和完整性是重建眶壁、恢复眶腔结构的重要参考。在修复眶壁之前，应先复位和固定眶缘。单纯眶底或眶内壁骨折时，分别经睑缘下切口或睑结膜切口和内眦旁切口入路，仔细探查眶壁，将嵌顿于上颌窦和筛窦内的眶内容还纳入眶腔，之后暴露眶壁缺损区边缘，特别是后界，用钛网、自体骨或骨代用品衬垫修补。需要特别提示的是，经眶底和眶内壁显露缺损后界时应注意深度，避免损失视神经引起视力损害，放置钛网或骨代用品时，同样也要注意这一点，要求植入体的后缘要搭在眶壁缺损的后缘上，做到这一点有难度。应用手术导航有助于解决上述两个问题。

眶壁重建的主要目的是预防和矫治眼球内陷。一般认为眼球内陷的发生是眶容积与眶内容比例失调的结果。眶底和眶内壁骨折时，如球后脂肪疝入上颌窦或筛窦，支撑眼球的眶内容物体积缩小，致使赤道后眶腔容积相对扩大，造成眼球内陷。有研究表明，眶容积每增加 0.8～1.0 mL，眼球相应后退 1.0 mm；还有研究显示，两侧眼球突度相差 2 mm，便会产生视觉上的眼球内陷。因此，当球后眶内容物丢失 2 mL 以上时，应在球后充填植入体。正常的眶底在球后呈拱形向眶内膨隆，这种结构很难恢复，也可以通过充填植入体进行补偿。

创伤性复视在骨折早期症状比较明显，若 CT 检查未发现软组织及眼外肌嵌顿，眼外肌牵拉试验阴性时，无须特别处理。这种复视多系创伤反应和眼外肌损伤所致，随着肿胀消退和肌肉复原，复视症状可逐渐消失。也可以用一些激素以减轻眶内肿胀性反应，以后进行肌功能康复训练。手术治疗仅用于复视症状明显、眼球运动受限、眼外肌牵拉试验阳性、CT 检查显示眼外肌其周围组织嵌顿的眼眶骨折。

第十章　口腔颌面部肿瘤

第一节　颞下颌关节肿瘤

颞下颌关节肿瘤在临床上很少见，可出现与颞下颌关节紊乱病相似的症状。良性肿瘤以髁状突骨瘤、骨软骨瘤多见，恶性肿瘤更为少见，多为转移性肿瘤。

一、髁状突骨瘤与骨软骨瘤

颞下颌关节髁状突骨瘤与软骨瘤多无明显自觉关节症状，部分患者可有关节杂音、疼痛。随肿瘤逐渐增大，出现下颌中线向健侧偏斜，咬合关系紊乱等表现。许勒位片、全景片和 CT 片可显示髁状突上的骨性新生物，可表现为完全致密骨性突起或周缘致密、中间疏松与髁状突松质骨相连。

局部切除肿瘤累及部位。切除范围小无须修复，切除范围包括髁状突、下颌升支和部分下颌体时，应 I 期植入带软骨的体肋骨维持下颌的完整性，软骨头作为假关节植入关节凹。

二、颞下颌关节恶性肿瘤

原发性颞下颌关节恶性肿瘤包括软骨肉瘤、滑膜肉瘤、骨肉瘤和多发性骨髓瘤。腮腺、外耳道及中耳的恶性肿瘤可侵犯颞下颌关节区，引起髁状突、下颌升支广泛的骨质破坏。颞下颌关节恶性肿瘤早期症状和体征与颞下颌关节紊乱病相似，X 线检查无明显阳性体征。中、晚期可出现广泛的骨质破坏。

在正常组织范围内做扩大切除术，根据肿瘤类型术后配合放疗或化疗。无须 I 期修复下颌骨，术后观察 3 年无复发再行自体带软骨肋骨植入手术。

第二节 良性肿瘤和瘤样病变

一、口腔颌面部软组织良性肿瘤及瘤样病变

（一）色素斑痣

色素斑痣为皮肤先天性良性色素病变。

1. 临床表现与诊断

色素斑痣从出生时可见。但多数发生在青春期以后，较明显可见，生长缓慢，可以自行消失或停止生长。交界痣表皮无毛，大小多在几毫米之内。皮内痣或复合痣表面较粗糙，生长较大可见几厘米，多数表面有毛。有毛痣不恶性变。痣长大可引起颜面部畸形。毛痣可发生毛囊炎，出现疼痛，压痛。如毛脱落出现痣出血，皲裂，痣长大迅速者，应怀疑恶性变可能。

2. 治疗

绝大多数痣可不需治疗。如颜面部痣影响美容时，可手术切除。颜面部痣可以分次切除，也可以一次切除后行游离植皮，一般主张移植全厚皮片。

（二）乳头状瘤

乳头状瘤分为鳞状细胞乳头状瘤和基底细胞乳头状瘤两类。后者包括老年性角化症，称为日光角化肿瘤，肿瘤表面为增生鳞状上皮，覆盖着结缔组织构成柱状核心。

1. 病因

乳头状瘤是一种良性上皮肿瘤，多由慢性机械刺激和慢性感染引起。

2. 临床表现与诊断

老年性角化症好发于50岁以上老年人，常发生于颞、颊、内眦、额部、手背或前臂暴露皮肤。病变皮肤有色素沉着，呈扁平斑状，表皮棕褐色界限清楚、粗糙有鳞屑。少数疣状增生溃疡可发生癌变。口腔黏膜乳头状瘤呈乳头状突起。表面高低不平，分有蒂和无蒂两种。周界清楚，无粘连。局部常有不良刺激和残根、义齿。口腔乳头状瘤可见在白斑基础上发生。此型有较大恶性变倾向，如恶变时局部生长迅速，有溃疡、出血、疼痛、基底部有浸润。唇、颊、龈及皮肤多发性乳头状瘤伴牙发育不良，多指、并指畸形以及虹膜、脉络膜缺损或斜视时，称为多发性乳头状瘤综合征。

3. 治疗

手术切除。基底部切除时应注意切除深度，有足够安全切除缘。标本送病理检查，以明确诊断，排除恶变。

（三）角化棘皮瘤

以前将角化棘皮瘤分类在原发性（特发性）假上皮瘤样增生中，目前已列为一种单

独疾病。

1. 病因

可能与日晒、长期接触煤焦油及矿物油有关。

2. 临床表现与诊断

好发于40～70岁男性，可单发，也可多发，但多数为单发。病变主要累及暴露皮肤，如面、颈、耳、头皮等部。初发时皮肤为坚硬丘疹，生长迅速，成半球形，突起呈粉红结节，中央凹陷似火山口，其中含角质栓，表面毛细血管扩张，去除角质物可见绒毛状基底，3～5周后可增长达1～3 cm，甚至5～8 cm。但增长到一定程度可静止一段时间，病变逐渐减退，残留瘢痕。口腔黏膜角化棘皮瘤主要发生于唇红部。初起为一小头状病损，生长较迅速。临床常误为癌，以后趋于稳定。本病可自行停止生长，甚至可自愈，故曾有人称为“自愈性上皮瘤”。

3. 治疗

在明确诊断的基础上，手术切除或冷冻治疗。术后标本应做病理检查。

（四）皮角

1. 病因

皮角为一种癌前期病变，多认为与过度日光暴晒、离子放射等刺激有关。

2. 临床表现与诊断

多见于老年，病程较长，可达数十年。好发于颜面部如颅顶、额、颞、唇等。局部肿物为坚硬的角化物，大小不等。表面粗糙，顶端有角化明显，基底部黄或灰黄色。有时皮角可自行脱落，亦可再度生长。

3. 治疗

手术切除。

（五）皮脂腺瘤

1. 临床表现与诊断

多见于中老年患者，常为单发。好发于眉弓、眼睑及鼻周。病程长，生长缓慢。肿瘤呈圆形结节，表面微黄色，有时中心可有脐状凹陷。

2. 治疗

手术切除。

（六）假上皮瘤样增生

1. 病因

又称假癌样上皮增生。多因慢性刺激所致表皮良性增生。病变限于溃疡及其附近炎性细胞浸润或内芽组织处。

2. 临床表现与诊断

发生于皮肤者可能来自慢性肉芽性疾病（结核、梅毒或烧伤后创面）基础上。发生于黏膜常伴有牙周炎，不良修复体甚至异物，多来自特异性炎症。局部病损呈结节、斑块或溃疡，可误认为癌，最后确诊需做病理切片检查。

3. 治疗

先去除局部刺激因素。应用抗生素。经抗炎治疗无效者，应手术活检。

（七）牙龈瘤

牙龈瘤是泛指发生在牙龈上的一组肿瘤或类肿瘤疾病，根据病理组织结构和临床表现，可将牙龈瘤分为肉芽肿型牙龈瘤、纤维瘤型牙龈瘤、血管型牙龈瘤、先天性龈瘤及牙龈纤维瘤病。

1. 肉芽肿型牙龈瘤

（1）病因：由局部刺激因素引起的牙龈区肿物，类似于炎性肉芽组织。

（2）临床表现：牙龈瘤多为牙龈乳头肿块，易出血，粉红色肉芽组织。有蒂或无蒂，基底较宽。

（3）治疗：去除局部刺激因素，包括龈上下洁治，去除不良修复体。切除龈瘤，复发者拔除病牙，刮除牙周膜。

2. 纤维型牙龈瘤

（1）病因：为一种真性肿瘤，即牙龈部纤维瘤，也可为局部刺激炎症性增生或肉芽肿型，龈瘤纤维成分增多。

（2）病理：肉芽组织并发纤维化。细胞及血管成分少，而纤维成分多。在较大胶原纤维之间有少量慢性炎性细胞浸润。

（3）临床表现：牙龈瘤不易出血，呈灰白色，有弹性较硬，有蒂，表面呈分叶状，波及牙槽突。

（4）治疗：手术切除。应包括牙槽突和受累牙拔除。如疑恶性变，应送冰冻切片。

3. 血管型牙龈瘤

（1）病因：多因妊娠期女性内分泌变化而发生。

（2）临床表现：龈瘤极易出血，紫红色，柔软，有蒂或无蒂。妊娠所致者可为多发性。

（3）治疗：妊娠期应予观察；如果妊娠后不再消退者可手术切除。

4. 先天性牙龈瘤

（1）病因：胚胎发育异常所致。

（2）临床表现：此瘤见于新生儿，牙龈上有肿物。上颌前区牙龈好发。表面光滑圆形，有蒂或无蒂。

（3）治疗：牙龈瘤切除，不易复发。

5. 牙龈纤维瘤病

亦称牙龈橡皮病。

（1）病因：可分为先天性牙龈纤维瘤病和药物性牙龈纤维瘤病。前者认为是常染色体显性遗传，有阳性家族史。后者为药物引起，如长期服用苯妥英钠引起药物性牙龈增生。

（2）临床表现：上下颌牙龈弥散性增生，其质地坚韧，色泽正常与牙龈相似。先天性比药物性增深更甚。可使牙移位，或将牙冠大部或全部覆盖。

（3）治疗：将增生的牙龈切除，但有可能复发。

（八）脂肪瘤

脂肪瘤是一种肿瘤实质细胞，为脂肪细胞的良性肿瘤。

1. 临床表现

好发于多脂肪区如颈部、面颊部，位于口内者可发生于口底部。病程一般较长，生长缓慢，无自觉症状。肿块周界尚清楚，质地柔软，有时有分叶呈假波动感。与皮肤无粘连，肿块大小不随体位改变而变化，亦无压缩性。位于黏膜者可呈泛黄色，穿刺抽吸无内容物，此点可与囊肿、血管瘤鉴别。

2. 诊断与鉴别诊断

B 超可显示为实性肿物。应与先天性浸润型脂肪增殖症相鉴别。浸润型脂肪增殖症，又称脂肪过多症，为脂肪组织成浸润性增生的瘤样病变，多见于婴幼儿或青少年。临床上可在头颈部一个或多个区域脂肪组织大量增生，并向周围组织尤其肌内浸润。此瘤极罕见，可引起面部严重畸形。如波及咽部时，可引起呼吸困难。

3. 治疗

手术切除，较少复发。对于先天性浸润型脂肪增殖症的治疗，手术应彻底，否则复发率可达 62% 左右。

（九）纤维瘤

纤维瘤是起源于骨膜、黏膜及牙周膜的结缔组织良性肿瘤。

1. 病理表现

由成纤维细胞、纤维细胞和胶原纤维细胞组成。排列呈束状，纵横交错，细胞长轴与纤维平行。

2. 临床表现

可发生面部或口腔内黏膜。发生于面下部皮肤者质地硬，大小不等，表面光滑。界限清楚。发生于口腔内者，常见于牙槽突、硬腭、舌及口底部黏膜，呈圆形突起，有蒂或无蒂，表面光滑，覆盖正常黏膜。发生于牙槽突者可发生牙移位。纤维瘤如处理不当，或手术不彻底极易复发，多次复发可恶性变。

3. 治疗

手术切除，切除缘要宽。如位于牙槽突者应拔除有关牙和刮除牙周膜及骨膜，由于纤维瘤与低度恶性纤维肉瘤难以在临床上区别，术中应送冷冻切片检查，以排除纤维肉瘤。

（十）血管瘤

血管瘤为先天性良性肿瘤或血管畸形。

1. 临床表现

（1）毛细血管瘤由大量错综交织的毛细血管构成，管腔较小，有时呈未开放毛细血管，有时只见内皮细胞聚集，而未形成管腔。毛细血管间为少量纤维组织，无炎性细胞浸润。毛细血管瘤主要发生于颜面部皮肤，口腔黏膜少见。多数在婴儿或出生后发现。女性多于男性。有两种类型：一种称葡萄酒斑状血管瘤，即病变与皮肤表面平，周界清楚，呈鲜红或紫红色。大小不一，手指压迫肿瘤，表面颜色可退出，而去除压迫时，即恢复原来大小和色泽。另一类型称杨梅状样血管瘤。血管瘤突起于皮肤，高低不平，似杨梅状。

（2）海绵状血管瘤由大小不等的血窦所组成，窦壁内衬内皮细胞，血窦有菲薄结缔组织为隔。有时血窦内有血栓，血栓钙化形成静脉石。海绵状血管瘤好发于口腔颌面部颊、颈、眼睑、唇、舌及口底。一般在皮下及黏膜下，呈淡蓝色或紫色。如果血管瘤较深时，皮肤黏膜色泽正常。肿瘤界限不清楚。压之体积可缩小，压力去除后即恢复正常。扪诊时可检及静脉石，质地柔软、光滑。体位试验阳性。穿刺可抽出血液且可凝固。

（3）动静脉畸形又称葡萄状血管瘤，是一种迂回弯曲不规则而有搏动性的血管瘤。主要由血管壁显著扩张，动脉与静脉直接吻合而成，故亦称为先天性动静脉瘘或畸形。由厚壁的静脉和动脉型血管所构成的病变，为胚胎期血管畸形的真性肿瘤。临床上动静脉畸形常见于成年人，好发于颞浅动脉所在颞部或头皮下组织。皮肤色泽不变或呈红斑；有时皮下可见血管呈念珠状迂曲，扪诊有明显搏动，听诊有吹风样杂音，局部皮肤温度较正常皮肤高。动静脉畸形可与毛细血管或海绵状血管瘤同时并存。

2. 诊断与鉴别诊断

主要依据病史和各类型临床表现可以做出诊断。鉴别诊断要考虑以下几点。

（1）皮肤毛细血管瘤与皮肤血管痣的鉴别：皮肤血管痣表面血管扩张，皮肤内有红色素沉着，压迫时不发白。

（2）动静脉畸形与动脉瘤或后天性动静脉瘘的鉴别：动脉瘤为动脉壁中层弹性纤维病变所致的一种瘤样扩张。甚至破裂通入伴行静脉所致，一般位于较深和局限。

（3）动静脉畸形与假性动脉瘤的鉴别：假性动脉瘤常因动脉破裂，血液潴留于软组织内而形成的一种搏动性病损，病理检查可见纤维壁及血凝块。为了明确肿瘤的侵犯范围还应行以下特殊检查，海绵状血管瘤位于深部者常需作瘤腔造影，以明确血管瘤范围及侧支循环情况。蔓状血管瘤治疗前常需作颈动脉造影。常用经股动脉选择性血管瘤造影及数字减影血管造影术（DSA）。对血管瘤不做活检，也不主张盲目穿刺或盲目探查，否则有引起大出血的危险。

3. 治疗

（1）观察真性血管瘤尤其是婴幼儿期，有缓慢消失特点，因此可以考虑严密观察；但如发展迅速时，也应及时手术切除。

（2）激素治疗仅适用于婴幼儿血管瘤（海绵状型、毛细血管型或混合型）。此外，如果血管瘤极大，生长迅速或用其他方法治疗有困难者，可试用激素治疗。具体方案：隔日 1 次，顿服 2～4 mg/kg 泼尼松，1 个月为一疗程，间隔 4～6 周可继续另一疗程，但应注意，用药过程无效时应停药。如患者有结核或急性感染应禁用。有作者曾用倍他米松或大剂量醋酸泼尼松行瘤内注射，也获得血管瘤缩小的结果。此外，应用激素于婴幼儿血管瘤，可达到缩小瘤体，减少术中出血的目的。

（3）手术治疗适用于能手术切除的患者，也适应于颌骨中心性血管瘤及蔓状动脉瘤。对于巨大型海绵性血管瘤，术前必须先行瘤腔造影，了解波及范围及侧支循环情况，多采用综合治疗，手术仅是治疗中的一种手段。对于蔓状动脉瘤，术前更应周密计划，可以采用吸收性明胶海绵选择性栓塞技术栓塞血管后，再进行蔓状动脉瘤切除手术。

（4）硬化剂治疗适用于海绵状血管瘤，采用 5% 鱼肝油酸钠，可采用小剂量多点瘤腔内注射，每次间隔 7～10 天，也有人报道采用大剂量 5% 鱼肝油酸钠瘤腔内注射，但一次最大剂量不超过 8～10 mL。5% 鱼肝油酸钠硬化剂治疗机制是促使血管瘤内膜反应性增生或形成栓塞，闭塞管腔使血管瘤纤维化。

（5）冷冻治疗适用于黏膜下海绵状血管瘤。激光治疗，主要采用钕钇铝石榴石 Nd: YAG 激光。对于口腔黏膜下海绵状血管瘤可有特别好的治疗效果。连续波氩激光，主要适用于葡萄酒色斑，有一定疗效。

（6）微波热凝治疗：杨振群报道应用微波热凝结合手术治疗大型海绵状血管瘤，采用 WBL4 型 2450 nm 肿瘤微渡热凝治疗机，最大输出功率为 200 W，单根或多根辐射天线，将针状天线直接插入瘤体，进行热凝，治疗功率为 20～80 W，持续 30～180 秒，经微波热凝后，瘤体组织发生热凝固变性，失活组织可液化和吸收，为纤维结缔组织替代，手术仅切除碳化了的瘤体组织即可。

微波热凝为大型海绵状血管瘤综合治疗方法之一。微波热凝治疗海绵状血管瘤，手术创口愈合时间常延迟，其原因是热凝对切缘皮肤的损伤。有部分病例可直接损伤面神经，尤其腮腺咬肌或颊区海绵状血管瘤。

（十一）淋巴管瘤

淋巴管瘤是淋巴管发育畸形所形成的一种良性肿瘤。

1. 临床表现

根据临床表现组织结构可分为三种类型：毛细管型、海绵型及囊肿型。

（1）毛细管型好发于舌、唇、口腔黏膜内，软组织表面可见黄色透明物突起，小圆形囊性结节状呈点状病损，无色柔软，无压缩性。毛细管型伴合并有毛细血管瘤时称淋巴血管瘤，可导致巨舌症。毛细血管型淋巴管瘤在显微镜下可见由错综交织的毛细血管构成，管腔常甚小，可见到未开放毛细血管或内皮细胞聚集而形成管腔，毛细血管间有少量疏松纤维组织。

（2）海绵型好发于颊部皮下组织。可波及皮肤全层，扪诊柔软，周界不清，压之体积无缩小。体位试验阴性。海绵型淋巴管瘤在显微镜下可见淋巴管极度扩张弯曲，构成多房性囊肿，似海绵状。

（3）囊肿型又称囊性水瘤。多为出生时即发现，90% 病例在出生 2 周时发现。国内文献报道多见于颌下；颈后三角应为好发部位。为多房性囊肿，扪诊柔软，有波动感。穿刺可抽出淡黄色清亮液体，体位移动试验及压缩试验均为阴性。显微镜下，囊性水瘤由大小不等形态不一的管腔和裂隙组成，腔内可见有少数淋巴细胞，腔壁为结缔组织，内衬一层扁平的内皮细胞，可见到淋巴管硬化及阻塞。

2. 治疗

（1）毛细管型可选用低温冷冻或激光治疗；也可行手术部分切除。

（2）海绵型由于肿瘤周界不清，手术难以根治。手术切除的目的主要为改善外形。近年来，有学者报道应用平阳霉素行瘤内注射，可使海绵状淋巴管瘤病情稳定，其远期疗效尚待进一步观察。

（3）囊性水瘤多主张手术切除，如果病情稳定可以观察，在 1 周岁左右为宜，如果病情发展迅速，影响呼吸者，应及时手术切除。手术切口要充分暴露手术野，术后行预防性气管切开，有利于术后呼吸道通畅，避免呼吸道梗阻。对囊性水瘤未能完全切除干净者，对局部残留肿瘤组织用苯酚烧灼，酒精还原，生理盐水冲洗。术后还应严密随访，观察有无复发。

（十二）神经鞘瘤

1. 病因

神经鞘瘤又称施万细胞瘤，来源于神经鞘膜细胞的良性肿瘤，全身各部位均可发生，其中以头颈部多见，头颈部又好发于颈部和舌部。

2. 临床表现

好发于青壮年，男女比例约 1.5∶1，肿瘤生长缓慢，无痛性肿块，质地中等或偏硬。肿块周界清重，有时呈分叶状，质地较硬，有的可呈囊性，穿刺抽吸时可抽出褐色血性液体，不凝固，可区别于血管瘤。肿瘤活动度与神经的方向有关，一般只能侧向移动而不能向长轴上下移动。临床症状与神经来源关系密切，来自末梢神经者表现为无痛或有压痛的肿块，来自颈交感神经者常使颈动脉向前移位，并可出现颈交感神经综合征；来自迷走神经者，颈动脉向前、向内移位，偶尔可出现声音嘶哑的症状；来自面神经者，常误为腮腺区混合瘤，有时有抽搐的前驱症状；来自舌下神经者，可表现为颌下区肿块。

3. 诊断与鉴别诊断

一般情况神经鞘瘤诊断不困难，可借助于 B 超或穿刺液体做出诊断。但对于颈上部深层部位的神经鞘瘤，常应与颈部动脉体瘤、腮腺深叶肿瘤、颈部恶性淋巴瘤及颈部转移癌等相鉴别，有时尚需借助于 CT、MRI，或动脉造影、DSA 技术。

4. 治疗

手术摘除神经鞘瘤；行包膜内剥离术（又称囊内摘除术）可避免神经断裂，减少并发症。来自重要神经干者，更应仔细沿长轴方向细心分离，切忌贸然切断，否则可造成功能障碍的后遗症。有学者提出对迷走神经或面神经来源者，主张充分显示神经与瘤体后，在显微镜下沿神经纵轴方向仔细分离，以保全神经功能。如重要神经万一被切断，应尽可能立即行断端神经吻合术或移植术。神经鞘瘤如手术彻底很少复发，但亦有个案报道恶性变者。

（十三）神经纤维瘤

1. 病因

神经纤维瘤是由神经鞘细胞及成纤维细胞两种成分组成的良性肿瘤。

2. 临床表现

青少年多见，甚至儿童期也可见。生长缓慢，好发于额、颞、颈皮，也可见于颈部和腮腺区，口腔内多见于舌部。颌面部神经纤维瘤特点表现为：皮肤呈大小不一的棕色斑，或呈黑色小点成片状病损。肿瘤呈多发的结节或丛状生长。皮肤松弛呈悬垂状下垂，遮盖眼部造成面部畸形。如感觉神经扪诊可有明显压痛。肿瘤质地软，血运丰富，可压迫邻近骨壁吸收，枕部神经纤维瘤可伴有先天性枕骨缺损。多发者全身皮肤均有色素斑点或皮下结节状病损，称神经纤维瘤病。凡体表棕色斑大于 1.5 cm，有 5 个以上者，即可确诊为神经纤维瘤病。神经纤维瘤病可有家族史，为显性染色体遗传。

3. 治疗

手术切除。对于局限性神经纤维瘤可以一次性切除。对于巨大肿瘤应根据具体情况定手术方案，一般做部分切除以改善畸形及部分功能。如果对巨大神经纤维瘤病行一次全部切除时，应该充分做好术前准备，制订周密计划，备好血源，采用低温，降压全身麻醉。因为大多数神经纤维瘤组织血管丛生，存在大小不等静脉血窦，皮下组织脆弱，术中难以彻底止血。手术切除肿瘤宜在正常组织内进行分离，大面积组织缺损时，可采用皮瓣或肌皮瓣游离移植修复术中采用颈外动脉栓塞技术，也可减少术中出血。

（十四）嗜酸性淋巴肉芽肿

1. 病因

嗜酸性淋巴肉芽肿的病因尚不清楚，主要为淋巴结肿大，淋巴增生及嗜酸性粒细胞浸润，并可侵犯淋巴结外的软组织，呈肉芽肿病变。

2. 临床表现

嗜酸性淋巴肉芽肿好发于男性。男女比例为 10：1.1。发病年龄从幼儿到老年均可发生，但以 30～40 岁最常见。好发于腮腺区、颊部、颌下区及肘部；也可腮腺区及肘部同时发生。本病主要侵犯颜面皮肤、皮下、结膜下组织、涎腺淋巴结。病变肿物与皮肤粘连，界限不清。局部病变皮肤粗糙、增厚、色素沉着。自觉皮肤发痒，局部有皮肤抓痕。淋巴结肿大除见于腮腺区外，多见于肘部后侧淋巴结。化验嗜酸性粒细胞绝对计数升高，常超过 300×10^{6}/L。

3. 治疗

（1）对放疗敏感，放射治疗为首选。

（2）激素治疗也可有明显效果，多发者可以用小剂量环磷酰胺化疗和激素一起应用。

（3）手术不易彻底，术中渗血较多，但局限性病变也可采用，术后辅助放疗。

二、颌骨良性肿瘤及瘤样病变

根据组织来源，可分为牙源性肿瘤和颌骨瘤样病变。

（一）牙源性良性肿瘤

牙源性良性肿瘤是来自牙源性上皮和牙源性间叶组织的一类肿瘤。

1. 成釉细胞瘤

成釉细胞瘤是牙源性良性肿瘤中最常见的一种类型，根据国内5所口腔医学院校口腔病理科的统计，占口腔颌面部肿瘤的3%，占颌骨肿瘤中35%（不包括颌骨囊肿），约占颌骨牙源性肿瘤约63.2%。

（1）临床表现：多发生于20～40岁青壮年，以20～29岁为最多见的年龄，男女性别无明显差别。80%～90%发生于下颌骨，约70%位于下颌骨磨牙区及升支部，约10%发生于上颌骨，还可发生于口腔软组织，极少数可发生于垂体和四肢长骨。长骨好发于胫骨。壁性成釉细胞瘤占所有成釉细胞瘤患者的约 5%。肿瘤生长缓慢、病程较长，最长可达数十年。早期无自觉症状，后期颌骨膨胀，压迫性生长可引起面部畸形和功能障碍。上颌骨的成釉细胞瘤增大时，可波及鼻腔发生鼻塞，侵入上颌窦波及眼眶、鼻泪管时可使眼球移位、流泪及复视。下颌骨肿瘤增长时；可引起骨密质压迫性吸收变薄后。可在部分区域内扪及乒乓球感。穿刺时呈黄色、黄褐色液体，可含有胆固醇结晶。肿瘤侵犯牙槽嵴时可引起牙松动、移位和脱落。瘤表面黏膜受到对𬌗牙的咬伤，可出现有牙痕和溃烂，少数病例有继发感染，局部疼痛。可因切开或拔牙等原因，牙槽窝中见到肿物或不愈瘘管，有稀薄脓性液。成釉细胞瘤的X线片中表现有4种类型，其中以多房型最多见，其次为蜂窝型、单房型，局部恶性破坏型最少见。多房型以大房为主，房隔清晰，分房大小相差悬殊，成圆形或卵圆形相互垂直重叠，有清晰的边缘，边缘有切迹及有密度增高的线条。肿瘤含牙或不含牙，骨密质压迫变薄呈膨胀变化，以唇颊侧为甚。牙可被推移位，牙根呈锯齿状或截根状吸收。

根据囊状分房大小又可分为两种：一种是囊状分房大小相差不大，此型与多房性牙源性囊肿不易区别；另一种囊性分房大小相差悬殊，大如核桃或更大，小如黄豆大小。多房型成釉细胞瘤与多房性囊肿在X线上有两点可作为鉴别参考：多房性囊肿分房大小均匀，成釉细胞大多是大小相差悬殊；多房性囊肿常使牙及牙根移位，偶有压迫吸收，而成釉细胞瘤可使邻牙侵蚀呈锯齿状吸收。

（2）诊断与鉴别诊断：根据病史、临床表现、X线特点，一般可做出诊断与鉴别诊断。术前如抽出有囊液，一般呈黄褐色，无脱落上皮细胞及黄白色片状角化物，可与角化囊肿鉴别。

（3）治疗：主要为手术治疗。鉴于成釉细胞瘤属临界瘤，局部呈浸润性生长，切缘要求在肿瘤外正常组织 0.5 cm 以上行颌骨切除术，截骨后骨缺损作立即骨移植术修复骨缺损，或用钛合金板暂时固定骨折端两侧。如有继发感染一般应先控制感染，如感染创口需立即植骨者。应首选血管化髂骨肌瓣修复骨缺损。对范围较局限，保证足够切除缘时可作下颌骨方块切除，保留下颌骨连续性。此外，目前也还有学者，特别在日本，主张做保守性彻底刮除术。术后定期严密随访，如有复发，再作刮除或截骨术。对壁性成釉细胞瘤，目前多采用囊肿治疗的术式，采用彻底刮除术，一般不会复发。上颌骨成釉细胞瘤，应考虑行上颌骨切除术，缺损区用赝复体修复。

近年来有学者报道用冷冻自体肿瘤下颌骨再植获得成功的病例，但应严格掌握适应证，主要适应于下颌骨连续性尚未破坏者。成功的关键是术中尽量去净骨腔中残余瘤体，遵守快速冷冻，缓慢复温，反复冻融原则。最大限度地杀灭肿瘤，还可尽量保留骨段的原有长度和外形。对于下颌骨下缘已遭受肿瘤侵蚀，或软组织不足的患者，不宜选择自体骨冷冻再植术。

2. 牙源性钙化上皮瘤

牙源性钙化上皮瘤是较少见的牙源性肿瘤，1958 年 Pindborg 首先将其肿瘤描述为独立病理类型的牙源性肿瘤。因此，此瘤又称为 Pindborg 瘤，以往曾称为非典型成釉细胞瘤或囊性牙瘤等。

（1）病因：起源于成釉器的中间层细胞牙源性良性肿瘤。

（2）临床表现与诊断：牙源性钙化上皮瘤极少见，占牙源性肿瘤中 1%～2%。临床多见于中年人，无性别差异。约 2/3 病例肿瘤发生于下颌骨前磨牙及磨牙区。病变部位可含有埋伏牙，一般无自觉症状，仅见颌骨膨胀而引起面部畸形。少数可发生于颌骨外的黏膜中，下颌牙龈区及颌下区。X 线片显示：颌骨内有一界限清楚的透光阴影，其中有大小不规则钙化点，阴影可呈单房或蜂窝状，临床易误诊为含牙囊肿或成釉细胞瘤。

（3）治疗：手术切除肿瘤，因手术有不彻底易复发特点，故主张做颌骨部分或半侧下颌骨全切除。肿瘤较小者做下颌骨方块切除术。

3. 牙瘤

牙瘤是由成牙组织发生高分化的混合性牙源性良性肿瘤。由一个或多个牙胚组织异常发育增生形成。

（1）临床表现与诊断：多见于青年人。肿瘤生长缓慢，早期无自觉症状。牙瘤所在部位骨质膨隆，牙瘤压迫神经者可引起疼痛、麻木。大多数在拔牙或继发感染时才发现牙瘤。X 线片示颌骨膨胀，有很多大小形态不同，类似发育不全的牙影像，或透射度似牙组织的一团影像，与正常骨组织之间有清晰阴影。牙瘤与囊肿同时存在者称为囊性牙瘤。

（2）治疗：手术摘除。

（二）骨源性良性肿瘤及瘤样病变

为来自骨骼系统的良性肿瘤。

1. 颌骨隆突

又称骨疣。为颌骨局限性发育畸形。

（1）临床表现与诊断：主要发生于硬腭中缝及下颌骨前磨牙舌侧。前者称腭隆突，后者称舌隆突。临床表现为无痛性肿块，常在义齿修复时无意中发现。X线片示骨密度增生的透光区。

（2）治疗：一般无须处理。如果影响全口义齿固位时，可做局部铲平。

2. 骨瘤

骨瘤是一种常见良性肿瘤，仅发生于膜内外骨的骨组织，为起源于成骨细胞的良性肿瘤。

（1）临床表现与诊断：多见于40岁以上的中年人。发生于骨内者称为中央型；发生于骨表面者称为周围型。中央型引起颌骨膨胀，周围型常表现为圆形、卵圆形骨性肿物，界限清，表面光滑，与颌骨之间有狭窄的骨性蒂或宽广的附着。骨瘤好发于颅骨、额骨；也可发生于上、下颌骨。肿瘤生长缓慢，周界清晰，扪诊时质地硬。部分病例可造成面部畸形。如果发生于额骨或眶骨者还可能压迫视神经。X线片可见比正常骨组织密度还要高的团块状钙化影，周界清晰。骨瘤一般不恶变。可为多发性，常有遗传倾向。

（2）治疗：一般可以完全切除。额面骨瘤向颅前凹发展，压迫视神经时，完全切除有一定困难。应与神经外科、眼科合作，作颅骨部分切除或部分咬除减压术。对于多发性骨瘤伴有表皮样囊肿者，应定期检查直肠，排除多发性肠息肉癌变，并应及时处理。

3. 骨化性纤维瘤

骨化性纤维瘤为颌骨内常见良性肿瘤，来源于颌骨内成骨性结缔组织。由于所含纤维组织多少及其钙化程度不同，又分为骨化纤维瘤和纤维骨瘤两种类型。

（1）临床表现与诊断：多见于儿童与年轻人，女性好发。病损为单发性，上下颌骨均可发生。但以下颌骨常见。早期无自觉症状，以后逐渐出现颌骨膨胀及面部畸形。下颌骨骨化纤维性瘤可因继发感染出现类似骨髓炎的症状。上颌骨骨化纤维瘤常可波及颧骨和引起咬合错乱。有时临床上骨化性纤维瘤难与骨纤维异常增殖症鉴别。X线表现根据骨化程度不同，表现不一。颌骨局限性膨胀，密质变薄，周界清楚，密度降低的透光区。可为单房或多房，可含有或不含致密钙化影。

（2）治疗：手术治疗。原则上应行肿瘤切除术。下颌骨切除后如骨质缺损过多应立即行植骨术；上颌骨缺损应行赝复治疗。

4. 骨纤维异常增殖症

骨纤维异常增殖症又称为骨纤维结构不良，属颌骨骨纤维病损，为骨内纤维组织代替骨组织的增生过程。

（1）临床表现与诊断：多见于儿童及青年时期发病。女性多见，男女之比约为1：2。

颌骨呈进行性肿大，青年期后可停止或速度减慢。多见于上颌骨及颧骨。可为单骨性，也可为多骨性。多骨性最常见于颅骨、颌骨，还可累及肋骨、盆骨及长骨。后期常引起颌面部畸形及咬合功能障碍或眼球移位、鼻塞等症状。X 线影像表现多种多样，常可分为毛玻璃型、硬化型、囊肿型及混合型 4 种，以毛玻璃型占多数，为 50% 以上，其次为混合型。硬化型及囊肿型少见。典型 X 线表现为颌骨膨胀，周界不清的毛玻璃状密度阴影。骨纤维异常增殖症同时伴有皮肤色素沉着及性早熟时，称为奥尔布顿特综合征。

（2）治疗：对单骨性能手术根治者应行全切除术；对多骨性一般行保守性外科治疗，局部切除以改善外部畸形与功能。

第三节　口腔颌面部软组织囊肿

口腔颌面部软组织囊肿分两类：潴留性囊肿和发育性囊肿。潴留性囊肿多见于涎腺囊肿，如舌下腺囊肿、颌下腺囊肿、腮腺囊肿。本节重点讨论口腔颌面部常见潴留性囊肿和发育性囊肿。

一、皮脂腺囊肿

皮脂腺囊肿为皮脂腺排泄管阻塞而形成的潴留性囊肿。

（一）临床表现与诊断

皮脂腺囊肿可以发生在面部任何部位，但好发于面颊及额部。囊肿生长缓慢，周界清楚、呈圆形，质地软，顶部与皮肤粘连，中央有一小黑点，囊肿内容物为乳白色粒状或油脂状物，可常伴有继发感染而出现有疼痛和化脓症状，极少数病例可癌变为皮脂腺癌。

（二）治疗

手术切除皮脂腺囊肿。切除时应包括囊肿及粘连皮肤一并切除。有继发感染时，应先控制炎症，再行手术。

二、牙龈囊肿

牙龈囊肿来源于牙板上皮剩余或龈上皮钉的囊性变。也可以为外伤性植入上皮，可分为婴儿牙龈囊肿和成年牙龈囊肿。

（一）临床表现与诊断

新生婴儿 1～2 个月，下颌前牙黏膜上见到白色球状物，大小似粟粒状，数目不等。成年牙龈囊肿好发于下颌尖牙、前磨牙区、游离牙龈或附着龈。

（二）治疗

婴儿牙龈囊肿不需治疗，待观察。成人牙龈囊肿局部手术切除，无复发倾向。

三、甲状舌管囊肿

甲状舌管囊肿为胚胎时甲状管退化不全，残留上皮而形成囊肿。在胚胎第4周时甲状腺始基因舌盲孔部开始向下生长，第7周时发育成甲状腺向下延伸的上皮索条，中间空心为甲状导管，此导管在第8～10周即消失，如未消失在舌盲孔与甲状腺峡部之间上皮管道残留即形成甲状舌管囊肿。

（一）临床表现

多见于1～10岁儿童，亦可见于成年人。80%在30岁以下，50岁以上占8%左右。囊肿位于胸骨切迹至舌根部中线或稍偏中线，也可位于舌骨水平或舌骨之上，1%左右在中线，38%在中线旁，位于舌骨上方约占17%，位于口底及舌肌，占1%～5%。囊肿生长缓慢，周界清楚，呈圆形，质地软与皮肤无粘连。

囊肿可随伸舌上下活动。囊肿穿刺可抽出透明或微黄的黏稠液体。甲状舌管囊肿可继发感染，溃破后形成甲状舌管瘘，也可无炎症史而形成瘘称为原发瘘。甲状舌管瘘可扪及一条坚韧索条。

（二）诊断及鉴别诊断

主要依据位于颈中线或中线旁，肿块呈圆形，质地软，随吞咽、伸舌肿块上下活动。穿刺为黄色黏稠液体。甲状舌管囊肿也可用B超协助检查，或以瘘管碘油造影，X线片检查以明确瘘管走行方向。甲状舌管囊肿应与皮样囊肿、颏下淋巴结炎、血管瘤、脂肪瘤及异位甲状腺等鉴别。

（三）治疗

以手术为主，应行甲状舌管囊肿切除术或甲状舌管瘘切除术。甲状舌管囊肿或瘘手术复发率与手术方法密切相关。如手术不当复发率可高达38%左右。复发主要原因是未切除舌骨中份。因此，甲状舌管囊肿或瘘切除术，必须切除舌骨中1/3份舌肌内瘘管，周围行柱状切除。位于舌肌或口底者则不必切除舌骨中段。

四、鳃裂囊肿

鳃裂囊肿是胚胎鳃裂残余而形成的囊肿，属于鳃裂畸形。

（一）临床表现

多见于青少年，生长缓慢，常因上呼吸道感染，囊肿骤然肿大，伴有疼痛。囊肿位于面颈侧方，发生于下颌骨角部水平以及腮腺者为第一鳃裂来源；发生于颈中上部者（大多数在舌骨水平，胸锁乳突肌前1/3附近）为第二鳃裂来源；发生在颈下部者多为第三、四鳃裂来源。临床上以第二鳃裂来源最为常见。囊肿表面光滑，质地软，有波动感，无搏动，应与神经鞘瘤及颈动脉体瘤相鉴别。囊肿穿刺可抽出囊液，见有棕色或胆固醇结晶的液体。鳃裂瘘可为原发性（先天未闭），亦可为因囊肿继发感染溃破形成。单侧或双侧。可同时有内外两个瘘口或仅有外瘘无内瘘。

第一鳃裂内瘘开口于外耳道；外瘘口通常在下颌角部。瘘管通常在面神经总干内方行走。第二鳃裂瘘口在腭扁桃窝上后方。瘘管越过舌咽神经，穿过颈动脉分叉，沿胸锁乳突肌前缘下行，在舌骨平面至胸锁关节平面任何一点穿过颈阔肌开口于皮肤，形成外瘘口。第三鳃裂内口多位于梨状隐窝在喉上神经内支层侧面进入梨状隐窝或食管入口。

（二）诊断

根据病史及临床表现、穿刺内容物诊断不困难。若鳃裂瘘仅有内瘘口，为不完全瘘，胸锁乳肌深面反复肿胀，扪诊有条索状物通向咽部是重要线索。瘘管造影或咽腔吞钡造影有助于鳃裂瘘的诊断。B 超可协助诊断鳃裂囊肿。极少数病例可恶变或囊壁上找到原位癌，但要排除任何转移癌可能性后才能确诊。

（三）治疗

行囊肿摘除术或瘘管切除术。有继发感染者，应先控制感染，待炎症消退再行手术治疗。鳃裂囊肿手术若不适当，复发率极高。手术关键是内瘘口应严密缝合封闭。第一鳃裂瘘与面神经关系密切，紧贴其深层或浅面，或在其上方或下方。在解剖瘘管时应仔细保护面神经。部分病例可能有瘘管或囊肿与腮腺内面神经粘连严重或腮腺有慢性炎症者，可行腮腺浅叶切除术。

五、皮样囊肿及表皮样囊肿

皮样囊肿及表皮样囊肿为胚胎发育时遗留于组织中上皮细胞发展而形成囊肿；也可由于损伤、手术使上皮细胞植入而形成。

（一）临床表现与诊断

皮样囊肿常位于口底部，在下颌舌骨肌、颏舌骨肌、颏舌肌之肿物向口内突出。如在下颌舌骨肌、颏舌骨肌、颏舌肌之下，肿物多向颏部突出。表皮样囊肿还可发生于额部、眼睑、眶外缘、耳后等。肿块质地硬度中等，有面团状感觉，与皮肤或黏膜无粘连。穿刺时，抽不出内容物或抽出白色干酪样物质或乳白色豆渣样分泌物。

（二）治疗

囊肿摘除术。一般囊壁较厚，可行钝性剥离。如囊肿在口底部，手术由口内进路；囊肿位于下颌舌骨肌以下者，手术应从口外进路。

六、畸胎样囊肿

畸胎样囊肿是一种先天性囊性病损，亦称口腔异位胃肠囊肿。

（一）临床表现与诊断

多见于儿童，生长缓慢，病程较长，无自觉症状。多位于舌体、口底，也可位于面颈及其他部位。临床上畸胎样囊肿难与皮样囊肿相鉴别。主要鉴别为标本病理内含有胃肠道上皮（或组织）。鳞状上皮或呼吸道上皮较丰富。

（二）治疗

囊肿摘除术。

第四节　颌骨囊肿

颌骨囊肿的发生率比全身骨骼内发生率为高，因为颌骨内有许多牙发育时期残留的残余上皮，在某种特定条件下，可发生囊肿的始基。颌骨囊肿根据其组织来源、发生部位分为牙源性、发育性和其他三大类。

一、牙源性囊肿

（一）根尖周囊肿

1. 临床表现与诊断

根尖周囊肿多发生于上颌骨前牙区，其上方有深龋、残根或死髓牙，大约有85%的根尖周囊肿可引起唇颊侧骨质变薄膨隆，其骨膨隆较其他囊肿（含牙囊肿、角化囊肿）明显。扪诊有乒乓球感。X线片示单房囊状影像，病灶牙根尖如在囊肿内，该牙的牙周膜及骨硬板影像消失。邻近牙根可被推移位。

2. 治疗

根尖周囊肿刮除术。切口通常采用：①弧形切口：主要适用于病变范围小，病牙可保留者，但需作根管治疗、根尖切除术；②梯形切口：适用于病牙不能保留，病变较大的颌骨囊肿。囊肿与上颌窦穿通或上颌窦本身有炎症时，则应同时作上颌窦根治术，将囊壁与上颌窦整个黏膜一并刮除，填入碘仿纱条，并行下鼻道开窗术。碘仿纱条引出，口腔切口严密缝合，填塞纱条在3～5天抽出完毕，每次剪除一段，直至完全抽出。

（二）始基囊肿

1. 病因

始基囊肿发生在成釉器发育的早期阶段，即在牙釉质和牙本质未成形之前发生。这阶段因受到炎症或其他原因，使成釉器的星网层发生变性和液化，渗出的液体潴留形成囊肿。

2. 临床表现与诊断

好发于青年人，多发生在下颌第三磨牙及升支部。扪诊有乒乓球弹性感。X线片示边缘整齐的圆形或卵圆形的透光阴影，多为单房也可为多房性，临床可伴有先天性缺失牙。临床上始基囊肿常不能排除成釉细胞瘤，须在术中冰冻切片做出最后诊断。

3. 治疗

囊肿摘除术或囊肿刮除术。囊肿摘除术，骨腔处理十分重要，对较小囊肿可任血液自然充满机化愈合。对较大囊肿刮除术后骨腔则需用碘仿纱条填塞骨腔，术后3天再逐步抽除。有学者采用自体髂骨骨松质充填骨腔；也有人报道用经抗原处理后的异体骨充填骨腔，以诱导新骨形成。采用羟基磷灰石充填骨腔也可引导骨形成。

（三）含牙囊肿

1. 病因

釉质完全形成之后，在多余上皮与牙冠之间有液体渗出和蓄积形成囊肿。故此，该囊肿内含有一颗牙。如果囊肿来自多个牙胚者，可发生多个含牙囊肿。

2. 临床表现与诊断

好发于下颌第三磨牙及上颌尖牙区，也常见到上颌第三磨牙及下颌磨牙区。常有缺牙，如囊肿增大、颌骨膨胀明显可扪及乒乓球感，穿刺抽吸出淡黄色或草绿色囊液。囊肿在 X 线片上可显示出一清晰圆形或卵圆形的透光阴影，边缘清晰，周围有白色骨质反应线，同时见到含有完整牙，牙冠朝向囊肿，囊壁连于牙冠与牙根分界处。囊肿多为单房亦可见到多房含有囊肿，其房差大小相近。多房含牙囊肿常应与角化囊肿、成釉细胞瘤相鉴别。此外，极少数个案报道有含牙囊肿癌变为颌骨中心性鳞状细胞癌者。

3. 治疗

手术治疗。一般行囊肿刮除术，少数巨大型含牙囊肿引起严重畸形者做颌骨部分切除术。

（四）角化囊肿

1. 病因

角化囊肿来自牙板和牙板残余，也有人认为来自口腔黏膜基底细胞之错构。世界卫生组织将其归于始基囊肿。但不能解释为什么其含牙率高达 25%～43%。囊内的黄白色油脂样物与始基的清亮液体不同。因此，不少学者认为角化囊肿常表现为始基囊肿，但并非所有始基囊肿都是角化囊肿。

2. 临床表现

囊肿多见于 20～30 岁青年患者，好发于下颌骨磨牙区及升支部。下颌骨多于上颌骨，上下颌骨比例为 1：(2～3)。

患者一般无自觉症状，生长缓慢。但常因囊肿继发感染有局部肿胀、溢脓、疼痛，或拔牙后创口不愈合流出豆腐渣样分泌物。颌骨呈膨胀性生长，有 1/3 病例主要向舌侧膨胀，可穿破舌侧骨壁向周围软组织扩张。X 线片表现：囊肿以单房多见，主要位于下颌第三磨牙及升支部，可含牙囊肿较大，常有沿长轴向生长的特点。

3. 诊断与鉴别诊断

角化囊肿诊断主要借助于 X 线片。角化囊肿在 X 线片上表现呈多形性改变，可含牙或不含牙。可为单房也可为多房性。易与牙源性肿瘤如成釉细胞瘤、含牙囊肿混淆，常需借助其他检查和病理检查方能确诊。囊液检查：角化囊肿为全囊性可抽出乳白色或黄色脂样物质。成釉细胞瘤仅少数病例为囊性病损，抽出褐色囊液。含牙囊肿可抽出黄色或草绿色囊液。如囊液作涂片检查。角化囊肿可看到角化上皮，不同角化物。

4. 治疗

颌骨囊肿彻底刮除术。病变未引起骨质大部破坏者，可保留骨质，不致引起病理性骨折。囊肿彻底刮除干净后，骨腔用生理盐水冲洗，擦干后，再用苯酚或硝酸银等腐蚀剂作局部烧灼，或用-186℃氮局部冷冻以消灭子囊。如病变范围太大，已穿破颌骨密质骨波及周围软组织或多次保守治疗复发病例，应行截骨术。无明显感染着可用游离骨移植术立即修复。如有感染创口，则可行显微外科血管吻合游离骨肌瓣游离移植术。如果双侧全下颌骨大部分切除后缺损者，不能立即植骨术时，也可行钛合金板骨连接或钢板骨连接术。对复发性角化囊肿应行截骨术。对于多发性角化囊肿，应对其子女追踪观察。

二、面裂囊肿

面裂囊肿由胚胎发育过程中残留于面突连接处的上皮发展而来，称为非牙源性上皮囊肿，包括球上颌囊肿、鼻腭囊肿、正中囊肿和鼻唇囊肿。

（一）球上颌囊肿

1. 病因

胚胎发育时，由球状突与上颌突之间联合缝处的残余上皮发展而来。

2. 临床表现与诊断

球上颌囊肿发生于上颌侧切牙与尖牙之间，牙常被排挤而移位。鼻唇沟部黏膜膨隆。上颌咬合片显示侧切牙与尖牙根尖有囊肿阴影。牙根被推移分开。

3. 治疗

囊肿摘除术。于口内前部黏骨膜上做弧形切口，按囊肿摘除术常规进行手术。

（二）鼻腭囊肿

1. 病因

由鼻腭管（切牙管）残余上皮发展而来。

2. 临床表现与诊断

囊肿常出现在切牙的后方或囊肿发生于切牙孔。

3. 治疗

囊肿摘除术。

（三）正中囊肿

1. 病因

囊肿发生在上颌骨和下颌骨正中央的联合缝内。由上颌左右腭鼻突联合时残留上皮而发生。

2. 临床表现与诊断

囊肿位于上颌牙槽骨正中囊肿或位于下颌骨中缝中。一般无自觉症状，多数在牙片偶然发现，腭中央有周界清楚的圆形阴影。

3. 治疗

手术摘除囊肿。

（四）鼻唇囊肿

1. 病因

胚胎时球状突、侧鼻突的上颌突连接处残余上皮发展而成囊肿。

2. 临床表现与诊断

囊肿位于上唇底及鼻前庭内。X 线片上颌骨骨质无破坏。

3. 治疗

囊肿摘除术。

三、非上皮性囊肿

（一）血外渗性囊肿

血外渗性囊肿亦称单纯性骨囊肿或损伤性骨囊肿。

1. 病因

损伤后引起骨髓内出血，机化渗出后而形成，与牙无关。

2. 临床表现与诊断

囊肿位于颌骨内。多发生于男性青年人。以下颌骨前磨牙区及骨联合处为好发部位；上颌骨较少见，可发生于颌骨前部。约 50% 的病例有病变部位损伤史。囊肿可呈进行性生长，伴有疼痛。X 线片可见到圆形透光区，位于牙根之间，但牙根没有吸收和分离。囊肿边界不清。

3. 治疗

手术治疗刮除囊肿内容物，切开囊肿可引起出血，应迅速刮除内容物后，用吸收性明胶海绵填塞止血。

（二）动脉瘤性骨囊肿

动脉瘤性骨囊肿是骨组织良性病变，可发生于躯干的任何骨骼中，以四肢长骨及脊柱为多见，颌骨较少见。

1. 病因

外伤是致病原因之一。一般认为动脉瘤性骨囊肿是由于某种血循环紊乱，血流动力学改变，导致动静脉吻合，静脉压力增高，血管床扩张、充血，压迫破坏骨组织吸收所致。这种密质骨板内膜被吸收。形成所谓“内吸收”病变，外面有骨膜覆盖，骨膜外有一层新骨沉积，形成薄壳覆盖动脉瘤性骨囊肿。

2. 临床表现与诊断

多见于青少年。下颌骨多于上颌骨。以颌骨膨胀、压痛为特征。有近期生长加快史。可引起牙移位，咬合紊乱。囊肿增大时。可引起面部畸形。X 线片表现无典型特异征象。囊肿呈透光影像，骨膨胀，似球状单房多见，少数为多房或蜂窝状、泡沫状阴影。可见有骨小梁或骨膜反应增生。呈日光放射状或羽毛状密度增高阴影，常需与颌骨中心性血管瘤、巨细胞瘤、囊性成釉细胞瘤和骨肉瘤等行鉴别诊断。最后确诊需病理诊断。动脉瘤性骨囊肿，可合并其他骨病变，最常见的是合并孤立性骨囊肿、巨细胞瘤、骨瘤、骨化性纤维瘤、骨母细胞瘤、血管瘤等。

3. 治疗

手术治疗。诊断不明时可在术中行冰冻切片检查。诊断明确后，应作局部彻底刮治。骨腔可用碎骨充填。较大囊肿，行下颌骨切除术，可减少术中出血和术后复发。骨缺损可行立即骨移植修复骨缺损。

第五节　恶性肿瘤

一、唇癌与口腔癌

（一）唇癌

1. 临床表现

唇癌多发生在唇的一侧，特别常见于中外 1/3 部，此处正是烟斗接触的部位。平均病程可达 2 年以上。病变可表现为增殖、疣状等外生型，亦可表现为溃疡型。随病情进展可同时伴有增殖和溃疡，边缘外翻高低不平。病损表面常出现血痂及炎性渗出，甚或继发感染。晚期病例可侵及全唇并向颊部、肌层、前庭沟，甚至侵犯颌骨。下唇癌由于影响口唇的闭合功能，可伴严重的涎液外溢。不少病例可有慢性唇部病变历史或在癌周伴有白斑等癌前病损。根据淋巴流向，可出现颏下、颌下、颈深上淋巴结转移；对上唇癌患者应注意检查腮腺淋巴结。

2. 诊断与鉴别诊断

唇癌的临床诊断比较容易，常规行活检当可予以证实，在不能明确的一些唇部慢性病变，更应早期或定期活检，以达到早期诊断的目的。唇癌除应与角化棘皮瘤、梅毒性唇下疳、乳头状瘤等相鉴别外，还应与慢性唇炎及盘状红斑狼疮相鉴别。

3. 治疗

唇癌位置表浅，早期病例，各种疗法均可取得较好的疗效；对晚期病例则多采用主要以手术或手术加放疗的综合治疗。

（二）口腔癌

口腔癌一般系指鳞状细胞癌而言。来自口腔内小涎腺的癌肿应归入涎腺癌之中；发生自口腔内的其他组织，如间叶组织或造血组织的恶性肿瘤也应纳入其相应的各病理类型之中。

1. 舌癌

按严格的解剖学定义，舌癌应分为舌体癌（舌前 2/3）与舌根癌（舌后 1/3）两类。舌体癌应属口腔癌；舌根癌应属口咽癌。因此，本段主要讨论舌体癌。

（1）临床表现：舌癌早期可表现为溃疡外生与浸润 3 种类型。有的病例的第一症状仅为舌痛，有时可反射至颞部或耳部。外生型可来自乳头状瘤恶变。浸润型表面可无突起或溃疡。溃疡型及浸润型癌常伴有自发性疼痛和程度不同的舌运动受限；外生型一般舌运动障碍不明显，较少自发痛。舌癌进入晚期可直接超越中线或侵犯口底，亦可浸润下颌骨舌侧骨膜、骨板或骨质。向后则可延及舌根或咽前柱和咽侧壁。此时舌运动可严重受限、固定、涎液增多外溢。进食、吞咽、言语均感困难。疼痛剧烈，可反射至半侧头部。舌癌较多发生淋巴结转移，文献报道可高达 60%～80%。转移的部位以颈深上淋巴结群最多。以后依次为颌下淋巴结、颈深中淋巴结群、颏下淋巴结及颈深下淋巴结群。转移率及个数随 T 分类而逐渐增加。T4 及晚期复发病例可转移至颈后三角淋巴结群（即横链与副链的淋巴结）。侵犯中线、越过中线或原发于舌背的舌癌则可发生双侧淋巴结转移。舌癌至晚期可发生肺部转移或其他部位的远处转移。

（2）诊断与鉴别诊断：舌癌的诊断一般比较容易，但对早期舌癌，特别是浸润癌要提高警惕。触诊对舌癌的诊断比望诊更为重要。为了明确诊断应进行活检。舌癌应与压疮性溃疡及结核性溃疡鉴别。前者常可发现创伤因素，后者常有持续性疼痛及潜形溃疡。临床上在去除刺激因素积极局部处理后溃疡仍不见好转者，应及时行活检。以便早期确诊，早期处理。

（3）治疗：早期高分化的舌癌可考虑放疗、单纯手术切除或冷冻治疗。晚期舌癌应采用综合治疗。根据各自的条件，采用放疗加手术，或化疗、手术加放疗的综合治疗。

2. 口底癌

口底癌系指发生于口底黏膜的鳞状细胞癌，应与舌下腺起源的涎腺癌相区别，后者应称为舌下腺癌。

（1）临床表现：口底癌以发生在舌系带两侧的前口底最为常见。局部可出现溃疡或肿块。由于口底区域不大，极易侵犯舌系带而至对侧；并很快向前侵及牙龈和下颌骨舌侧骨板；进一步侵入松质骨后，可使下前牙发生松动，甚至脱落。向后侵犯，除波及后口底外，还可深入舌腹肌层。晚期向深层侵犯口底诸肌群。侵犯舌体后可导致舌运动障碍，固定于口内。此时患者多有自发性疼痛，流涎明显。有时口底癌可起自一侧后口底；源于后口底的口底癌更易早期侵犯舌腹及下颌骨。口底癌较多发生颈淋巴结转移，一般在 40% 左右，国外报道可达 70%。前口底癌易发生双侧颈淋巴结转移。最易侵及的是颏下及颌下淋巴结。后期则多转移至颈深上群淋巴结。

（2）诊断与鉴别诊断：早期口底癌需与溃疡性疾病，如复发性口疮或创伤性溃疡鉴别；后期病例的临床诊断一般无问题，病理检查可以确诊。对浸润性的口底癌需与舌下腺癌相鉴别，后者位置深在，黏膜早期大多完整，后期可见黏膜血管扩张，但极少出现溃疡。

（3）治疗：除口底癌可采用放疗外，应以手术治疗为主。

3. 牙龈癌

（1）临床表现：牙龈癌在临床上可表现为溃疡型或外生型，其中以溃疡型为多见。起始多源于牙间乳头及龈缘区，溃疡呈表浅、淡红，以后可出现增生。由于黏骨膜与牙槽突附着甚紧，致易早期侵犯牙槽突骨膜及骨质，进而出现牙齿松动，并可发生脱落。牙龈癌常发生继发感染。肿瘤被以坏死组织，触之易出血。体积过大时可出现面部肿胀，浸润皮肤。牙龈癌无论起自颊（唇）或腭（舌）侧均可通过牙间隙向对侧蔓延；向外侧各自向唇颊沟，向内侧则各自向口底及腭部侵袭；向上可破坏上颌窦底；向下可波及下颌骨。晚期甚至发生病理性骨折。牙龈癌侵犯骨质后，X 线片可出现虫蚀状不规则吸收的恶性肿瘤骨质破坏特征。

（2）诊断与鉴别诊断：牙龈癌的诊断并不困难。活检确诊也很方便。早期的牙龈癌，特别是局限在牙龈缘或牙间乳头部时很易误诊为牙龈炎或牙周炎；其次，早期的特别是弥散性牙龈边缘的溃疡病变伴有疼痛时还可误诊为牙龈结核。临床上在诊断上述疾病时应警惕牙龈癌的可能性。

（3）治疗：牙龈癌由于早期侵犯骨质，故其治疗主要是外科手术，其他均为综合治疗的辅助措施，或作为姑息治疗。

4. 颊癌

从解剖部位理解，颊癌可包括来自黏膜或皮肤的癌肿，然而习惯上通常对皮肤起源者划归面部皮肤癌；只对原发于颊黏膜的癌才称为颊癌。颊癌 90% 以上来自口腔黏膜上皮，少数可来自颊部黏膜下的小涎腺，后者通常归并在涎腺癌中进行讨论。

（1）临床表现：颊癌早期多为溃疡型，出现颊黏膜溃烂。以后向四周及深层组织浸润蔓延；有时可向口内增生突起。早期可无张口受限，一旦颊肌，甚至咀嚼肌等被侵犯时即逐渐出现张口受限，直至最终牙关紧闭。按照临床生物学行为及原发部位可将颊黏膜人为地划分成前中后 3 个区；也可分为前后 2 个区。一般发生在后区者恶性程度最高，向后、向外、向深部侵犯最剧烈且易发生颈淋巴结转移，发生在前区者易早期发现，生物学行为较好，发生转移机会也较少。晚期的颊癌可以越过龈颊沟，侵犯上下颌骨，并向软硬腭、口底、口角等处蔓延；甚至向外浸润穿越皮肤，在面颊部即可见肿瘤外露。颊癌的淋巴结转移以颌下淋巴结最多。

（2）诊断与鉴别诊断：颊黏膜癌的诊断一般比较容易，临床上须注意的是如何判定癌前病损或癌前状态已发生恶变。对这一点目前也仍是一个需要继续研究的课题。活体组织检查可以协助早期诊断，但在弥散性病变时取材的部位十分重要，有时可利用荧光法以协助定位取材，如此获得的资料和病理检查报道可能更具有可靠性。对晚期侵犯深部病例应行 CT 检查以确定深部侵犯的范围和情况。可协助制订治疗方案；对张口受限病例则更为必要。

（3）治疗：①原发癌的处理以手术为主的综合治疗。早期较表浅且系来自癌前病损的局限性病例也可考虑行冷冻治疗或放疗；②转移癌的处理。由于颊癌的颈淋巴转移率较高，故主张行选择性颈清术。肩胛舌骨上淋巴清扫术也可用于选择性病例。行颈清扫术时切勿忽略颊及颌上淋巴结的清除。

二、上颌窦癌

上颌窦癌分原发性与继发性两类。原发性系指癌瘤源自窦内黏膜；继发性主要是指原发于上牙龈、腭部或鼻腔、筛窦的癌瘤侵入上颌窦所致。本节主要讨论原发性上颌窦癌。

（一）临床表现

早期由于癌瘤局限于上颌窦内，患者可以毫无症状而不被发觉。当肿瘤发展到一定程度后才出现明显症状而引起患者的注意。临床上可根据肿瘤不同的原发部位而出现不同的症状：如肿瘤发生自上颌窦内壁时，常先出现鼻阻塞、鼻出血、一侧鼻腔分泌物增多、鼻泪管阻塞有流泪现象；肿瘤发生自上颌窦上壁时，常先使眼球突出、向上移位，可能引起复视，当肿瘤发生自上颌窦外壁时，则表现为面部及颊部肿胀，以后皮肤破溃、肿瘤外露，眶下神经受累可发生面颊部感觉迟钝或麻木；肿瘤发生自后壁时，可侵入翼腭窝而引起张口困难；当肿瘤发生自上颌窦下壁时。则先引起牙松动、疼痛、颊沟肿胀，如将牙痛误认为牙周炎等而将牙拔除时，肿瘤突出于牙槽部，创口不愈合形成溃疡。晚期的上颌窦癌可发展到上述的任何部位以及筛窦、蝶窦、颧骨、翼板及颅底部而引起相应的临床症状；诸如头痛、牙关紧闭、皮肤浸润直至破溃等。由于上颌窦癌临床表现的多样性，致使患者可首诊于各不同的临床科室，包括耳鼻咽喉科、眼科、口腔科以及神经科等。上颌窦癌常转移至颌下及颈部淋巴结，有时可转移至耳前及咽后淋巴结。远处转移少见。

（二）诊断与鉴别诊断

上颌窦癌的早期诊断常常是治疗能否成功的关键，临床医师应有高度的警惕性。常规 X 线片，华氏位、颅底位虽有一定参考价值，但在判断有无原发肿瘤及定位上远不及 CT，因此对上颌窦癌的诊断，CT 应作为首选。上颌窦穿刺、冲洗液浓缩涂片可作为早期可疑病例的诊断方法之一，但常常只能凭细胞学检查做出诊断。随着内镜的发展，选用内镜行上颌窦探查也是可取的方法，并有望通过活检，确立诊断。临床上对早期怀疑为上颌窦癌而上述方法都不能确诊时，上颌窦探查活检也许是最好最可靠的方法；如果冰冻切片能确定诊断，则同期诊断手术一次完成也是可能和可行的。晚期的上颌窦癌已穿破周围组织而呈现于鼻腔、口腔、眶内甚至皮下时，则通过钳取、吸取或切取活检都已不成为问题。

(三)治疗

多年来的经验指出:上颌窦癌的治疗应是以手术为主的综合治疗,特别是结合放疗的综合疗法。上颌窦癌的淋巴结转移率不高,因而除已证实淋巴结阳性外,颈淋巴清扫术应分期进行。鉴于其转移部位较高,一般应行根治性颈淋巴清扫术。

参考文献

[1]王玮主编. 现代实用口腔医学[M]. 昆明：云南科学技术出版社，2020.07.

[2]潘巧玲编著. 临床口腔疾病诊治[M]. 长春：吉林科学技术出版社，2019.03.

[3]张江云主编. 口腔疾病诊疗技术常规[M]. 长春：吉林科学技术出版社，2019.08.

[4]刘志寿主编. 现代口腔疾病治疗精要[M]. 北京：科学技术文献出版社，2019.08.

[5]陈乃玲等主编. 口腔科疾病处置要点[M]. 长春：吉林科学技术出版社，2019.03.

[6]秦昌娟主编. 口腔临床实用技术[M]. 中国纺织出版社，2019.06.

[7]耿春芳等编著. 实用口腔科疾病治疗进展[M]. 长春：吉林科学技术出版社，2019.03.

[8]张栋等编著. 现代口腔疾病诊疗新进展下[M]. 长春：吉林科学技术出版社，2017.09.

[9]李洁编著. 口腔疾病临床策略与技巧[M]. 北京：科学技术文献出版社，2018.01.

[10]李晔，陈玮粲，蒋斯等主编. 口腔科实用诊疗技术[M]. 北京：科学技术文献出版社，2018.03.

索 引